U0044698

開始・加強MFT

口腔肌肉訓練實踐指南

●編集委員

山口秀晴
(東京都・やまぐち歯科・矯正歯科)

大野粛英
(神奈川県・大野矯正クリニック)

橋本律子
(神奈川県・大野矯正クリニック)

推薦序1

顱顏面部的機能涵蓋呼吸、吞嚥、咀嚼、發音、表情變化等，無一不是相互關連及影響，兒童口腔肌肉發展，與進食和說話能力有密切關係，都是從口腔探索的行爲中，學習控制口腔肌肉及其協調能力。反式吞嚥、弄舌癖、吸吮大姆指及口呼吸等都是不良的口腔肌肉習慣，這些不良習慣均會影響顱顏生長發育。鼻黏膜有自然的鼻子生理循環，它會自然地充血或消退，鼻子過敏除了跟身體的免疫反應息息相關外，若長期用口呼吸不使用鼻子，除了會破壞正常的鼻子生理循環，也會擾亂自律神經及影響顱顏面部生長發育。睡眠呼吸中止症是人在睡覺時，上呼吸道（包括鼻咽、口咽及喉部）發生反覆性的塌陷，因而堵住呼吸道造成呼吸變淺且變費力，更嚴重者會造成氣道完全堵塞而造成吸不到空氣及窒息，大多數人是因爲肥胖造成呼吸道狹窄，或造成維持呼吸道通暢的肌肉張力不足而容易塌陷所致。

隨著老年人口迅速增長，在生命歷程流行病學中，人們也越來越關注衰老，功能的逐漸衰退，因爲這是研究功能軌跡的自然延伸。肌少症爲老年症候群之一，使骨骼肌肉質量減少，功能降低，也影響臉部、咀嚼肌及舌肌之吞嚥相關肌群功能減退，造成吞嚥功能改變。吞嚥困難則會造成經口進食產生困難，導致對用餐及飲水產生畏懼，可能造成營養不良、肺炎、感染、呼吸困難，嚴重者會有生命危險。從兒童到老年口腔機能發展、成熟、退化、弱化，無不與口腔肌肉有關連，肌肉功能治療目的是要教導病人進行日常舌頭和喉嚨肌肉鍛練以增強口咽部肌肉強度，隨著口腔機能改善，會影響口腔周圍肌肉壓力也趨於平衡，進而改善生活品質。

山口秀晴、大野肅英、橋本律子醫師編纂了肌肉功能治療實踐指南，內容涵蓋兒童口腔功能養成、面對發音問題、口呼吸的對策、如何因應口腔不良習慣、身障兒的指導、機能改善的評估、創造美貌表情肌訓練、防止矯正治療後再度復發等章節，提供實用及兼具學理的資訊，實屬難得，更感謝羅秋美醫師百忙之間運用自身的專科知識、日文的學養，深入淺出地將此實踐指南以普羅大眾能輕鬆閱讀的方式呈現，拜讀之後，深知口腔機能的奥妙與實務運用，在此推薦各位詳讀此一實踐指南，必定受益良多！

李忠興

2022/11/22 於台北公館

國防醫學院牙醫學系、牙醫科學研究所 上校教師、副教授

三軍總醫院牙科部齒顎矯正、兒童牙科、特殊需求者口腔醫學科科主任

前國防醫學院牙醫學系系主任、牙醫科學研究所所長、三軍總醫院牙科部主任

推薦序2

「口呼吸」這個話題最近在牙醫界掀起了極度的關切，引起口呼吸的原因牙醫師都可以想像得到，但是跟口呼吸相關的問題常常被忽略，更不要說一般民衆對此的認知。口呼吸、攝食、咀嚼、吞嚥、舌頭位置、臉頰肌肉、表情肌肉、身體姿勢等等都與生長發育（特別是頭頸部），身體姿勢（特別是頭頸部與上半身）、發音、全身健康甚至老年退化後的健康與生活品質息息相關。

這本書從基礎生理、口腔機能正常運作原理、造成不正常口腔機能的原因到如何運用肌功能（MFT）訓練舌頭、口腔周圍肌肉、臉部表情肌肉等一連串的肌肉，來改善口腔內外機能，以簡明扼要的敍述，讓醫師、口腔衛生師、語言治療師、護理師、物理治療師等醫療人員甚至一般民衆都可以很快了解並運用於改善口腔機能來達到預防與治療效果。

人從出生一開始的哺乳是與生俱來的反射動作，從斷奶食物就應開始口腔機能的訓練以取得正確的攝食，咀嚼與吞嚥機能及口腔周圍的生長發育。萬一錯失2歲前的口腔機能訓練，4-10歲更是早期透過肌功能訓練來導正偏離的口腔機能以獲得全身理想的生長與發育。爲防範老年因退化所造成的咀嚼吞嚥問題導致營養不良與健康等問題，年輕時就要注意身體、牙齒與牙周的健康外更需要訓練口腔內外與頭頸部的肌肉。一旦老年已呈現咀嚼吞嚥問題也可透過口腔周圍與頭頸部的肌功能訓練來改善老年的問題。因此肌功能訓練沒有特定年齡，只要懂得其原理與方法，一生都受用。

詹嘉一

日本九州齒科大學小兒齒科學博士

前中國醫藥大學牙醫學系副教授

中華民國兒童牙科醫學會第六、七屆理事長

台灣特殊需求者口腔醫學會第五、六屆理事長

台中市童齡兒童牙醫診所院長

推薦序3

口腔顏面肌肉功能是用來吸吮、吞嚥、咀嚼、發音、呼吸，也是維持生命健康很重要的一環，而吸吮、吞嚥的功能是從媽媽懷孕第二期的胎兒時期就已開始訓練，有良好的訓練，未來出生後的咀嚼、發音、呼吸功能才能比較順利發育。而嬰幼兒出生後的第一年也非常重要，是建立良好口腔顏面肌肉功能的重要時期，如果有一些問題發生，例如早產、嚴重鼻過敏與長期鼻阻塞、持續吃太軟的食物，很容易有口腔顏面肌肉功能異常的現象發生，例如口呼吸、吞嚥異常、發音異常、甚至導致咬合異常，後續可能需要進一步接受治療與口腔肌肉功能訓練(myofunctional therapy, MFT)。

這本『開始・加強MFT口腔肌肉訓練實踐指南』，內容分類清晰、圖解豐富，從如何養成兒童口腔功能、食育法、如何訓練舌頭、發音問題、口呼吸的對策、如何改變口腔不良習慣、身障兒的訓練、防止矯正後的再度復發都描述得很簡單清楚，不論是醫療專業人士（例如牙醫師、物理治療師、語言治療師等）、或是民眾都能輕鬆地去了解口腔肌肉訓練的重要性與如何實踐。因此推薦本書給大家閱讀，如果我們能從嬰幼兒時期發現並改善他們的口腔肌肉功能異常，就能讓孩童能擁有健康的口腔功能與良好的口腔顏面發育。

莊麗娟

2022/12/11

國立陽明交通大學牙醫學系 兼任助理教授

林口長庚醫院兒童牙科 助理教授與主治醫師

前長庚醫院北院區兒童牙科系系主任

前言

DHstyle 自 2014 年 7 月號開始，爲期一年的時間，以經驗豐富的口腔衛生師爲中心，連載了一系列 MFT（口腔肌肉功能療法）相關主題的文章。這回，我們爲此系列添加了値得關注的新主題，更將「臨床病例」和「Q&A」等內容，納入本次出版的『開始・加強MFT口腔肌肉訓練實踐指南』一書中。

本書介紹了MFT的知識以及作者使用MFT的方法，對於那些感興趣並想了解的人來說，應能對MFT有個概括性的認識。另外，對於那些已經在學習MFT的人來說，我認爲本書在強化知識和技能方面能給予適當的啟示。在進行MFT指導期間，不免有擔心「這種情況該怎麼辦？」的時候，本書有助於回答這些疑問。

MFT在日本引進至今已有37年，在牙科諸多領域獲得認可。如今在日本應用領域相當廣泛，甚至超過了MFT的發源地美國。

現代人由於運動不足或吃太飽導致營養失衡，因此，與生活方式相關的疾病變得更常見了。在牙科領域，也存在諸如「奇怪的吞嚥方式」、「不好好咀嚼」、「吞嚥時舌頭從門牙間突出」、「發音口齒不清」、「嘴巴總是開開的」等等，咀嚼、吞咽、發音、呼吸這些口腔功能低下的問題。這些徵兆與生活方式相關的疾病一樣，是由於舌頭和口腔周圍的肌肉缺乏鍛煉而引起的，肌肉無法正常發揮作用，處於喪失功能的狀態。

我們現在正處於一個從兒童到老人都需要進行口腔功能訓練的時代。在日本牙科協會，作爲8020運動的下一個主題，我們正在向公衆宣傳「預防口腔功能衰退」的重要性，口腔衛生師利用MFT養成及改善口腔功能而活躍的未來指日可期*。

我們希望這本書對每一個學習MFT的人都受用，並爲口腔功能帶來些許改善。

2016年1月 編委會全體成員

【2019年9月，再刷時的附註】
*：2018年牙科治療費用修訂中的「口腔功能低下症」和「口腔功能發育不全症（異常）」已納入保險範圍。

CONTENTS

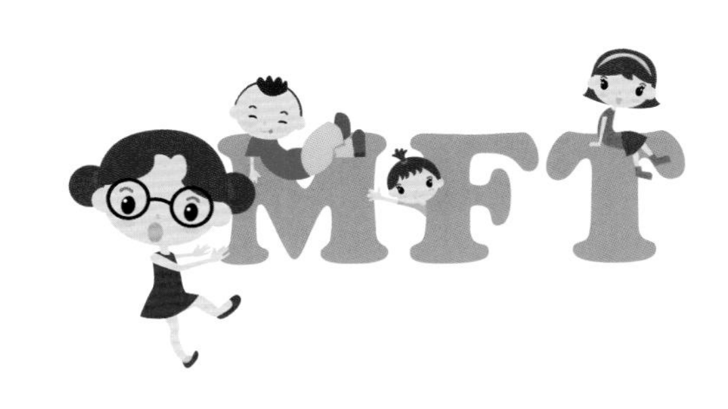
MFT

MFT的需求與未來展望

大野肅英
Toshihide OHNO

神奈川県・大野矯正診所
牙科醫師

大野由希肅
Yukitoshi OHNO

神奈川県・大野矯正診所
牙科醫

對口腔功能的關心日益提高

MFT主要用於兒童牙科和牙齒矯正領域，因爲舌頭不良習慣與咬合不正的原因有關。近年來，即便是一般牙科領域，將MFT視爲整體醫療一環並導入使用的牙科醫療院所也逐漸增加了，原因是我們日常生活中“吃飯、吞嚥、說話、呼吸”等口部的正常功能，對QOL（生活品質）及ADL（日常生活活動）而言是不可或缺的。衆所皆知，高齡人士的口腔功能正常與否，對全身的健康狀況有著極大的影響，然而一般人對於是否有口腔功能異常的意識仍然偏低，造成尋求MFT等功能訓練的患者並不多見。這代表我們有必要從牙醫界開始做起，讓大衆更加理解維持健康與口腔功能之間的關聯性。

牙科臨床上，醫師多透過修復或裝上補綴物來恢復口腔功能，但是不太進行咀嚼等訓練，原因是功能訓練需要時間及人員，不僅缺乏指導教學系統，幾乎也沒有針對口腔功能異常的診斷及評價方式。

進入超高齡社會後，隨著社會需求改變，也開始要求牙科醫生及助理接受針對高齡人士的攝食、吞嚥障礙的相關訓練。此外，因發展遲緩、顎切除及舌切除、腦血管疾病等病症造成的攝食功能障礙患者，針對其進行的攝食功能療法與口腔功能訓練，也已納入日本國民健康保險適用項目。

該設置標準被認爲是對裝有顎關節治療裝置的患者所進行之開口訓練、腦血管疾病患者抑或是身障兒童（人士）、癌症患者的復健等

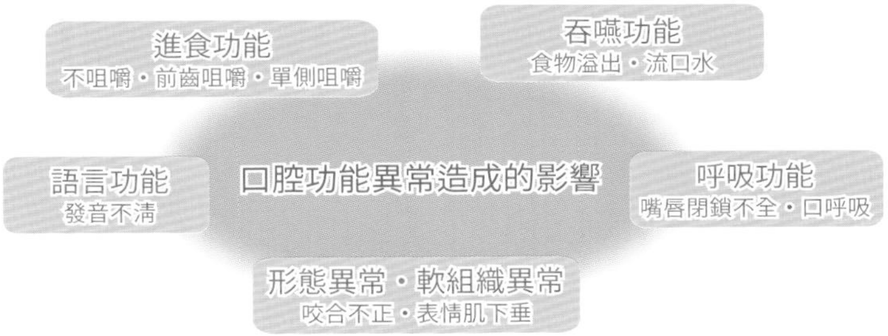

進食功能
不咀嚼・前齒咀嚼・單側咀嚼

吞嚥功能
食物溢出・流口水

語言功能
發音不清

口腔功能異常造成的影響

呼吸功能
嘴唇閉鎖不全・口呼吸

形態異常・軟組織異常
咬合不正・表情肌下垂

圖❶ 口腔功能異常造成的影響

的必要條件，爲了維持與增進生活機能，我們認爲針對各種口腔功能異常的健保適用範圍應該再加以擴大才是。

肩負功能訓練的重任

高齡人士若有咀嚼、吞嚥、發音、呼吸等口腔功能低落問題，會連帶影響到全身的運動功能及平衡能力下降，這是舌頭及口腔周圍肌衰弱，減少肌肉的使用導致引發影響全身健康的惡性循環。

日本牙醫協會及攝食、吞嚥相關專門學會，已開始愈來愈重視高齡人士的口腔保健及口腔復健，不只針對修復或補綴等硬體上的治療與處理，因應社會需求，也開始尋求口腔功能養成及口腔功能恢復等的軟質上教育與訓練。

在醫科領域中，與復健醫療有關的語言聽覺師、職能治療師、物理治療師、看護師等，均會參加身體功能訓練。然而在牙科領域中，卻只有一部分的語言聽覺治療師，會在進行語言療法訓練的同時參加口腔功能訓練。

以目前牙科界的狀況來看，從兒童到高齡人士的口腔功能訓練都只能交給牙醫或口腔衛生師。我們爲了維持牙齒及口腔功能，必須要著力於口腔照護及口腔復健。從這一點來看，我很期待MFT療法能受到重視並實際運用於各式各樣的領域。

必須針對口腔功能異常進行啟蒙活動

大多數的家長及孩童都是在接受學校牙科健診或到診所看牙時，被告知有咬合不正的問題，才初次理解咬合不正的原因來自口腔功能異常。經由牙醫師針對咬合不正形態結果的說明，一般人方才知道口腔功能異常可能會造成的影響（圖１）。一般人對於吞嚥時的舌頭動作、含著舌頭不動時的口腔周圍肌肉姿勢（位置）、吞嚥瞬間的頦肌及口腔周圍肌肉的收縮、舌頭的突出等動作功能，都不太留意。

來到矯正牙科的家長，多數都不曾聽過口腔功能異常會導致咬合不正的相關說法，但希望在演變爲咬合不正問題之前就能瞭解其影響

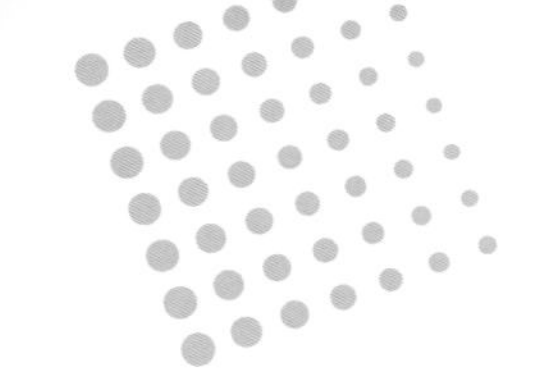

及並收到相關訓練方式的建議。

在醫科領域中，生活習慣病、代謝症候群、行動障礙症候群等在社會上較廣爲人知，資訊已融入生活並常以簡單清楚、容易記憶的方式來進行健康促進活動（Health promotion），許多人也是有興趣以透過改善生活方式來促進健康，諸如改善肌肉衰退的運動療法及飲食等等。

日本老年醫學會自2014年開始提倡「衰弱」的想法，日本牙醫協會也仿效之，以高齡人士爲對象提倡「口腔功能衰退」的想法，並以「發音不清」、「無法順利吞嚥」、「吞嚥時窒息」、「咬不動的食物愈來愈多」等症狀爲觀察指標，希望喚起大衆對這個問題的注意。

與目前日本國民廣爲人知的「8020運動」相同，日本牙醫協會將「口腔功能衰退」定位爲日後的活動內容，從幼年者到成人皆可見會對齒列及咬合造成不良影響的弄舌癖（異常吞嚥習慣）、口呼吸及舌頭肌肉衰退、因年齡增加造成的低位舌、嘴唇閉鎖不全等症狀，都可列入「口腔功能衰退」或「口腔功能低下症」的範疇。日本厚生勞動省雖已開始將高齡人士列入「口腔功能衰退」辦法之對象，然而目前一般人對「衰退」一詞的定義仍然不甚理解。

再者，近年來大衆雖對高齡人士的口腔功能異常較爲關心，但另一方面對於兒童的口腔功能低落卻不甚在意。若不處理幼年人士的口腔功能異常，會導致將來咬合不正發生及惡化，進而妨害全身的健康狀況。我們必須廣爲宣傳，讓社會大衆了解早期發現口腔功能異常，即可進行「培育口腔功能」、「鍛鍊口腔功能並恢復正常」、「訓練舌頭及口腔周圍肌肉」等訓練，是能最大限度活化口腔機能的方式。

發現前兆並解決問題

西醫通常以全身健康檢查這類的預防醫學做爲早期發現疾病的手段，但卻幾乎都是在發現疾病後才予以透過投藥及手術來治療。另一方面，東方醫學則透過「未病」這樣的疾病前兆來預防及維持健康。像這樣在「未病的階段」發現潛在的口腔功能異常並早期處理的想法，更值得認可。必須診斷出錯誤的舌頭動作及嘴唇狀態是否即爲「口腔功能衰退」、「口腔功能不全症（異常）」的症狀，並透過舌頭訓練或咀嚼訓練來提升口腔功能。

也就是說，先掌握顯著的口腔功能異常症狀的前兆，再解決問題。

MFT是透過牙醫師及口腔衛生師的合作組成團隊來執行，可以說是能拓展牙科醫療廣泛度，提高附加價值的醫療方式。且「培育口腔功能」、「口腔功能正常化動作」、「恢復口腔功能」等效果，最終都與「改善QOL」或「提升ADL」息息相關。在牙科領域中進行的各種口腔功能訓練，能活化應用於幼兒到高齡人士的口腔復健醫療；今後不只MFT，也會因應各種不同目的而研發出其他功能恢復的訓練方式。

MFT的高度需求

學校的牙科健診包括檢查蛀牙、牙齦炎、

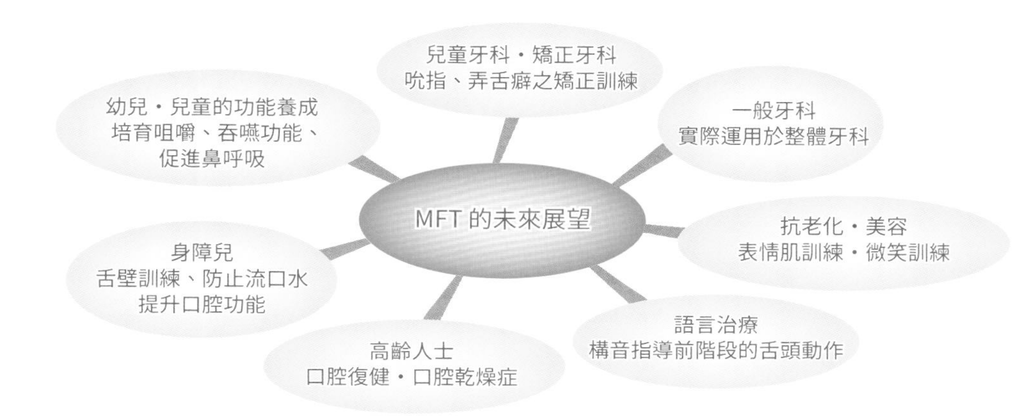

圖❷ MFT 實際運用現狀與未來展望

咬合不正、顎關節症等問題，然而卻很少診察會導致咬合不正之口腔功能異常，由於時間限制加上看診人數多，因此醫師多半在形態問題已發生，也就是已經出現咬合不正的狀況後，才會提醒患者。

校內牙科在健診後會有保健諮詢。牙醫及口腔衛生師在日常臨床上也必須密切觀察舌頭及嘴唇、咀嚼肌的活動情況。

目前MFT廣泛實際運用的狀況如下（圖２）。

●

1.吮指及弄舌癖之訓練

當停止吮指行爲後，爲改善已經發生的開咬症狀，就必須同時改善舌頭不良習慣。針對口部前突症狀及口呼吸造成的嘴唇閉鎖不全，則必須爲鬆弛的嘴唇進行閉鎖訓練。

2.讓矯正治療順利進行，防止症狀復發

由於弄舌癖會妨礙矯正治療中的牙齒移動，需要活用MFT療法來改善舌頭不良習慣，如此也對防止矯正治療後症狀再度復發非常重要。

3.幼兒及兒童咀嚼、吞嚥、嘴唇閉鎖不全的指導

當乳牙長出，爲不讓舌頭前突，自然會咬著臼齒閉著嘴唇來吞嚥。如果咀嚼、吞嚥、說話、呼吸等口腔功能有觀察到異常，就必須進行口腔功能的訓練。

4.指導身障兒等流口水較多的孩子

患有唐氏症等身體障礙的孩子，在靜止不動時舌頭會突出且流口水。另外吞嚥時大多會因舌頭往前突出而導致開咬，很難將食物碎塊往後方送，進食時食物也容易從口中溢出。將目標設定較低並耐心的指導，能幫助其大幅改善。

5.針對抗老化（以審美爲目的）的舌、嘴唇、顏面肌肉訓練

針對因年齡增長而導致的眼尾及臉頰、雙顎下垂等表情肌衰退問題，會針舌、嘴唇及表情肌進訓練。

6.應用於高齡人士口腔復健

MFT療法有一部分可活用於攝食、吞嚥等口腔復健，透過口部體操等作法改善舌頭及嘴

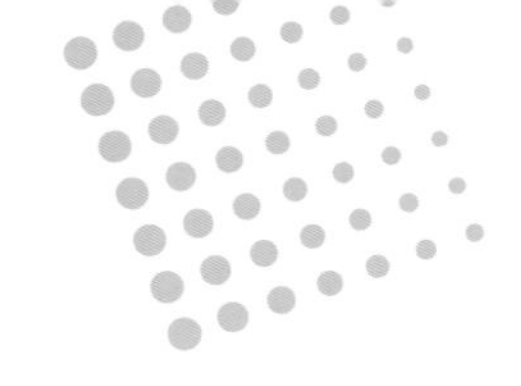

唇動作，進行功能恢復訓練。

7.應用於口乾症患者的唾液減少與舌痛症問題

為了增進唾液分泌，可利用MFT療法進行唾液腺按摩並同時進行舌頭上舉訓練。

8.於語言課進行構音指導前的舌頭動作訓練

例如在橫濱市立中小學兒童教室，級任老師在做構音指導前，會實際運用MFT療法進行「舌頭動作訓練」。

●

雖然效果仍是未知數，但MFT療法已實際運用於腦血管疾病後遺症患者的舌訓練。不止是以上的實際運用範例，今後MFT療法應該會更加普及。

向井醫師等人因應時代需求出版了『發現口腔功能問題並提供幫助以追求健康長壽—守護培養各年齡階段之口腔功能』（醫齒藥出版）一書，提倡為幼兒、學童期、成人、高齡人士、病患等各人生階段的口腔功能提供支援，也敘述有必要進行問題導向（problem oriented）的牙科健診。

福田醫師在該書中也提到，「在低年級生的口腔功能方面，常可見吞嚥時或說話時的舌突出問題，因此也必須審視如何指導孩子預防舌突出習慣，讓孩子隨時注意將嘴唇閉緊再進食」。

口腔功能異常會導致圖１般的各種障礙。因此從幼兒到高齡人士等各年齡階段都有必要進行口腔功能訓練。

重視口腔功能的時代潮流 MFT的未來展望

美國國際口腔顏面肌功能治療學會（IAOM），將舌、嘴唇、顏面肌異常等狀況稱為口腔顏面肌肉功能障礙（Orofacial myofunctional disorders）。

MFT的專家Zickefoose夫妻表示，在美國，即使是健康人士，其中也有約30%被判定有口腔顏面肌功能障礙。在日本雖無相關數據，但作者覺得口腔功能異常有增加的趨勢。兒童牙醫、矯正牙醫或治療兒童的一般牙醫，均將弄舌癖視為口腔功能異常症狀及咬合不正的原因，認為這會影響矯正治療中的牙齒移動，並造成治療後的復發問題。

現代兒童由於軟食化的飲食生活及生活環境改變，導致咀嚼次數減少，使得咀嚼肌衰退，進而造成咀嚼、吞嚥、發音、呼吸等口腔功能異常（障礙）。

食物變軟、咀嚼次數減少，使得兒童們原本應該透過一般日常生活獲得的正常口腔功能，演變為「無法正常養成」「無法發揮功能」的狀態。也就是說，不去使用肌肉就無法培育其功能進而衰退，而這種現象發生在口腔之中已是個至關重要的問題。

成人因運動不足導致肥胖，使得身體機能衰退，無法充分使用舌頭及口腔周圍肌肉，理所當然也會導致口腔功能衰退。想恢復衰退的口腔功能，就需要進行運動功能療法。

平成27年2月，日本牙醫學會、住友雅人會長向專門分科會、認定分科會提出5項新病名、檢查、治療法、器材等，比方說，與口腔功能相關的有從兒童到高齡人士都會發生的「口腔功能低下症」及「口腔功能發育不良症」。

爲提高大衆意識並增加未來牙科需求，建議使用方便病患理解的名稱來傳達這些情報，例如將前述的「代謝症候群」、「行動障礙症候群」等簡稱代入牙科領域，利用像「舌頭行動障礙症候群」及「口部機能行動障礙症候群」等名詞，都能幫助患者加深理解。

在平成24年7月「促進牙齒與口腔健康法」公布之後，口腔功能卽開始受到矚目，其5項目的之一卽爲“維持、提高口腔機能以提升生活品質”。

在日本牙科醫學會雜誌（平成26年2月號）中，大島醫師也提到「爲了迎接超高齡社會，未來的醫療方向將轉變爲支援醫療。因此牙科的診療範圍必須從牙齒擴大到整個口腔，連同咀嚼、吞嚥功能方面進行治療，整個基本療法都需要大幅度改變。」柳川醫師也在同一期內容中提到，爲了「創造能順利飲食及對話的健康口腔功能」、「維持並提高QOL、ADL」，因應今後超高齡社會的來臨，不管喜歡與否，轉變爲以口腔功能爲主的醫療體系，是勢在必行。

若兒童患有口呼吸、弄舌癖、磨牙、咀嚼障礙等問題，會影響到兒童期的成長發育。據說在不久的將來，健康保險將對新病名實施點數化處理，希望不只針對高齡者，也能將兒童口腔機能的養成及恢復（口腔復健）納入健康保險點數化。同時也希望能更重視診斷口腔功能異常的健康檢查。

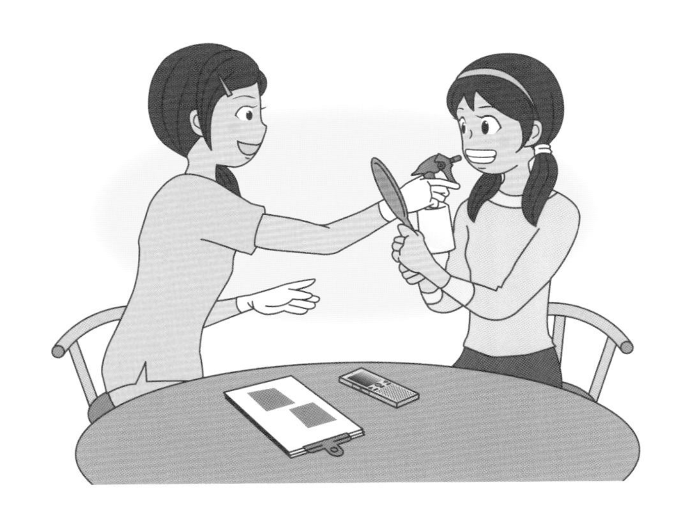

【2019年9月，再刷時的附註】
*：平成30年度牙科診療收費改訂後，已將「口腔功能低下症」及「口腔功能發育不全症」納入保險適用內容。

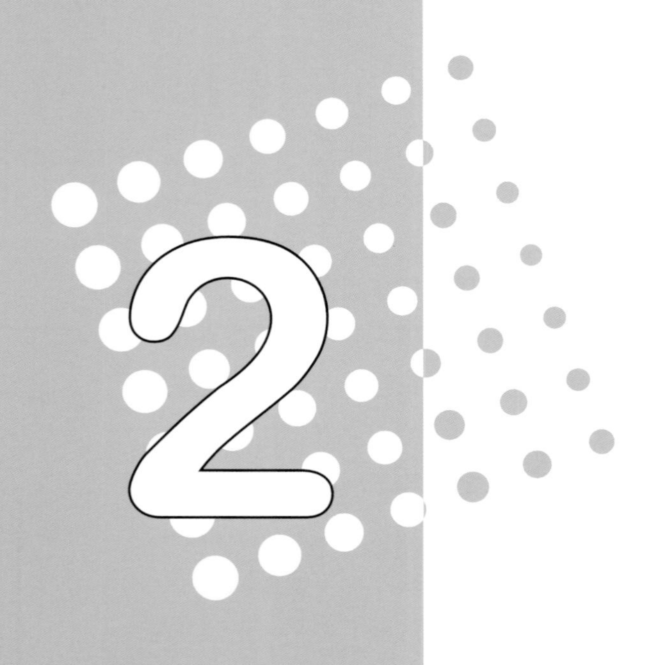

MFT入門第一步

橋本律子
Ritsuko HASHIMOTO

神奈川縣・大野矯正診所
口腔衛生

在日常的牙科臨床上，是否曾見過患者的牙齒發生下列「有點奇怪的症狀」呢？

◎有牙周病而齒列完整的患者，前齒往唇側傾斜，牙齒間產生縫隙。

◎原本咬合正常的前齒，因爲加了補綴物而使得上下排牙齒間產生縫隙。

◎雖有定期進行PMTC，但前齒唇側面卻有某部分總會有染色情形。

◎嘴唇總是乾巴巴的，十分乾燥。

◎牙菌斑控制還不錯，但仍有舌苔不斷堆積。

這些症狀可能與舌頭前突、低舌位、口呼吸（嘴唇閉合不全）等口腔不良習慣所引起的口腔顏面肌肉功能障礙（舌頭或口腔周圍肌肉功能不佳）有關。

近年來，健康雜誌及NHK生活情報節目均曾以「低舌位」爲報導主題，內容提到，口腔顏面肌肉功能障礙就如同身體的生活習慣病一般，屬於口部的生活習慣病，並介紹MFT是有效治療的方式之一。

何謂MFT

MFT是經由肌肉訓練來改善舌頭、口腔周圍肌肉不協調等問題，藉此改善口腔環境的一種指導方式。訓練患者正確的咀嚼、吞嚥，並習慣在靜止不動時，訓練舌頭、嘴唇保持正確的姿勢位，使舌頭及口腔周圍肌肉在咀嚼、吞嚥、發音及呼吸時正常地發揮機能。表1所示的項目爲進行MFT的教學目標。

正確的舌唇姿勢，正確的吞嚥

圖 1 到 4 顯示了靜止時舌頭和嘴唇的正確姿勢與吞嚥的細部動作比較

表❶ 進行MFT教學時的目標事項（引用並修改自參考文獻[11]）

1. 透過舌頭、嘴唇、咀嚼肌、表情肌訓練，使口腔周圍肌肉更加協調。
2. 透過咀嚼、吞嚥訓練，學習正確的咀嚼、吞嚥方式。
3. 學習舌頭及嘴唇的姿勢位，即使在無意識中也能保持正確的姿勢位。
4. 讓以下方式成爲習慣並反映於日常生活中。

碰觸點（門齒乳突後方部位）

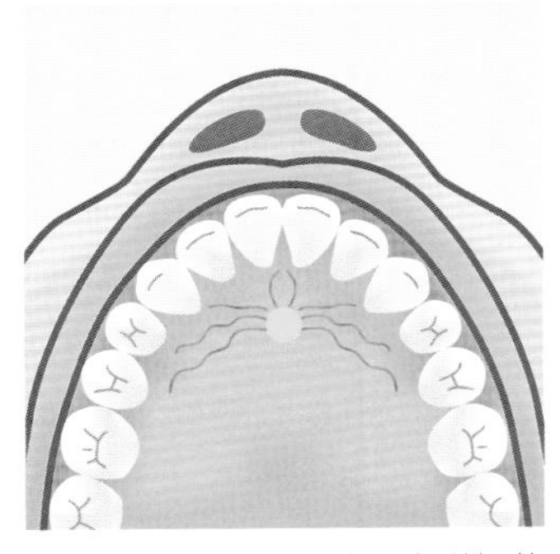

圖❶ 靜止時或吞嚥時舌尖碰觸的位置稱爲「碰觸點」（黃色圓形位置）

靜止時正確的舌頭及嘴唇位置

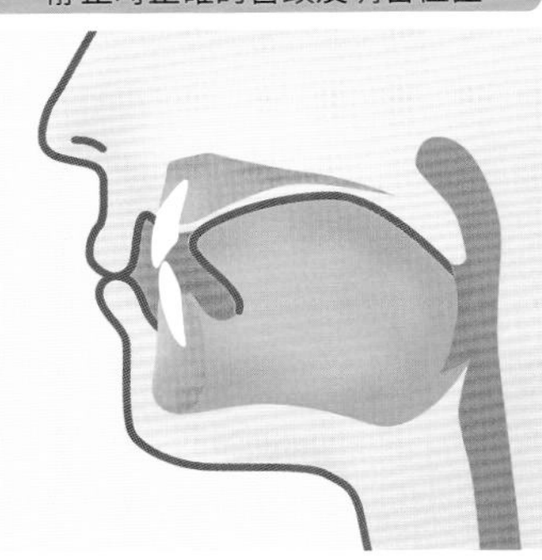

圖❷ 舌尖碰觸該點，將整個舌頭收覆於上顎齒列弓內，輕輕碰觸上顎。顏面肌肉放鬆，輕輕閉上嘴唇。

嘴唇壓與舌壓的平衡

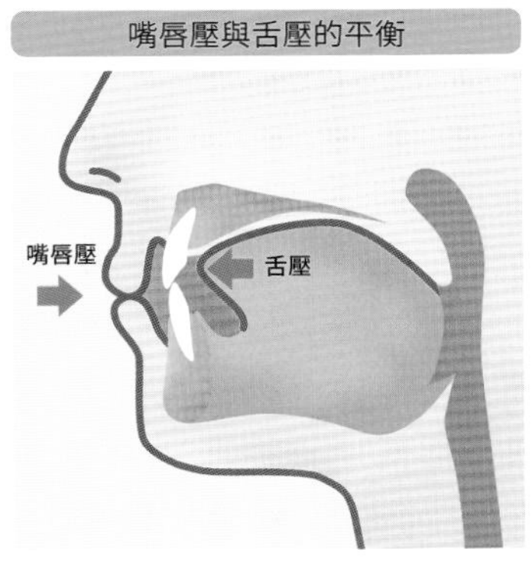

圖❸ 讓包圍牙齒的唇舌肌肉保持平衡。

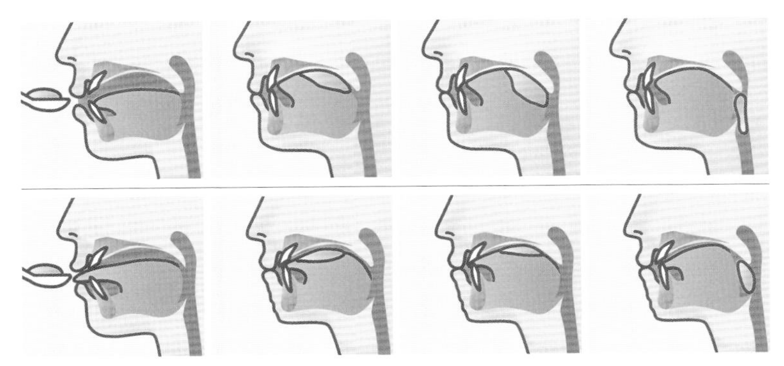

a：正確的吞嚥方式。吞嚥時咬住上下顎臼齒，舌頭用力抵住上顎，口輪肌放鬆後吞嚥。

b：錯誤的吞嚥方式（吐舌癖的吞嚥法）。口輪肌或頦肌用力緊繃，舌頭從上下顎前齒間吐出。

圖❹ a、b 正確吞嚥方式及錯誤吞嚥方式

吐舌癖

在口腔顏面肌肉功能障礙中，將吞嚥或發音時舌頭朝前方吐出的不良習慣稱爲吐舌癖（又稱弄舌癖）。被診斷爲吐舌癖的患者，靜止時舌頭位於低位，舌尖接觸下顎前齒，有時也會露出舌背，這種狀況就稱之爲低位舌（圖5）。

牙齒的生長排列狀況是依靠舌頭（內側）及嘴唇、臉頰（外側）肌肉之間的平衡，才能夠維持在正確的位置（圖3），一般在吞嚥時，是用舌頭壓住前齒內側，口輪肌與頦肌用力緊縮後吞下食物。但是若有吐舌癖或低位舌等不

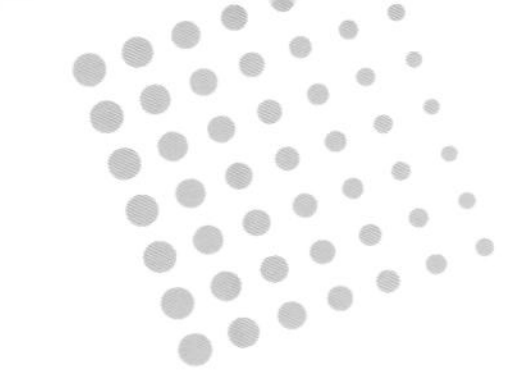

錯誤的舌頭及嘴唇位置

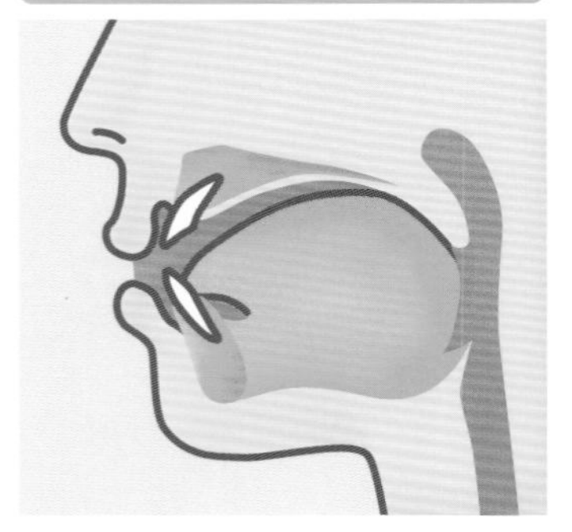

圖❺ 舌頭位於低位，上顎及舌背之間有空隙。

表❷ 吐舌癖相關因素

1. 口呼吸
若患者患有上顎扁桃肥大、咽頭扁桃肥大、過敏性鼻炎等鼻咽頭疾病，嘴巴會隨時不自覺張開，舌頭呈現垂垮狀態並落於下顎齒列內側位置，造成口呼吸。
2. 舌繫帶過短
舌繫帶過短使得舌頭可動範圍變窄，吞嚥或發音時的舌頭動作都會受到限制。
3. 吸手指
若因吸手指導致開咬或上顎前突，則吞嚥時舌頭會往前突出，塞在上下顎與前齒間的縫隙。
4. 顎顏面的形態
下顎前突等咬合不正，形成的顎顏面形容易導致舌有低位狀況。
5. 其它
巨大舌、口腔功能發育異常、各種不良口腔習慣、身體異常狀況等。

正確的口腔習慣，會使包圍牙齒的舌頭、嘴唇、臉頰肌力無法維持平衡，是形成咬合不正及矯正治療後又復發的原因。

一般認為，表2的內容即是吐舌癖的相關原因，由於這些因素單獨或重複發生，導致吐舌癖的形成。

矯正牙科與MFT

矯正牙科臨床上，針對如開咬等咬合不正的口腔習慣，多會進行MFT指導，MFT的訓練項目共有50種以上，這些項目依據目的分類，類別有「舌頭控制」、「加強舌頭上抬肌力」、「加強咀嚼肌力」、「訓練咀嚼、吞嚥」、「舌頭及嘴唇的姿勢位習慣化」、「加強口輪肌力」等種類。每次教學時從各分類中選出5～7個項目來進行訓練。

首先，指導者針對訓練的方式及次數，向患者進行示範，由患者在家進行反覆練習。2～3週後回診確認是否有進步，並再次選擇訓練方式。只要重複這個做法，即使一開始很難按照想法活動舌頭，之後也漸漸能隨心所欲的改變舌頭動作，更順利地活動舌頭。

依據不同患者的口腔功能狀態及配合度，所需時間及效果或許會有差異，但幾個月後應可學習到正確的咀嚼、吞嚥方式，以及靜止時正確的舌頭、嘴唇姿勢位。

一般牙科與MFT

如前所述，若患者症狀的原因是來自不良口腔習慣，則須透過MFT的教學來改善舌頭及口腔周圍肌肉的不協調，並習得正確的咀嚼、吞嚥方式。當習慣了靜止時正確的舌頭、嘴唇姿勢位後，便能進一步改善症狀。

比方說被診斷為口呼吸(嘴唇閉鎖不全)或低位舌的患者，透過MFT教學，能達到預防口腔內部乾燥、促進自淨作用，並改善牙齦炎或色素附著等效果。此外，吐舌癖患者可經由MFT教學，改善舌頭從牙齒內側往外推的不良習慣，也能預防隨牙周病而衍生的齒列及咬合崩壞問題，並穩定補綴物的預後狀況。

1·嘴唇狀態	□ 不喜歡硬的食物
□ 嘴巴不由自主打開	□ 用餐時嘴巴常張開發出聲音
□ 用嘴巴呼吸	□ 吃飯時很多食物從嘴邊溢出
□ 嘴唇鬆弛	□ 吃飯時食物常塞滿嘴
□ 嘴唇乾燥	□ 吃飯時舌頭會伸出來
□ 時常舔嘴唇	□ 前齒咀嚼或單邊咀嚼
2·舌頭狀態	□ 流口水
□ 以舌頭抵住前齒	□ 舌背殘留食物
□ 從上下牙之間能看見舌頭	□ 嘴角及下唇有口水堆積
□ 舌頭側邊有牙齒壓痕	□ 無法順利吃藥
□ 舌苔易堆積	5·咬合不正
3·發音	□ 開咬
□ 發音不清晰	□ 空隙齒列(門牙齒縫有空隙)
□ 說話可清楚看見舌頭	□ 齒列狹窄(上顎過高)
4·咀嚼、吞嚥	□ 錯咬
□ 吞嚥時舌頭突出	6·其它
□ 吞嚥時頦肌緊繃	□ 姿勢不良
□ 用餐時攝取大量水分	□ 有吸手指等不良口腔習慣
□ 用餐速度明顯過快或過慢	□ 無法順利漱口

圖❻ 由橋本醫師等人所創的口腔顏面肌肉功能障礙徵兆確認表（引用自參考文獻[11]）

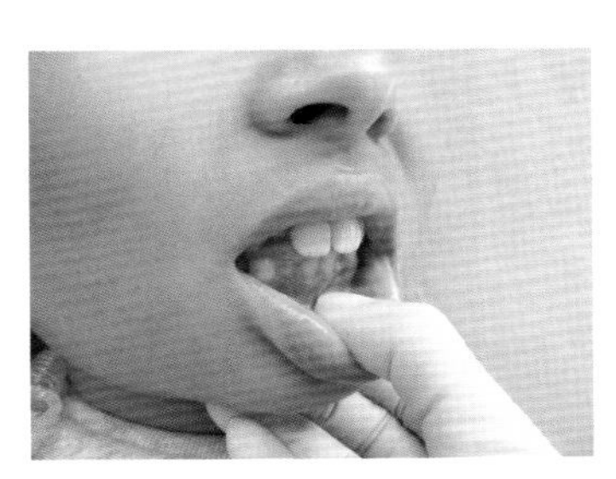

圖❼ 吐舌癖的診斷方法。在吞嚥的瞬間將嘴唇往下壓，可看見舌頭吐出。（引用自參考文獻[11]）

MFT也列入口腔衛生師培育學校機構的「牙科矯正」教科書中，多數矯正牙科及兒童牙科皆有使用。近年來各領域都對口腔功能愈發關注，譬如兒童口腔功能的發育、當作牙周病治療的初期手段、補綴物的穩定、切除舌繫帶前後的舌頭上抬訓練、微笑訓練、抗老化、改善身障兒的口水問題、口腔復健等，這些都在MFT的應用範圍之內。

口腔功能診察

開始進行MFT教學前，除了一般的矯正治療資料（口腔內攝影、顏面攝影、全景片、頭顱X光攝影、標準模型）之外，也要診察是否有造成不良口腔習慣的因素存在，並審視口腔的功能狀態。

比較簡單的方法是在候診室或診間觀察患者的模樣，或詢問其在家時的狀況，來判斷是否患有口腔顏面肌肉功能的障礙（圖6）。

此外，也可請患者張開嘴巴，噴入水後用手指壓住患者下唇並觀察其舌頭的狀態，即可判斷吞嚥時舌頭是否會突出（圖7）。

●

若將不良口腔習慣放著不管，不只會對齒列及咬合等造成影響，也會發生前述的症狀。最後“咀嚼”、“吞嚥”、“說話”、“呼吸”等口腔功能幾乎都會受到影響。

日常牙科臨床中，只要遇到與口腔顏面肌肉功能障礙（舌頭及口腔四周肌肉不協調）有關的“口腔內奇怪、有點令人擔憂症狀”的患者，就請密切觀察他們的口腔機能狀況。

要想進行MFT教學，必須先學會基礎知識及訓練技巧。口腔衛生師若自覺無法將MFT與牙科治療融會貫通，那麼從先多關心瞭解口腔功能（咀嚼、吞嚥、呼吸、發音）並開始學習MFT相關知識，也不失爲一個好方法。

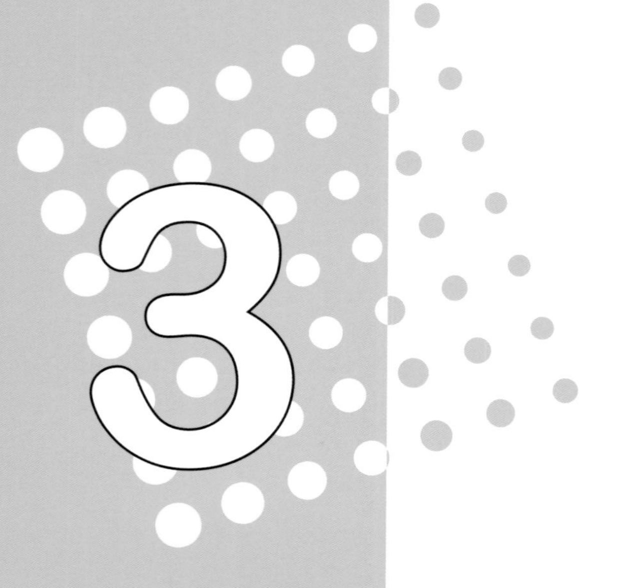

兒童口腔功能養成
——以MFT養成攝食、咀嚼、吞嚥功能

川端順子
Junko KAWABATA
兵庫縣・神野矯正・兒童牙科診所
口腔衛生師

MFT常實際運用於兒童牙科，這是為了從兒童期就確實建立其攝食、咀嚼及吞嚥功能。即使在適當的時期獲得這些功能，在成長過程中，若沒有完全熟練攝食、吞嚥等功能，仍會因不良習慣而造成口腔肌肉功能變弱，如此一來，到了乳牙齒列期及混合齒列前期，下顎位會朝前方或左右不穩定傾斜，產生正反咬合或交叉咬合等的功能性咬合不正。此外，因吐舌癖而阻礙前齒萌發，會引起開咬症狀。因此在兒童牙科、矯正牙科的臨床現場，MFT教學就顯得很重要。

然而，因為兒童患者「無法得到充分協助」、「很難持續且確實進行MFT課程」等理由，兒童患者的MFT指導介入，常有被拖遲的傾向而較難在適當的時間點開始參與診療。再者，許多負責教學的口腔衛生師會運用常規、例行性的MFT計畫，來指導兒童患者並要求達成制式目標，這也成了MFT不易早期確實介入的主要原因。

從兒童期開始的MFT處理

1.MFT作為育兒支援

當低年齡兒童患者就診時，要充分利用兒童健康手冊，就診時醫師可與家長一同記錄兒童的健康狀態及口腔的成長狀況，儘量讓孩童對口腔功能產生興趣（圖1）。

乳幼兒期的口腔區域發育十分明顯，發育上有個人差異，許多發育狀況與年齡並不相符，這也造成許多家長在育兒過程中感到擔憂不安。因此口腔衛生師有必要熟悉哺乳期、副食品時期及幼兒食時期的攝食、吞嚥功能的獲取、發育、熟練等過程。依照個別需求，用簡

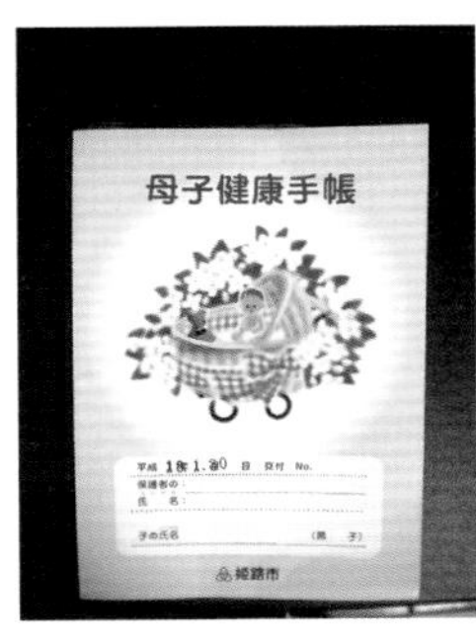

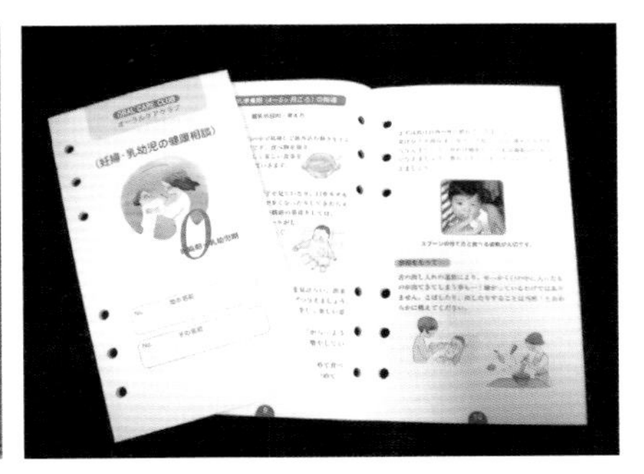

圖❶ 兒童健康手冊（左）及醫院分發的手冊（右）

表❶ 姫路市的兒童健康手冊中部分關於口腔的建議事項。各種項目直至6歲左右。

1歲時期	・是否已習慣1天3餐的節奏 ・是否已經完全會用手拿取食物進食 ・是否開始進行牙齒清潔
1歲6個月時期	・是否能自己拿著杯子喝水 ・是否有在用奶瓶 ・吃飯及點心時間是否固定
2歲時期	・是否會用湯匙自己進食 ・是否會吃肉及有纖維的蔬菜
3歲時期	・是否時常吸手指

表❷ 在乳齒列期促進口腔功能的教學範例

・由家長在幫幼兒刷牙時進行嘴唇按摩

・用力漱口加強嘴唇力量（由於水可能會從口中溢出，一開始可於洗澡時進行

・閉緊嘴唇→將空氣含在口中→將水含在口中→將水前後左右移動，不要溢出來

單易懂的說明方式提供促進口腔功能發育的建議。這並非MFT課程之一，而是透過兒童牙科健診時，導入MFT的持續診療方式。

姫路市的兒童健康手冊中，從0～6歲各年齡都有專屬的頁面，內含多項關於口腔功能成長的項目（表1）。

（1）教學重點

當長出乳前齒後，就要開始讓幼兒嘴唇充分閉緊攝食、以齒槽脊好好壓碎食物，更需在乳臼齒皆長出之後開始進行指導，促進乳臼齒咀嚼功能，讓幼兒從乳兒型吞嚥正確轉變爲成人型吞嚥。接著必須審視形態改變的因素，避免產生齲齒並讓幼兒能夠好好咀嚼食物。透過指導用餐及點心、刷牙等方式來進行生活習慣因素的教學，採取適當練習來增進嘴唇閉鎖等口腔功能（表2）。

2.MFT積極參與與熟悉正確的攝食、咀嚼、吞嚥模式

在積極進行MFT的同時，爲了提高效果並養成良好的功能習慣，讓患者邊熟悉口腔肌肉功能邊進行練習是十分重要的一環。早點消除不良習慣，透過MFT改善舌頭及嘴唇功能，熟悉正確的攝食、咀嚼、吞嚥模式，這對於兒童的功能發育有很大的作用。

再者，也能有效減少更嚴重的咬合不正，保持正常齒列及口部外觀，使外型看起來更協調。

我們將以下3點作爲MFT的目標：

・透過教學改善口腔周圍肌肉功能，並保持正確的舌頭位置及嘴唇狀態

・創造讓患者維持齒列正常形態的環境

・透過攝食、咀嚼、吞嚥的教學，讓患者在日常生活中習慣正確的飲食方式、吞嚥方式

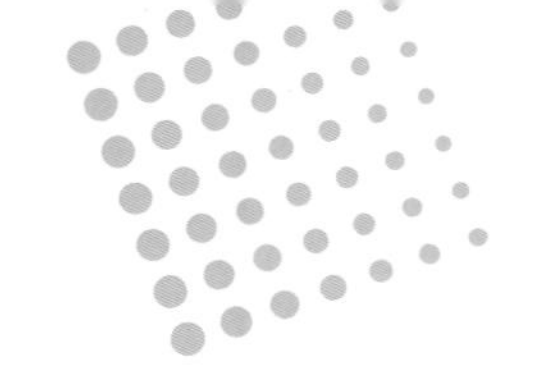

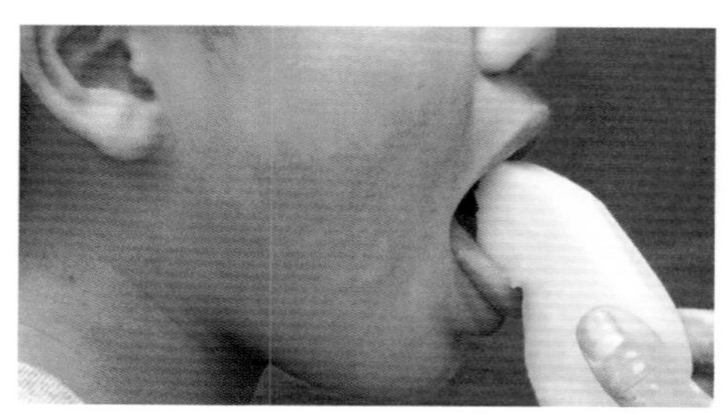

a：攝食時伸出舌頭接住食物

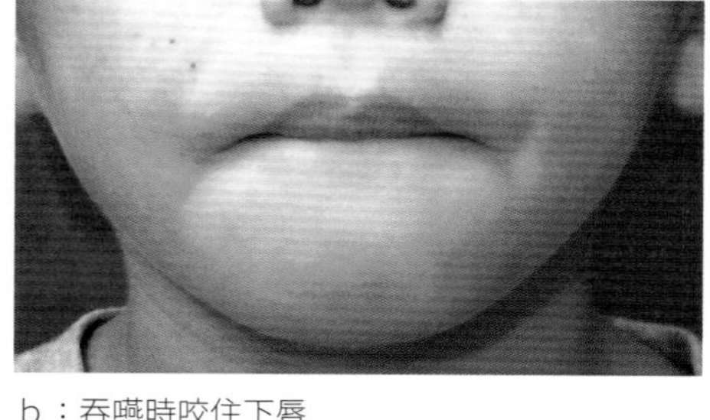

b：吞嚥時咬住下唇

圖❷ a b 使用影片觀察進行口腔功能

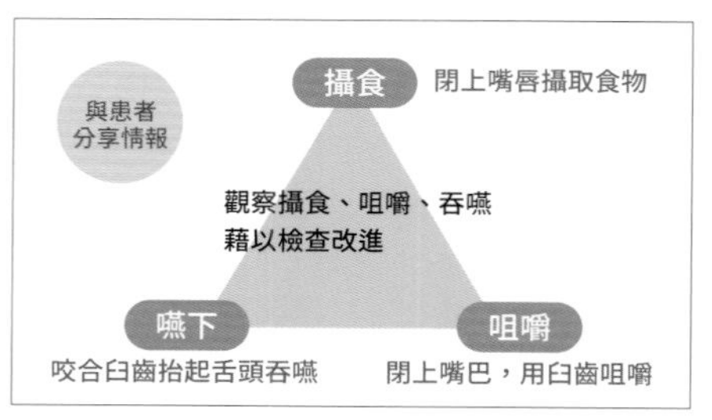

圖❸ 進食功能

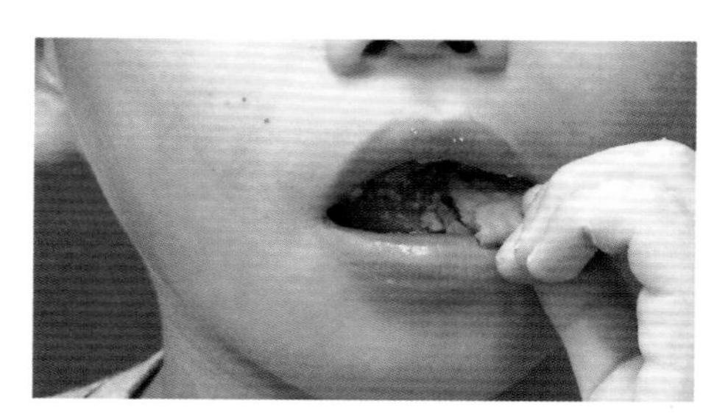

圖❹ 從犬齒部位咬下食物，而非從嘴巴中央。

（１）使用影片觀察、紀錄口腔肌肉功能

患有口腔肌肉功能問題的兒童患者，大多都會在攝取食物時舌往前突出，且咀嚼時也會用力突出舌頭，一般認爲這比吞嚥時更影響齒列發展。此時必須拍攝進食時的影片，仔細觀察並找出需要改善之處，若口腔衛生師能與家長及患者分享攝食、咀嚼、吞嚥時的特徵，觀察並記錄情況及予以建議改善，處理起來會更有效果（圖２），定期拍攝記錄影片，有助於確認功能是否獲得改善，也能讓患者更有動力持續進行MFT。

（２）檢查“攝食、咀嚼、吞嚥時的問題，與口腔功能之間的關聯”（圖３）

我們必須檢查攝食時，嘴巴是否從中央部位攝取食物，是否用前齒咬下及是否能充分緊閉嘴唇（圖４）。

攝食的動作與之後的咀嚼、吞嚥等動作息息相關。無法合攏嘴唇以攝取食物，或只以犬齒或臼齒咬斷食物，會導致大口大口食物塞入口腔而造成一口食物的量過大，被塞入口中的食物無法用後方牙齒充分咀嚼，就會往嘴巴前方或兩頰擴散填塞（表3）。

（３）指導患者進行上唇伸展練習及嘴唇閉緊訓練，實際操作與攝食相關的練習（圖5）

當嘴唇閉鎖不全的患者試著將嘴巴閉上時，上唇不動只抬起下唇，會使得頦肌緊繃。這類患者在進行嘴唇訓練時，要將木棒置於上顎前齒尖端，請患者試著將上唇伸到該處並闔上嘴唇。

確認患者咀嚼時是否閉上嘴唇，左右臼齒平衡地咀嚼，以及咀嚼中嘴唇是否閉緊，一

表❸ 攝食時的確認要點案例

・若有開咬症狀案例等形態上問題，則嘴唇不易閉上，要注意是否一直無法切斷食物，舌頭是否容易往前方突出。
・反咬合症狀案例難以用前齒咬斷食物，因此會轉動手及脖子來協助切斷食物。
・上顎前突症狀案例，容易發生下顎往前方突出咬斷食物的舉動。

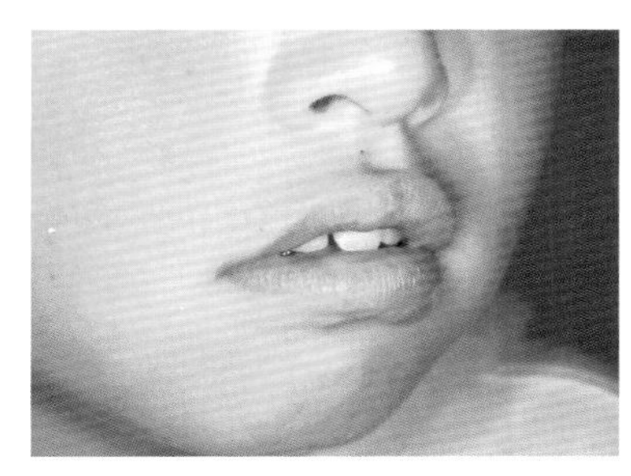
a：嘴唇鬆弛

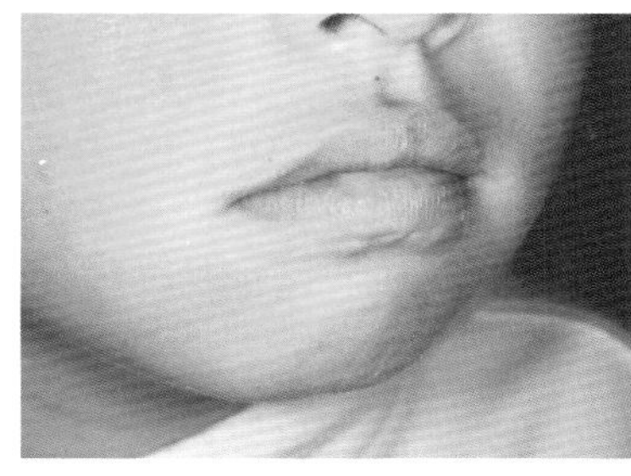
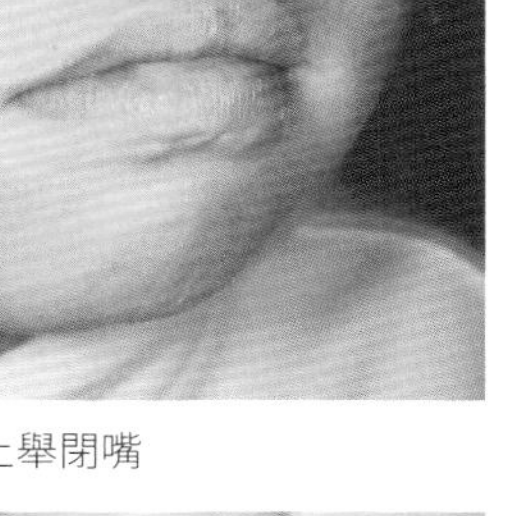
b：下嘴唇上舉閉嘴

圖❺ 閉緊嘴唇的訓練

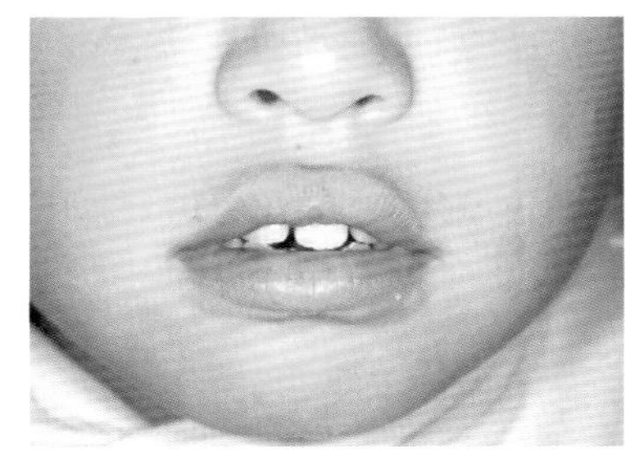
c：上嘴唇翻轉

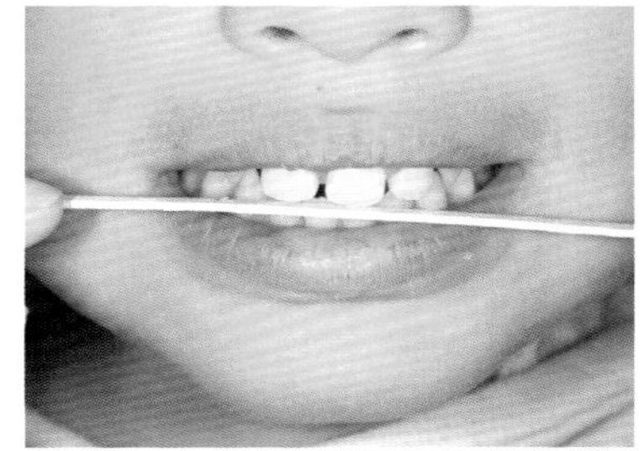
d：用小木棒訓練嘴唇

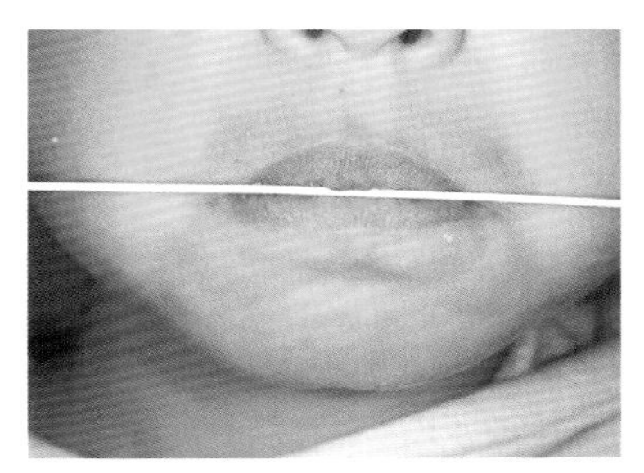
e： 伸展上嘴唇閉合嘴唇

定要充分檢查自己的咀嚼是否良好，並正確練習。兒童患者常將「良好咀嚼」、「左右平衡仔細咀嚼」誤以爲是「用力咀嚼食物」、「張大上下顎咀嚼」、「左右同時咀嚼食物」等錯誤的認知。

另外，需要經過口腔內部診察來確認臼齒部咬合是否有問題。若上下咬合面不密合，會導致咀嚼效率不佳。在經過矯正治療，改善上顎齒列狹窄、臼齒部錯咬、反咬合等形態問題，讓口腔功能能夠充分發揮後，即可開始進行咀嚼練習（圖６）。

與攝食時一樣，張著嘴唇咀嚼，是造成食物溢出的原因，食物溢出是舌頭、臉頰、下顎運動之間協調不足所造成的（圖７）。

吞嚥時，必須確認臼齒是否咬合、舌頭是否有往上抬。舌頭若於吞嚥時突出，則無法將食物送至喉嚨，會殘留於舌背上，要讓患者了解這與舌頭沒有碰觸上顎有關，並使其理解舌頭上抬課程的必要性（圖8）。

當舌頭能順利上抬後，便利用食物來實際操作。爲使舌頭充分上抬至上顎，食物碎塊能往後送並吞嚥下去，就必須讓舌尖、舌中央、舌後方能往上抬並有力的推壓上顎（圖9）。

▶常用來擴張上顎的裝置

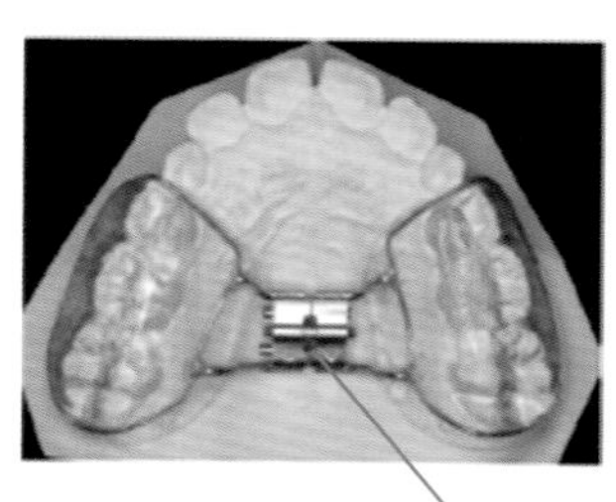

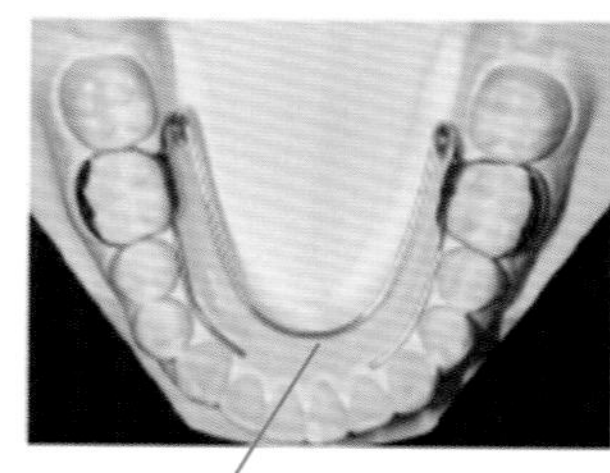

◀下顎擴張器
(固定式鐵絲擴張器)

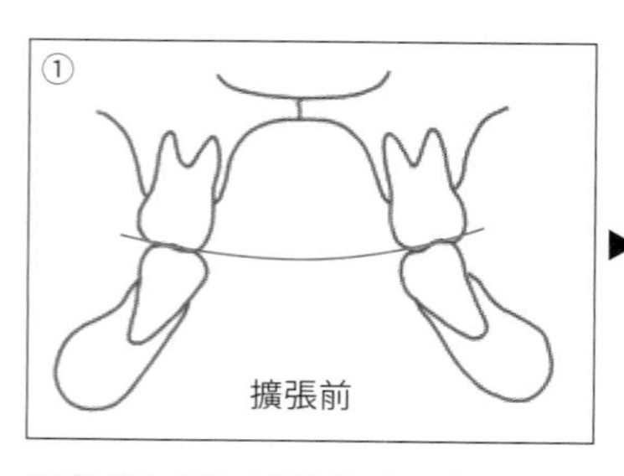

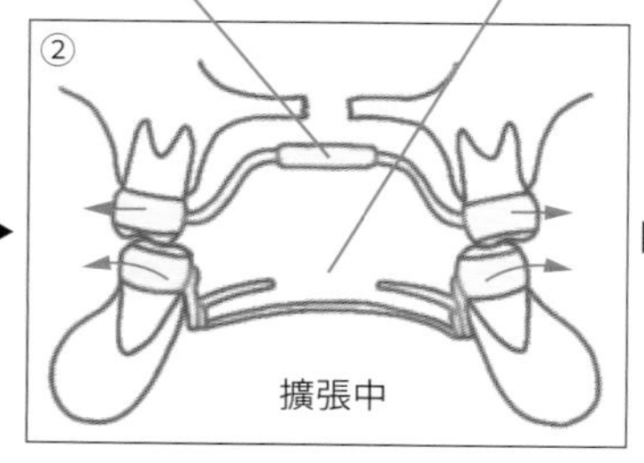

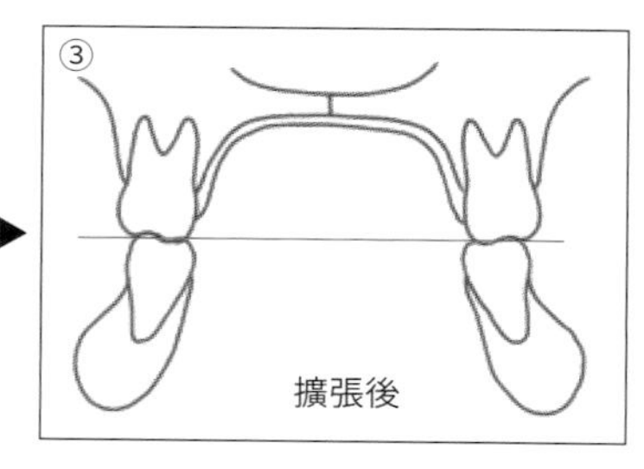

圖❻ 利用矯正器將往舌頭方向傾斜的臼齒導正後再進行咀嚼訓練，更能達到良好咀嚼效果。當咬合面能充分上下咬合，就能開始進行咀嚼訓練了。

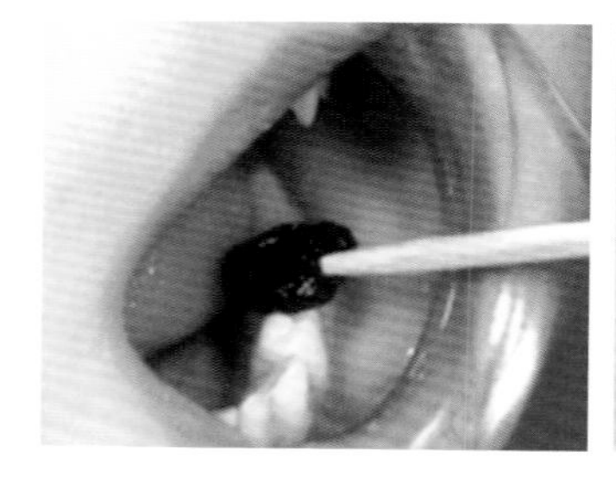

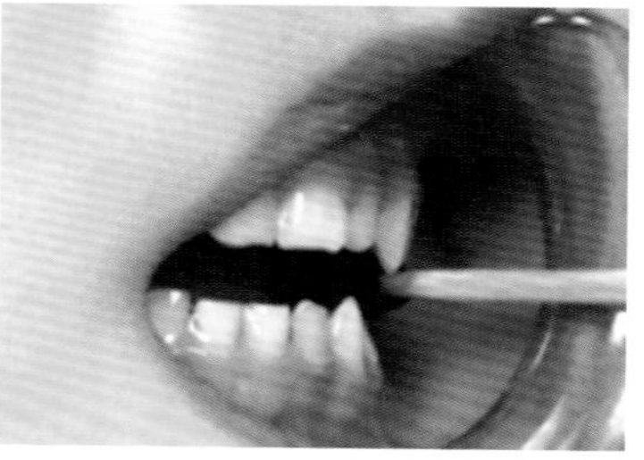

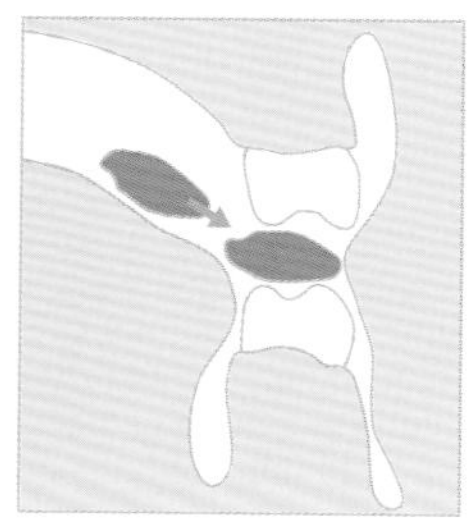

圖❼ 咀嚼訓練。利用葡萄乾或口香糖練習用臼齒反覆進行粉碎及咀嚼食物，熟悉咀嚼攝取食物的動作；練習咀嚼時讓食物與唾液混合成食塊，集中於舌中央而易於吞嚥

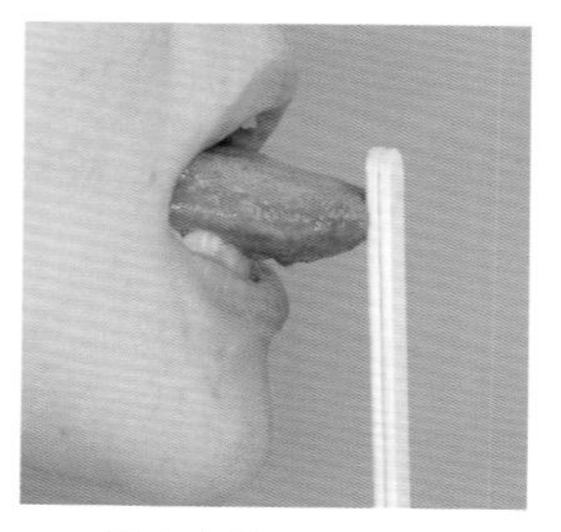

a：舌尖力量

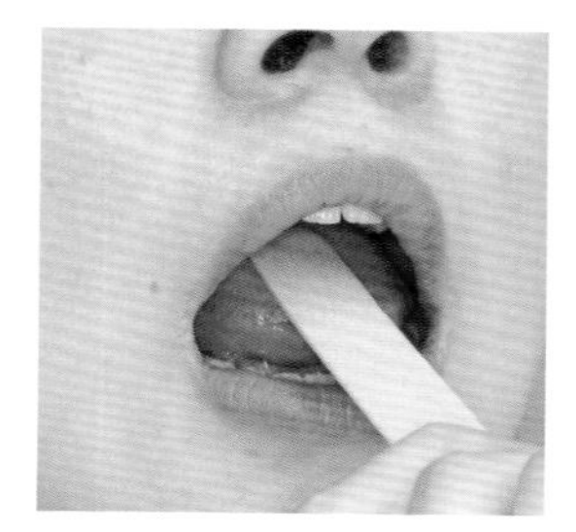

b：舌中央力量

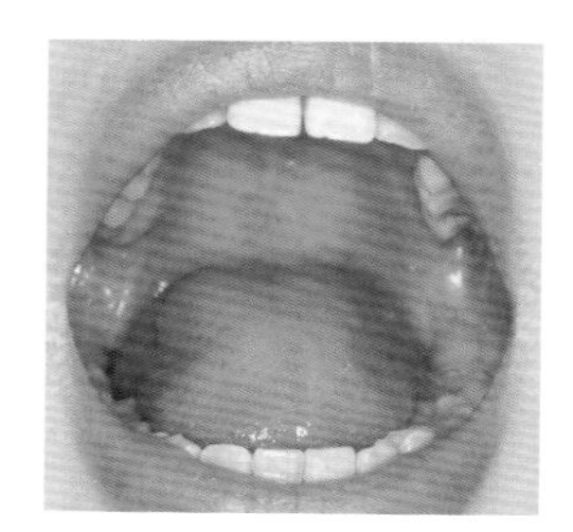

c：舌後方力量

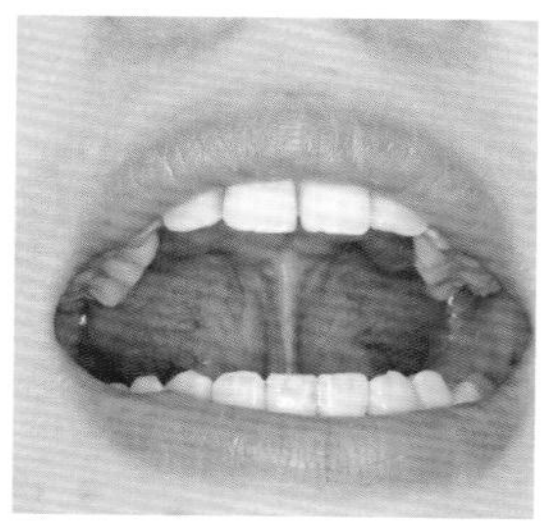

d：整個舌頭上抬的力量

圖❽ 舌頭訓練

（4）用固定節奏進行攝食、咀嚼、吞嚥

利用各種食物讓患者熟悉正確的攝食、咀嚼、吞嚥的模式。患者必須能夠在閉上嘴唇，口輪匝肌不緊繃的狀態下順暢地進行吞嚥（圖10）。

仔細觀察進食方式，並與患者、家長共享其資訊，同時進行MFT，能讓患者更深刻感受口腔功能與自身相關，也更有動力進行訓練。

此外，家長若能察覺到兒童無意間的錯誤進食方式，便能協助進行兒童MFT，更易進行

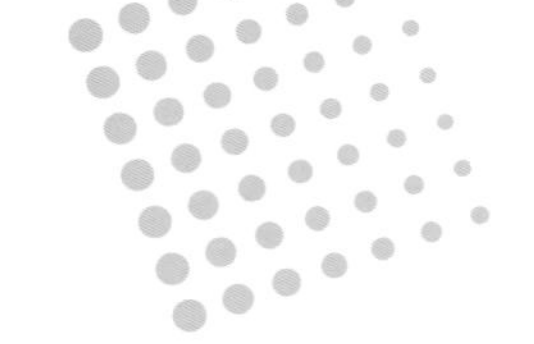

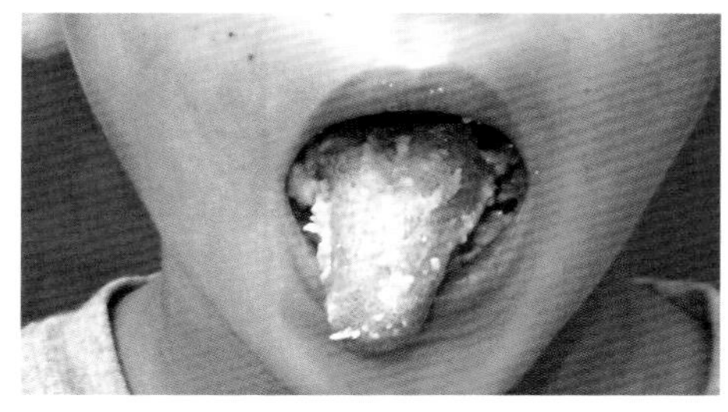
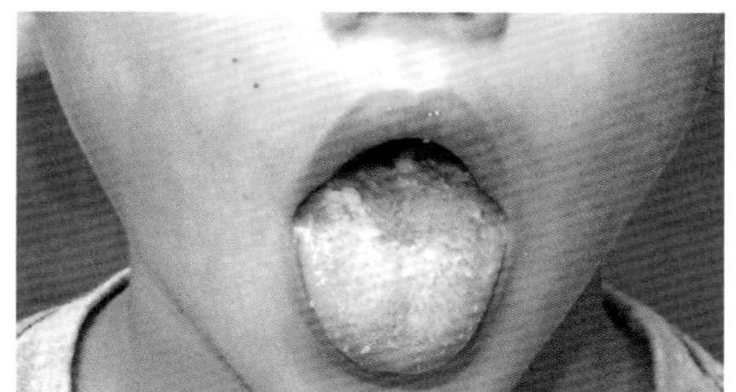

a：無法形成食塊　　b：殘留於舌背

圖❾ 無適當咬合功能的情況下一次攝入過多食物，造成咀嚼不完全，將無法順利吞嚥。

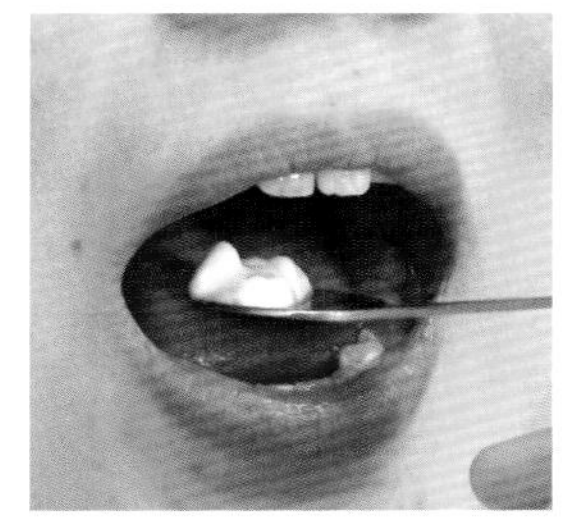
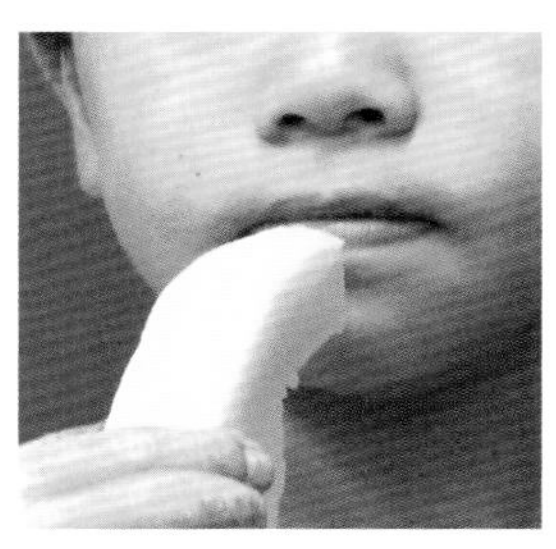
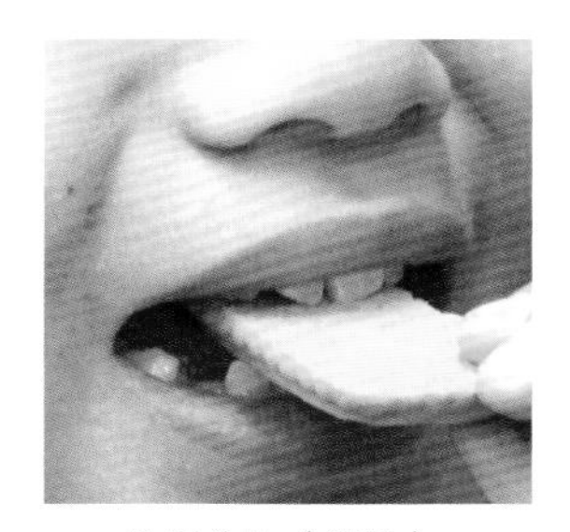
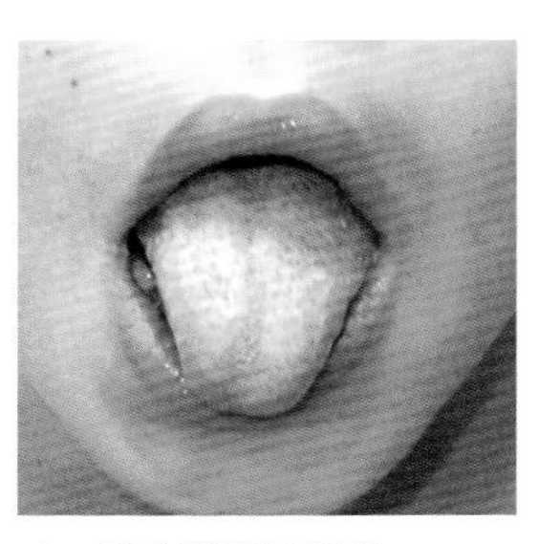

a：軟質食物　　b：具水分的食物（蘋果）　　c：乾燥食物（餅乾）　　d：不會殘留於舌背

圖❿ 以a～c的順序練習，訓練直至舌背不會殘留食物（d）爲止

口腔功能的改善。

若能將經由MFT學習到的口腔肌肉功能之正確動作及姿勢位化爲習慣，更能提高MFT效果，也能讓口部外型更美觀、咬合更穩定。

經由MFT，能夠使兒童學會並熟悉正確的攝食、咀嚼、吞嚥方式，同時也守護兒童成長。對兒童的口腔功能養成而言，MFT扮演了十分重要的角色。

重點建議

兒童MFT可提升原本透過攝取副食品時才獲得的攝食基本運動，能協調口腔肌肉功能，是不容輕忽的訓練。重點集中於口腔不良習慣、咬合不正、嘴唇力、舌頭上抬力、咀嚼力等口腔周圍肌肉問題的訓練與指導。然而，在處理這類問題時，指導人員面對患者及家長必須特別注意，原因在於我們是透過進食來提升口腔功能，因此必須讓患者懷抱著「進食的樂趣」而同時進行訓練。像是日本口腔衛生師協會，也提出「食育推進宣言」強調飲食教育與牙科之間的關聯，並積極地進行相關活動，由此可見，將飲食教育當成教學重點納入MFT是相當重要的。

CASE PRESENTATION

症狀案例 1

改善混合齒列期前期的前牙錯咬、舌突出及咀嚼功能問題使下顎位置趨於穩定的案例

症例概要

患者兒童爲6歲3個月的男童。主訴爲前牙錯咬問題（圖１），依據測顱X光攝影及模型等形態方面的檢查，未發現有骨骼方面問題造成前牙錯咬，初診時嘴部如圖所示（圖2），診斷出是因舌前方突出造成功能上的前牙錯咬。依據家長敍述，患者兒童會邊進食邊發出聲音，在進行口腔功能診察後開始MFT指導訓練。

口腔機能診查

進行影片拍攝並記錄攝食、吞嚥、發音、靜止時的口腔功能狀況，發現舌位低下，舌突出模式屬於下顎前方突出型，舌繫帶過短，無法上抬至上顎並呈現杯狀（圖３）。進食方式則是一口食物量多，會塞滿嘴，在張嘴的狀態下會發出聲音，要咬很多口，且咀嚼中的食塊會散到舌前方部位及舌背，無法用臼齒咬合面咀嚼。吞嚥時舌頭往前方突出，發音時也有舌突出現象。

教學目標

- 掌握抬起舌頭的正確舌頭位置，並成爲一種習慣
- 培養進食與吞嚥功能和正確飲食習慣

MFT課程的過程

①加強舌尖、舌中央的施力練習：在嘗試抬起舌頭時舌尖會變圓，加強舌尖及舌中央施力練習後，讓整個舌頭貼在上顎，之後，舌繫帶被拉長，舌頭肌肉得到加強。

②咀嚼練習：針對張開嘴進食，先請兒童閉緊嘴唇，用最後一顆臼齒部位也就是第一大臼齒放上口香糖，練習左右交互與同一部位咀嚼，直到可持續咀嚼爲止。

③吞嚥練習：接著確認整個舌背都能上抬，作法是將水倒在舌背上然後吞下，一邊小心不讓水溢出一邊加強舌頭力量。接下來用優格進行吞嚥練習，指示患者將優格完全吞下，舌背不留下白色優格痕跡。要求患者使用味覺和視覺注重並提高吞嚥的感覺及提高整個舌頭上抬至上顎的力量。之後當前齒恆齒長出後，指導患者一點一點咬取蘋果，閉上嘴唇使用臼齒咀嚼並正確吞嚥。

④習慣化：於日常用餐及點心時，邊回想在課程中學到的正確動作邊進食。必須向患者兒童與家長強調，重點在於利用日常生活改善習慣，而非上了幾次、幾個月的課程。

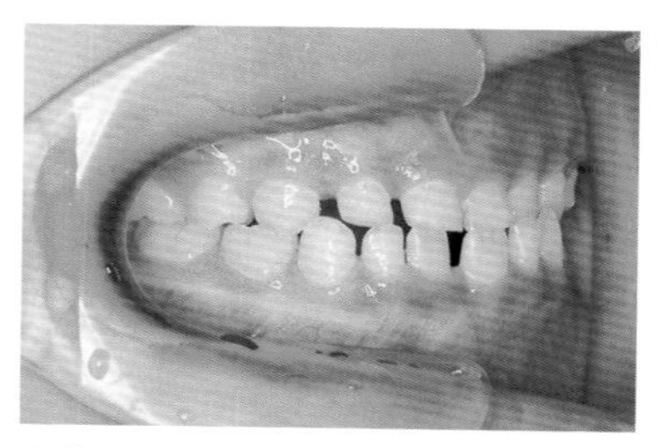

圖❶ 初診時的口腔咬合狀況

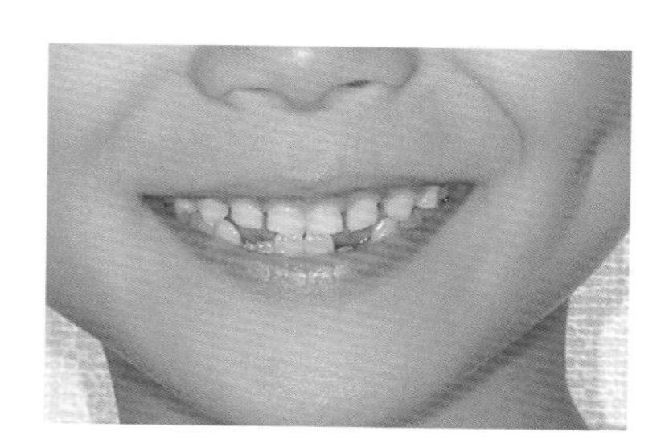

圖❷ 初診時的口部正面狀況

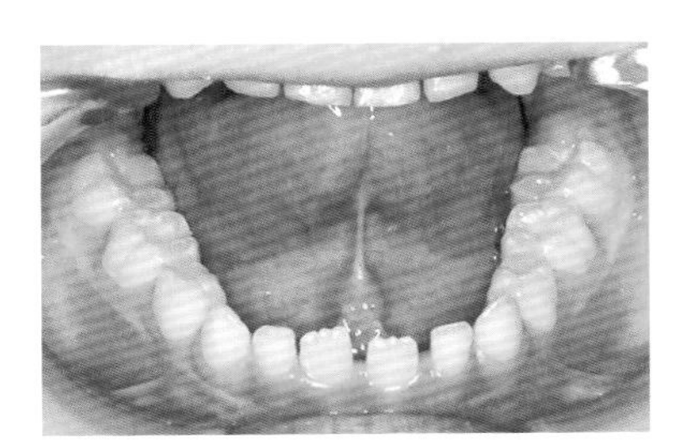

圖❸ 舌尖呈圓形，無法上抬至上顎

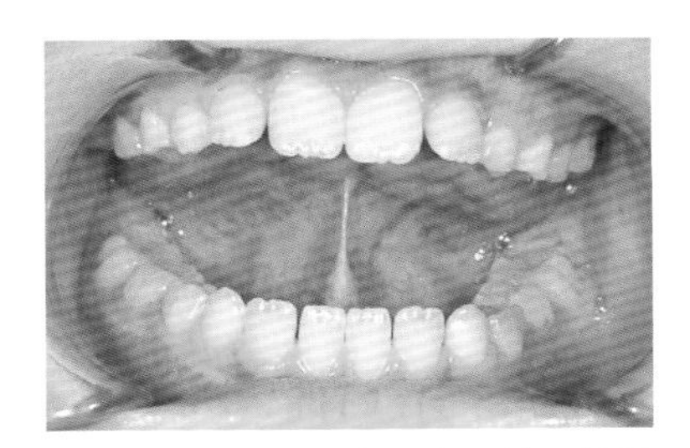

圖❹ 經過訓練，2年11個月後，整個舌背可上抬，且下顎不會往左右或前方偏移

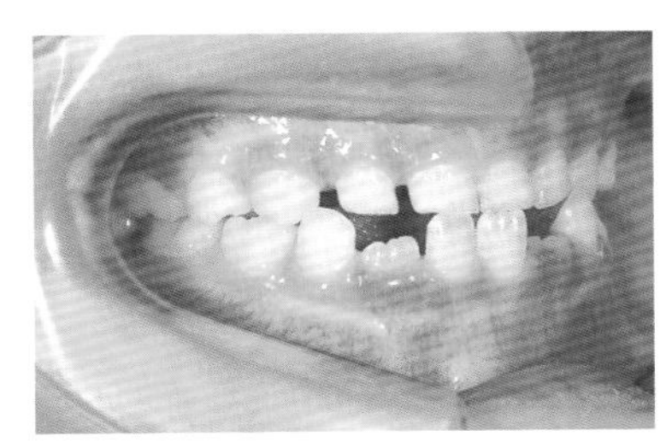

圖❺ 6歲6個月，開始進行MFT

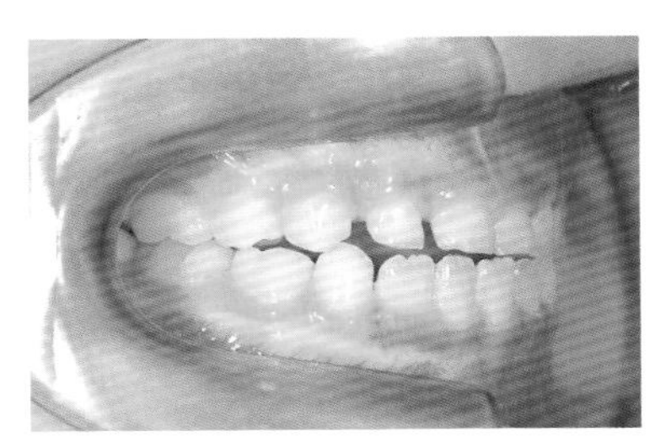

圖❻ 5個月後，嘴唇及舌頭都位於正確的姿勢位

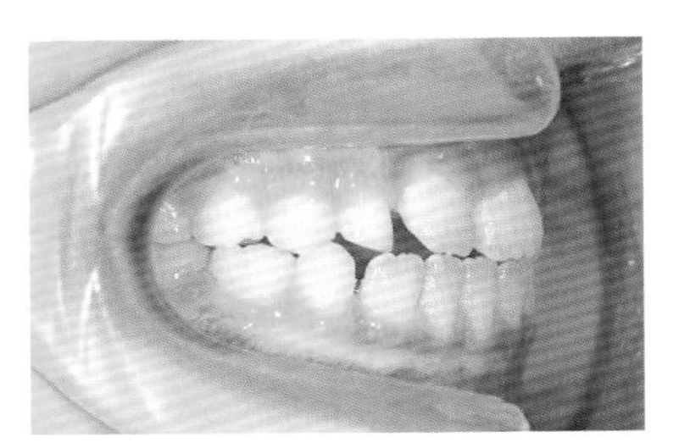

圖❼ 1年4個月後（利用定期健診確認是否已養成習慣）

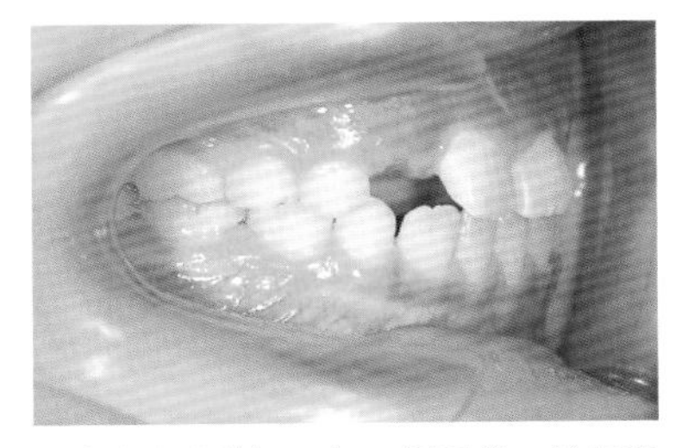

圖❽ 經過訓練，1年11個月後，前齒部覆蓋狀況已逐漸改善

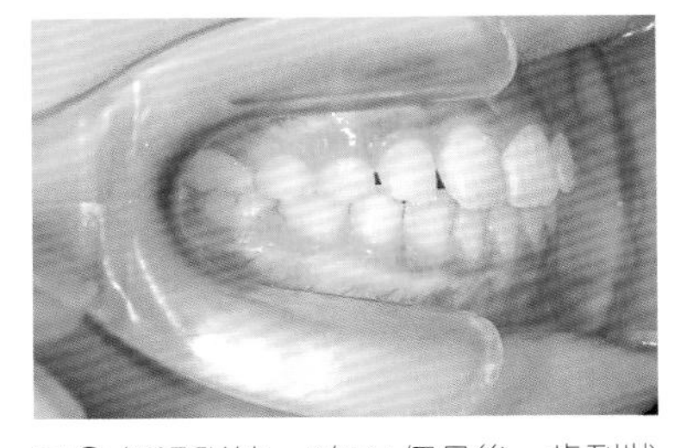

圖❾ 經過訓練，2年11個月後，齒列狀況良好

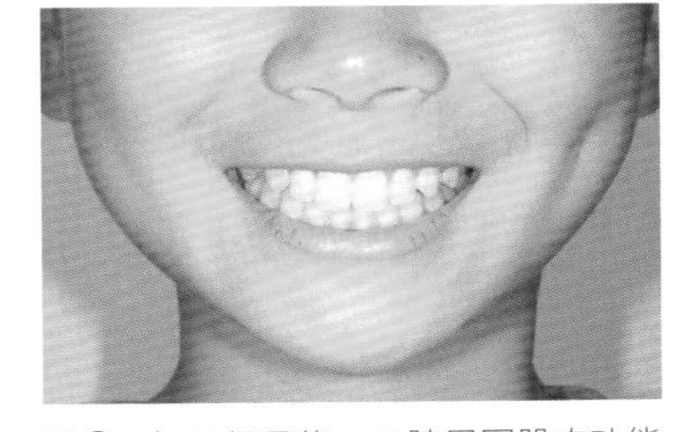

圖❿ 4年11個月後，口腔周圍肌肉功能已十分穩定

圖❺～❾ 獲得正確舌位及功能並養成良好習慣後的下顎位置變化比較

結果及討論

在兒童MFT中很容易引入諸如彈舌訓練等舌頭上抬課程，但針對舌尖呈圓杯狀、舌繫帶過短的案例，更有效的方式是透過指導增加舌尖及舌背中央的施力訓練、讓整個舌頭平坦碰觸上顎，相信可以更有效地伸展舌繫帶。再者，整個舌背上抬，對於開口時下顎往前突出的動作及舌頭內側下垂、舌頭突出於前下方等動作（underthrust）都具有預防的效果（圖4）。此外，用臼齒左右平均咀嚼、提高正確吞嚥的口腔功能，也能使朝前方及左右移位的下顎位趨於穩定，對功能性的前牙錯咬或開咬症狀都有改善效果，也能使咬合穩定（圖5～9）。

與其把MFT視爲肌肉功能訓練，不如說是經由指導改善日常生活中無意識的不良口腔習慣及進食方式，養成患者兒童正確的口腔肌肉功能，達到發展與改善的目的（圖10）。

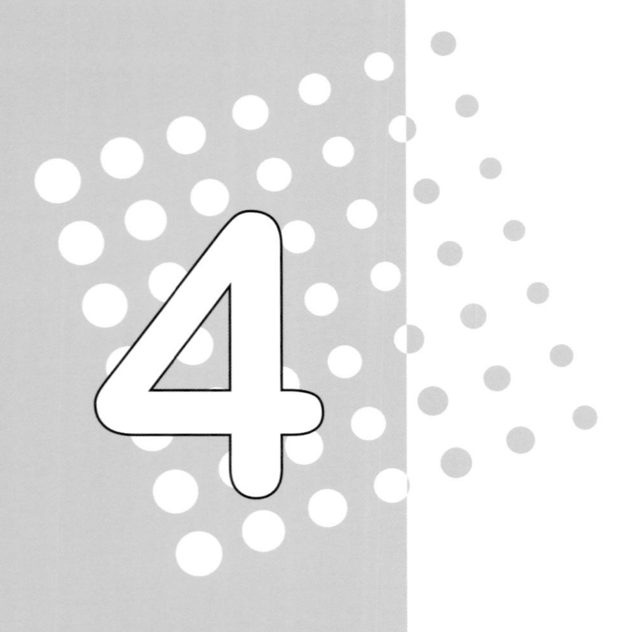

食育基本法的普及帶來新觀點

茂木悅子
Etsuko MOTEGI
東京牙科大學　牙科矯正學講座
牙科醫師

米蘭世界博覽會

世界148國參與的米蘭世界博覽會（EXPO Milano 2015、5月1日～10月31日）以「潤養大地，澤給蒼生」（Feeding the Planet, Energy For Life）爲舉辦主題。由於是初次以美食爲主題，主辦單位也提供各國的料理，接連數日熱鬧不已。

再來看看副主題，「1.食品安全、保障與品質的科學技術」、「2.農業與生物多樣性科學技術」、「3.農產品供應鏈創新」、「4.飲食教育」、「5.讓飲食滿足更好的生活方式」、「6.飲食與文化」、「7.飲食合作與研發」等，對於飲食教育名列其中一事，筆者也感到驚嘆。

當然，在日本館也介紹了全球獨一無二的飲食相關法律「食育基本法」於2005年施行一事，擔任內閣府食育推進會議評價專門委員會主席的服部幸應先生（服部學園理事長）也說明「食育是生存的基礎，應該成爲知育、德育、體育的基礎。」這句話的原意出自於明治時代的醫師石塚左玄。本篇主要將介紹世界博覽會提出的飲食教育在國家、地區和家庭各自的實施方式，以及如何搭配牙科一同進行。

食育之國的採取措施及如何擴展至牙科

食育基本法在2008年時，以「學校食育推展」爲題列入日本中小學校學習指導要領改訂內容，但日本學校牙科醫師會，早在2007年就

保健教育•地域合作•營養午餐中的食育支援（因應前齒換牙與6歲臼齒生長的進食模式）
1.幫助學習換牙期間的進食方式 · 前齒換牙期閉緊嘴唇進食 · 待前齒都長出，就用前齒咬斷食物進食 · 口腔深處的乳齒臼齒要充分刷乾淨 2.讓兒童了解進食方式影響一生的健康生活，幫助兒童學習正確進食方式 · 前齒換牙時，藉由了解前齒的功能學習關於身體方面的知識 · 充分咀嚼的進食方式與美味之間的關聯，學習如何吃得美味 · 學習能滿足五種感官的進食方式

圖❶ 日本學校牙科醫師協會提倡的小學低年級課題內容。幫助養成進食力（咀嚼能力）及品嘗食物的能力。〈學齡期〉食育推展地點：小學學校、家庭

保健教育•地域合作•營養午餐中的食育支援（因應臼齒換牙的進食模式）
1.幫助學習換牙期間的進食方式 · 臼齒換牙時期閉緊嘴唇進食，兩頰內側不殘留食物 · 尚未排列整齊的牙齒容易卡髒污，要更用心刷乾淨 · 在臼齒換牙時期，要增加進食時的咀嚼次數 2.讓兒童了解進食方式影響一生的健康生活，幫助兒童學習正確進食方式 · 讓兒童了解吃太快與肥胖的關聯，學習健康的進食方式 · 透過換牙學習牙齒的不同功能 · 學習能滿足五感的進食方式

圖❷ 日本學校牙科醫師協會提倡的小學中年級課題內容。〈學齡期〉食育推展地點：小學學校、家庭

保健教育•地域合作的食育支援（因應永久齒列的進食模式）
1.臼齒（第二大臼齒）萌發後，幫助學習正確進食方式以提升咀嚼能力 · 使用左右臼齒充分咀嚼進食 · 保持咀嚼力較大的臼齒清潔，慢慢咀嚼進食 2.讓兒童了解進食方式影響一生的健康生活，幫助兒童學習正確進食方式 · 讓兒童了解吃太快與肥胖的關聯，學習健康的進食方式 · 從唾液在咀嚼中的作用，學習如何健康的進食方式 · 學習能滿足五感的進食方式

圖❸ 日本學校牙科醫師協會提倡的小學高年級課題內容。〈學齡期〉食育推展地點：小學學校、家庭

保健教育•地域合作的食育支援（在進食同時理解相關的各項身體功能）
1.使用左右臼齒，輕鬆充分咀嚼進食 · 保持咀嚼力較大的臼齒清潔，慢慢咀嚼進食 2.讓兒童了解進食方式影響一生的健康生活，幫助兒童學習正確進食方式 · 讓兒童了解吃太快與肥胖的關聯，學習健康的進食方式 · 從唾液在咀嚼中的作用，學習如何健康的進食方式 · 學習能滿足五感的進食方式

圖❹ 日本學校牙科醫師協會提倡的國高中生課題內容。〈學齡期〉食育推展地點：國中學校、高中學校、家庭

爲了推展「食育」而爲牙科相關人士製作了《食育推展支援指南》（圖1～4）。

這份指南配合小學生從低年級到中、高年級生的成長，記載飲食方面的注意事項。在內容幾乎都與食物相關的食育基本法中，有些事項特別凸顯了牙科獨有的專業，對牙科界來說相當重要。其中＂正常的鼻呼吸來自閉上嘴唇進食＂這項內容，更是MFT的重點之一（圖5）。

然而，日本是到了2009年提出新版營養午餐法時，才將飲食指導定位爲校園營養午餐的目的，由營養學老師實際運用校園營養午餐進行教學，才眞正開始著力進行「校園食育推展」。一開始營養學老師只有300位左右，直至2015年4月1日已多達5,356位，普及率約達40%。這些營養指導人員並非單純針對飲食相關內容進行教學，也被要求擔任道德、保健體育等各種科目，教學範圍之廣幾乎等同於級任

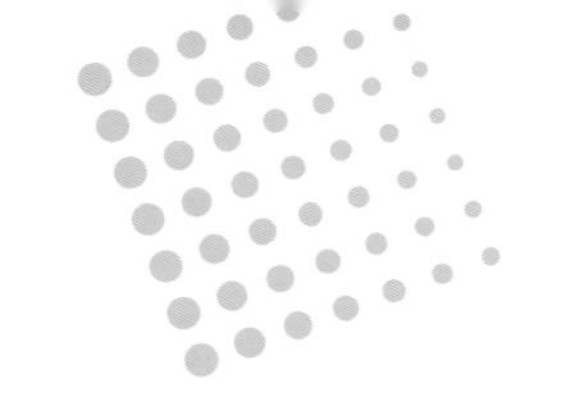

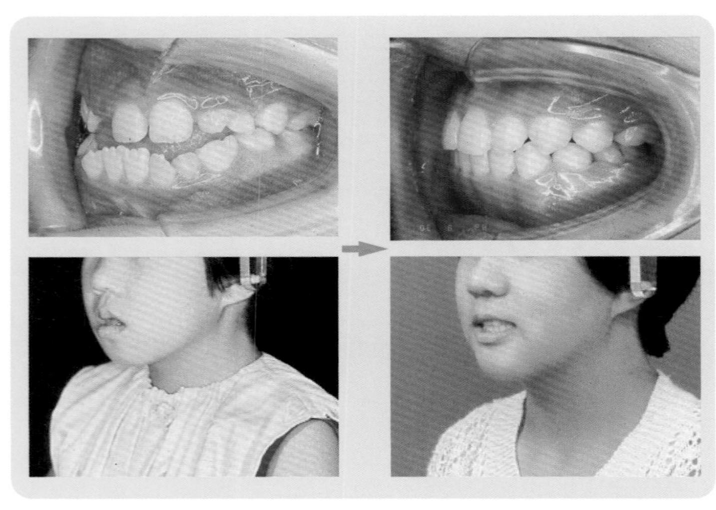

圖❺ 左：治療前、伴隨著舌頭不良習慣而產生的下顎前突、右：恆齒動態治療結束時（14歲）

導師。筆者認爲，牽涉到食育領域的口腔衛生及咀嚼、吞嚥等MFT指導，應該委託口腔衛生師進行，如此更能明確分工，效果才會更加顯著。

再者，從2014年度開始，「超級食育學校（SSS：3S）」計畫也納入日本文部科學省的業務當中。超級食育學校所指的是大學與企業、地區之間相互合作並結合科學觀點的食育課程，作法是從日本全國選出42間學校，並在這些學校開始實施與相關機構、團體所合作的食育範本實際操作課程，這個計畫非常需要牙科醫療相關人員的積極參與。

從食育地區採取的「生涯食育」邁向8020達成目標

福井縣小浜市於2000年9月制定了與飲食相關的全國第一項條例「飲食城市建設條例」，此條例特別將飲食教育定位爲重要領域並且列於其中，提倡「生涯食育」的概念，配合各年齡階段實施許多食育方面的業務工作。在食育基本法的前文中，不僅兒童，而是針對所有的年齡層。在平成20年版的食育白皮書，增錄“8020運動的實踐”的章節，坐實針對全年齡層的法律宣示。

根據我們對8020運動達成者的調查，幾乎所有參與者都已達到理想的咬合狀態。接下來要介紹的其中一例，是一位84歲還擁有28顆牙齒的男性（圖6～8）。其咬合呈現1齒對2齒的Ｉ級關係，沒有垂直覆咬、水平覆咬等問題。嘴唇閉鎖及鼻呼吸都表現良好。不偏食，能充分咀嚼任何食物（圖9），也沒有功能上的問題。因長年保持充分咀嚼的習慣，可看到臼齒有明顯的咬耗（圖6），前後左右的咬合都相當平均（圖7），因此在顎骨形態上未見老化狀況。由於保留足夠的牙齒，因此能擁有正常的咀嚼功能，同時維持顎骨形態，呈現出年輕容貌（圖8）。各地區的牙科醫師學會都設有表揚8020達成者的機制，達成8020，無疑是等同於達到了功能上、形態上及審美方面的目標。

家庭進行的食育措施及牙科醫師（專家）的職責

曾任香川縣小學校長的竹下和男先生，爲了讓兒童更重視日常生活，於2001年開始進行「兒童便當日」這個計畫，一年內有數日由兒童自行製作便當帶來學校。兒童能藉此萌生「媽媽總是爲了我早起做便當」的感謝之

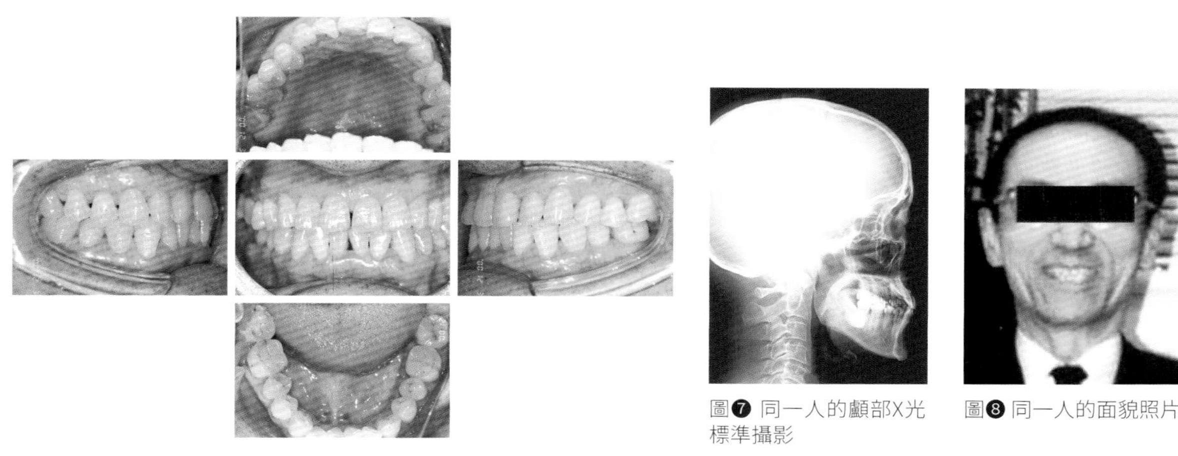

圖❼ 同一人的顱部X光標準攝影

圖❽ 同一人的面貌照片

圖❻ 8020達成者中的一例，是一位84歲仍保有28顆牙齒的男性

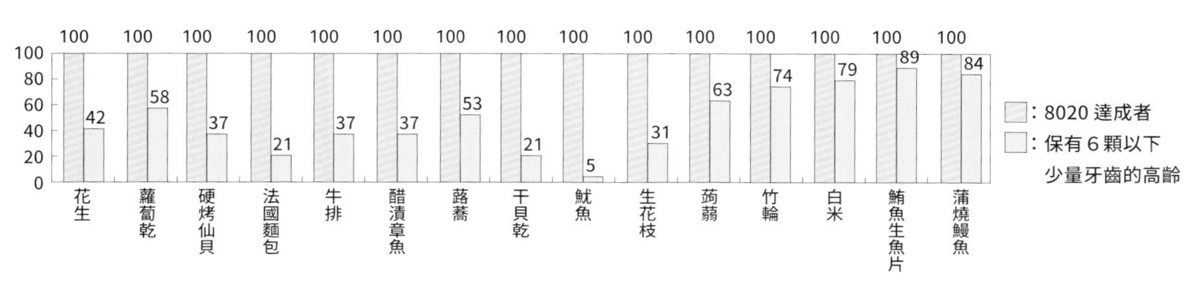

圖❾ 能夠咀嚼的食品有哪些？（複選）

意，並意識到「原來我做的料理能讓人感到開心」，同時也有透過兒童來督促家長的用意。

進一步協助「兒童便當日」這個專案的，是請派遣至日本全國中小學校的講師們（助產師、牙醫〔口腔衛生師：筆者追加〕、營養師等），藉由自己的工作來向學童傳達自製便當的重要性。牙醫教導咀嚼的重要性，營養師負責傳達營養方面的知識，所有牙科醫療相關人士按部就班進行指導。

日本人雖偏好軟食，但也喜愛“口感好”、“有嚼勁”的食材，而這樣的食物需要有健康的牙齒才能好好享受。有趣的是，這些對於口感的形容詞很難用英語貼切地表達，而這般豐富的特質也正是日本美食之所以受到喜愛的原因之一。料理研究家栗原HARUMI正是因爲活用食材本身的特色進行烹調，因此在2004年美食世界食譜大賞獲得獎項。

食育基本法的普及，代表今後還會有更多領域需要牙醫及口腔衛生師的專業支援。除了各牙科醫療院所、學校、牙科醫師會、市民講座之外，也將在許多場合積極實施啟蒙活動，讓社會大衆對食育基本法有更深一層的認識。

如何解決不良舌頭習慣

高橋未哉子
Miyako TAKAHASHI

東京都・高橋矯正牙科診所
口腔衛生師

高橋 治
Osamu TAKAHASHI

東京都・高橋矯正牙科診所
牙科醫師

齒列一直不斷受到來自舌頭、嘴唇、臉頰等口腔周圍肌肉的壓力。若是咀嚼、吞嚥、發音等口腔功能無法好好運作，會導致齒列及肌肉壓力失衡，引發咬合不正或矯正治療後又復發等問題。這些問題從過去就被稱爲「不良舌頭習慣」、「舌癖」或「異常吞嚥習慣」，使牙科醫療相關人士大傷腦筋。

實施MFT（口腔肌肉功能療法）的目的是透過改善口腔功能，調整肌肉壓力平衡，塑造並維持齒列正常形態的環境（圖1a、b）。本章節將具體介紹其實際的做法，以及所能獲得的效果。

MFT的構成

MFT是以①訓練個別肌肉、②訓練咀嚼、吞嚥、③訓練嘴唇及舌頭的姿勢位（＝平時所在的位置）這3項要素所構成。此外，若有發音、呼吸、姿勢等問題，會另外追加訓練項目，並針對吸手指及咬指甲等口腔不良習慣、單手撐頰或睡相不佳等動作習慣進行指導。

個別的肌肉訓練目的在於改善舌頭、嘴唇、軟顎、咀嚼肌等與齒列相關的功能，目標不只是加強肌肉的力量，更要放鬆過度緊張的肌肉，使口腔整體狀態更臻協調。

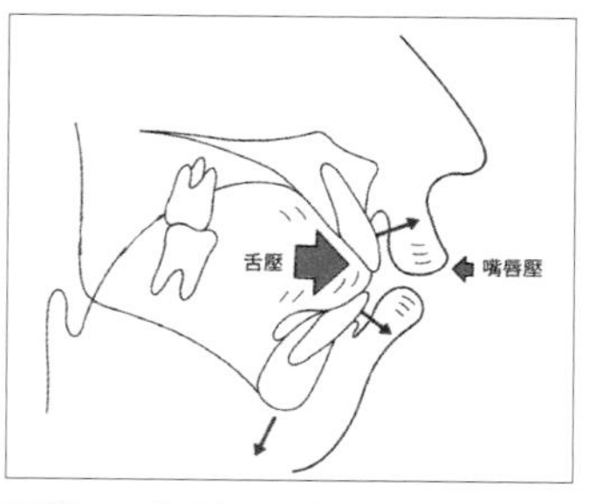

圖❶ a 齒列及肌肉壓不平衡，即會產生牙齒方面的問題

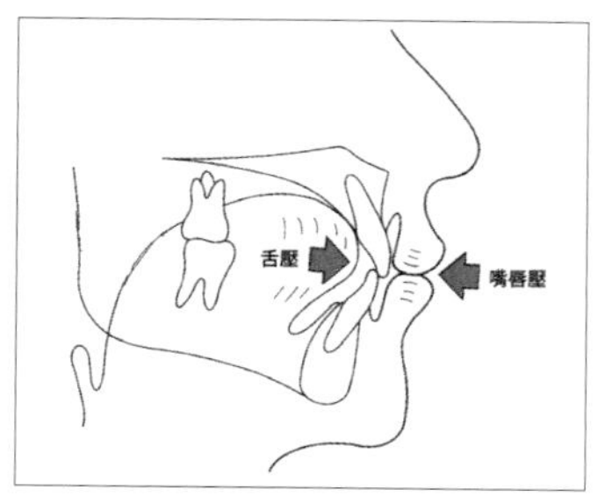

圖❶ b 利用MFT調整口腔環境，使齒列維持正常形態。

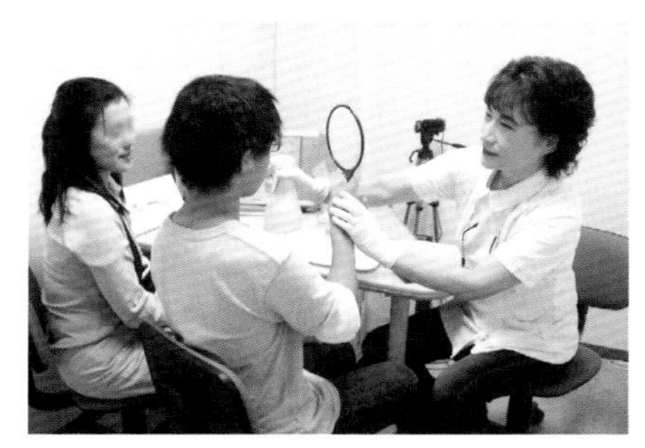

圖❷ 進行指導時的狀況。盡可能在獨立的空間進行

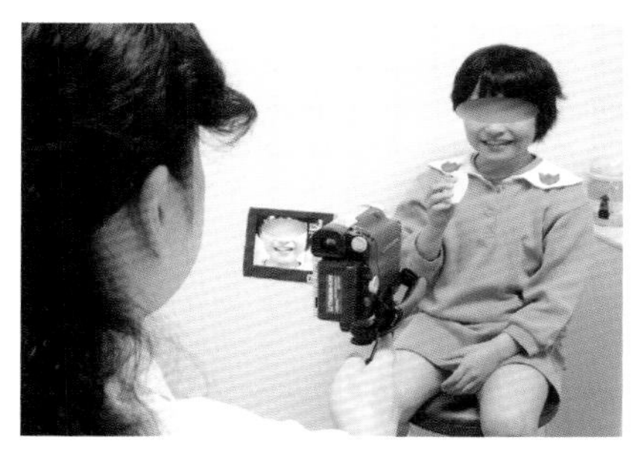

圖❸ 利用錄影紀錄口腔肌肉功能，效果很好

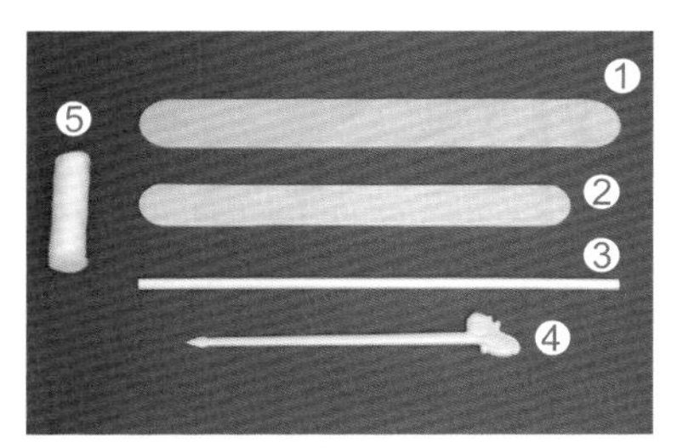

a：①壓舌板（大）、②壓舌板（小）、③吸管、④牙籤、⑤棉捲

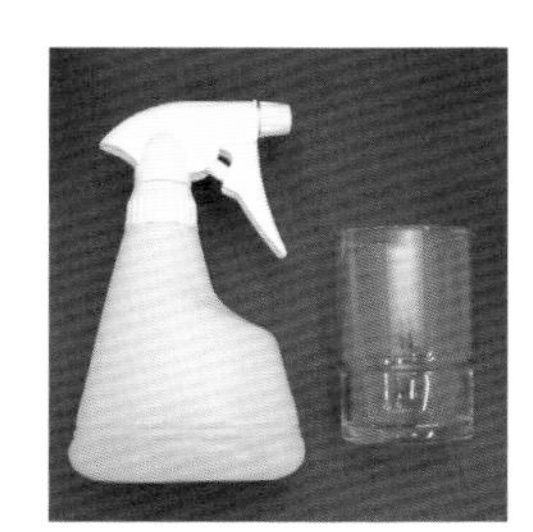

b：噴瓶及杯子

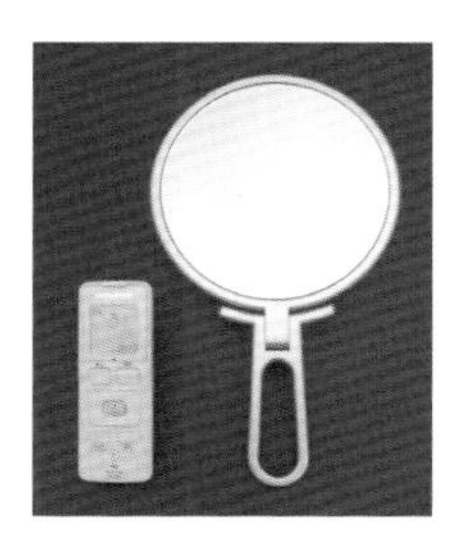

c：錄音筆及手鏡

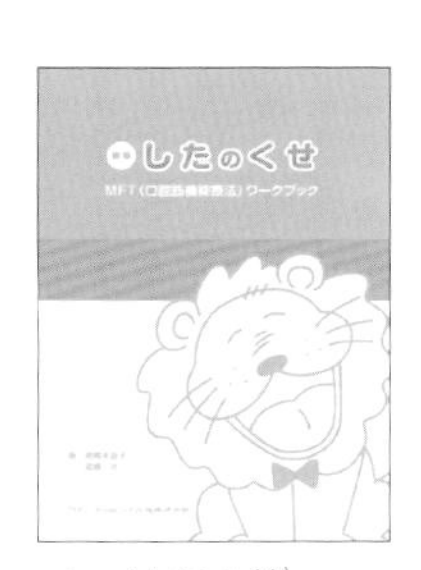

d：練習本[14)]

圖❹ a ～ d MFT 所使用的器材

咀嚼、吞嚥訓練的目的在於利用其功能讓齒列及口腔周圍肌肉的壓力回歸正常。嘴唇及舌頭的姿勢位訓練，是爲了不讓靜止時的口腔周圍肌肉壓力對齒列造成不良影響，目地即在達成下列狀態：①嘴唇放鬆狀態下閉緊嘴唇，使用鼻呼吸、②舌頭在放鬆的狀態下充分收於上顎、③除了吞嚥以外，上下牙齒分開。

教學內容

MFT教學需要請患者一般每2～4週來醫院接受指導，教學時用錄音筆收錄內容，請患者在家每日聽取、每天持續練習（圖2），用錄影方式記錄口腔功能，效果更佳（圖3）。

需要的器材有壓舌板（木棒）、吸管、牙籤、棉捲、噴瓶（噴嘴可直線噴出水）、杯子、錄音筆、手鏡、練習本等（圖4a～d）。

1.個別肌肉訓練

（1）嘴唇訓練法

嘴唇的訓練包含伸展嘴唇、加強嘴唇力量、培養嘴唇柔軟度等。將嘴巴大大張開，用食指將下唇往下按，上唇儘量往下伸長，能改善頦肌過度緊張的問題，並培養嘴唇的閉緊力（圖5）。此外，訓練伸展上唇並同時用食指慢慢摩擦上唇，將有助於改善口呼吸患者常見上唇短而突出的問題（圖6）。

（2）舌頭訓練法

舌頭的訓練包括舌尖位置、舌中央位置、舌側邊位置及舌根位置的強化訓練，及提高舌頭上抬力及靈活度的訓練。若要培養舌頭尖端處力量，將舌頭往正前方吐出，伸直向前並推動握在臉前的壓舌板（圖７）。

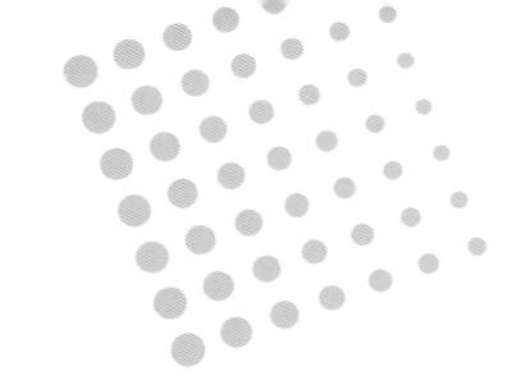

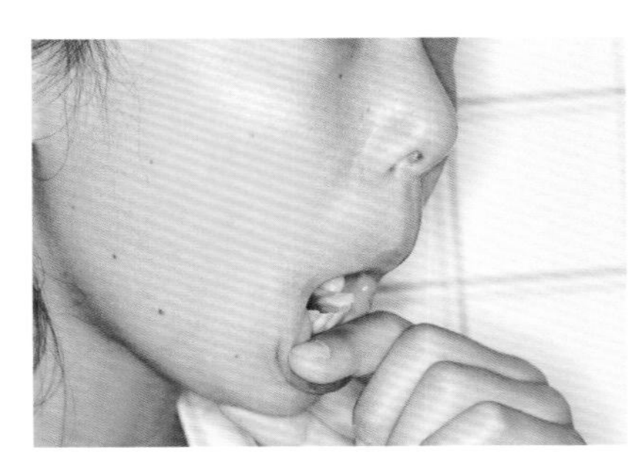

圖❺ 嘴唇訓練案例（拉唇）。用手指壓住下唇，伸出上唇

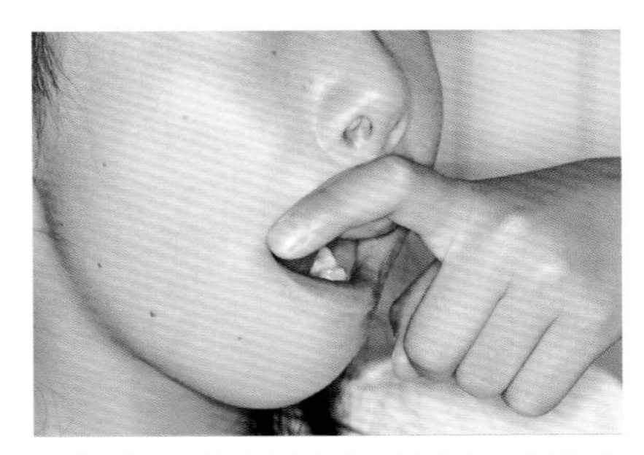

圖❻ 嘴唇訓練案例（嘴唇按摩）。利用手指伸展上唇

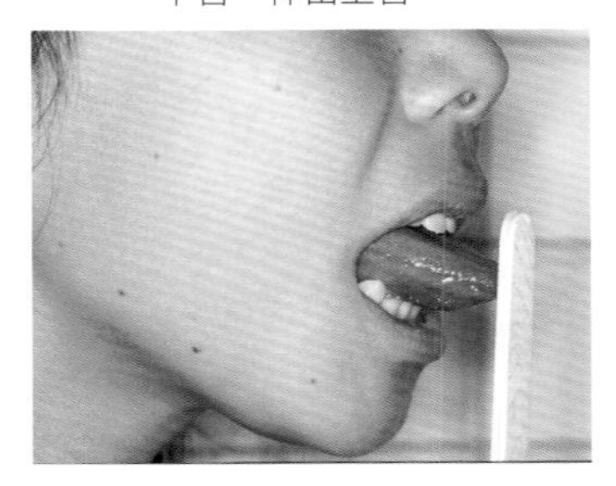

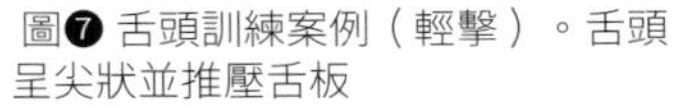

圖❼ 舌頭訓練案例（輕擊）。舌頭呈尖狀並推壓舌板

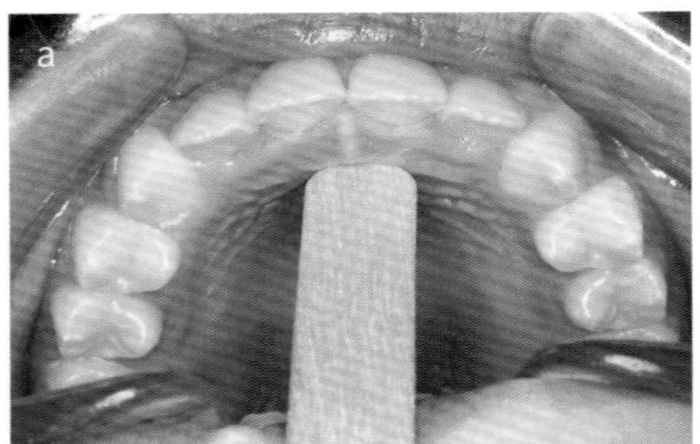

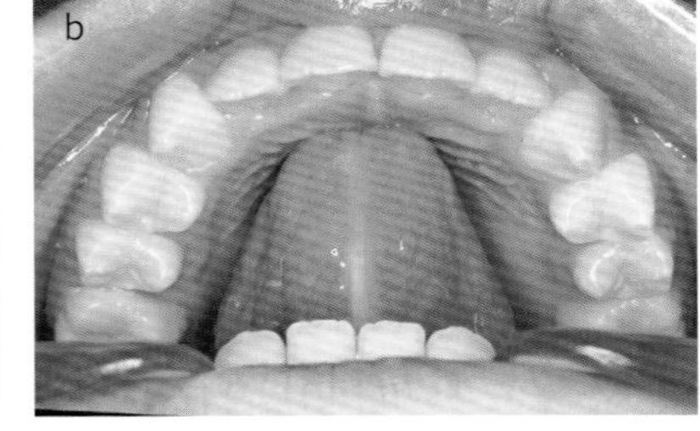

圖❽ a、b 舌頭訓練案例（碰觸點）。壓舌板及舌頭尖端交互碰觸「碰觸點」

此外，也包含舌頭尖端在靜止或吞嚥時應該碰觸位置的記憶訓練，需透過練習來養成習慣。這個位置位於上顎前齒後方、牙齦微隆起處（門齒乳突附近），在MFT中稱爲「碰觸點」。其作法是以壓舌板（小）與舌頭尖端交互碰觸「碰觸點」，利用視覺及觸覺共同牢記這個部位的感覺（圖8a、b）。將壓舌板抵在舌頭中央位置，並用舌頭將壓舌板往上推，這項訓練有助於增強舌頭中央部位的上抬力量（圖9）。將整個舌頭吸附於上顎，嘴巴張大，先充分伸展舌頭下方繫帶（舌繫帶）後發出嘣一聲的彈舌音，這項訓練能培養將整個舌頭上抬至上顎的力量（圖10）。另外，利用舌頭側方位置朝上顎斜後方彈動發出“Che、Che、Che”（卻、卻、卻）的彈舌音，能強化舌頭收集唾液的功能，而漱口練習也能有效訓練舌後方位置及軟顎功能。

2.咀嚼、吞嚥訓練

喝水訓練方面，可用噴瓶往口中噴水，嘴唇維持張開狀態，僅用舌頭的力量吞嚥。也有咬著吸管，保持舌頭不往前滑出的訓練方式（圖11）。另外也有從杯中小口小口喝水的練習法（圖12）。具體的作法是擺好正確姿勢，從杯中含一口水，舌尖碰觸「碰觸點」，輕輕閉上嘴唇，咬合臼齒，將水堆積於舌背及上顎之間，並使用喉嚨吞下，持續練習直到能正確執行這一連串動作。

至於進食練習，首先使用葡萄乾等小型食材，學習如何利用大臼齒部位咀嚼食物（圖13），成功之後再練習以正確方式食用一般的食材。具體的練習方式是保持正確姿勢，用前齒咬下一口食材，閉上嘴唇一邊運用鼻呼吸、一邊利用大臼齒仔細咀嚼後吞嚥。進行訓練時需要使用像蘋果這類在食用時會產生水分的食

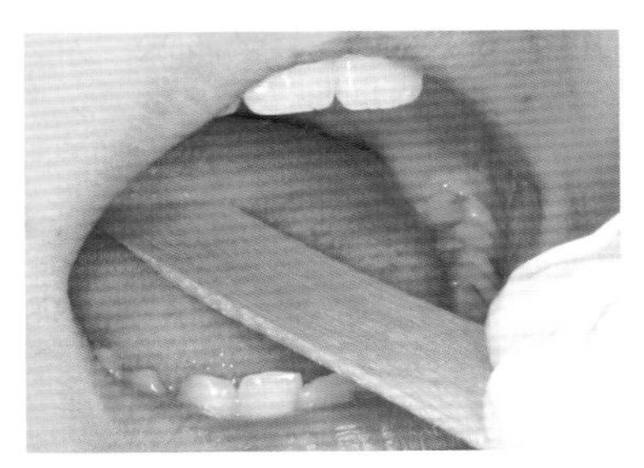

圖❾ 舌頭訓練（中央碰觸點）。將放置於舌頭中央位置的壓舌板往上推

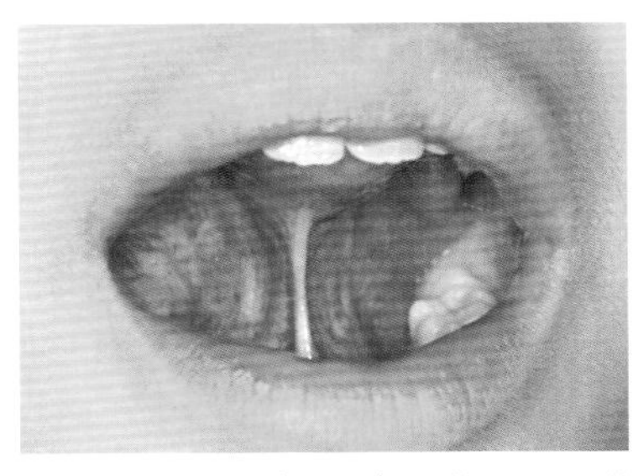

圖❿ 舌頭訓練（彈舌）。將舌頭吸附於上顎，伸展舌繫帶後，發出嘣一聲的彈舌音

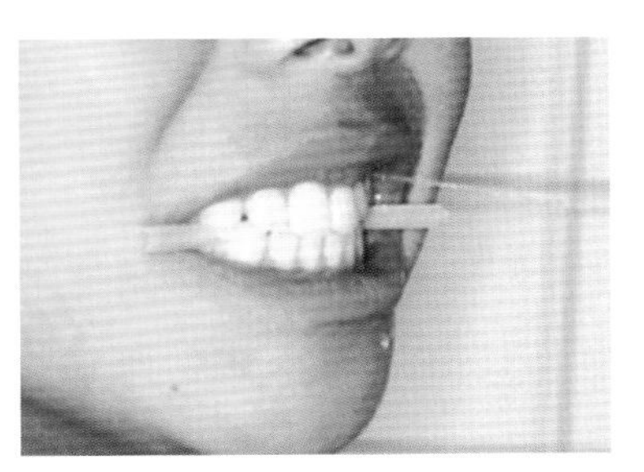

圖⓫ 吞嚥訓練（吸食吞嚥）。咬著吸管，用噴瓶將水噴入口中，在嘴唇張開的狀態下讓水流至口腔內部後吞下

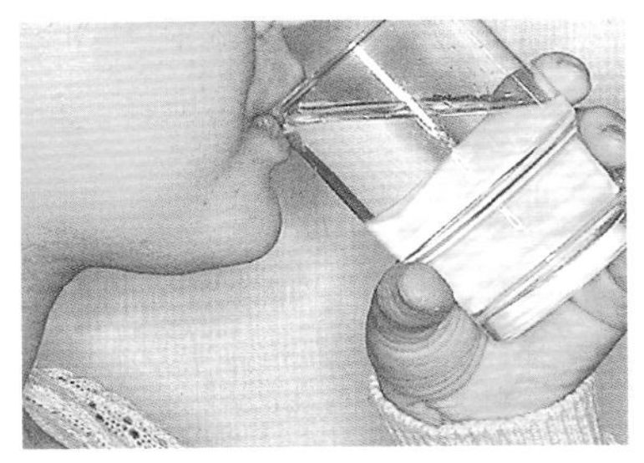

圖⓬ 吞嚥訓練（飲水練習）。保持正確姿勢，將水含於口中，並讓舌頭附於「碰觸點」，輕輕閉上嘴唇，咬合臼齒，將水堆積於舌背及上顎之間，並用喉嚨吞下

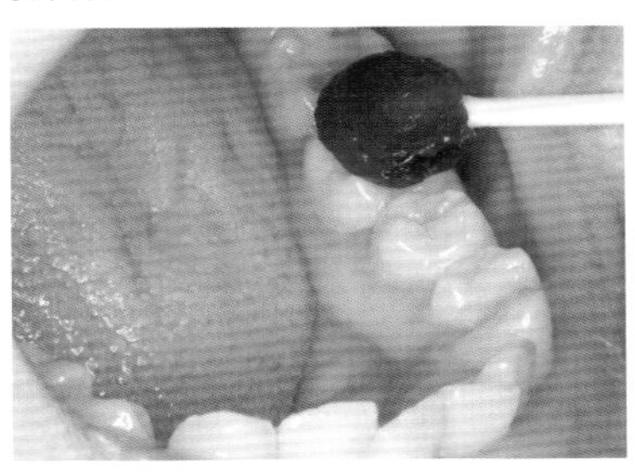

圖⓭ 咀嚼訓練（葡萄乾）。將葡萄乾放在大臼齒咬合面，邊注意別讓葡萄乾往前方移動邊咀嚼後吞嚥

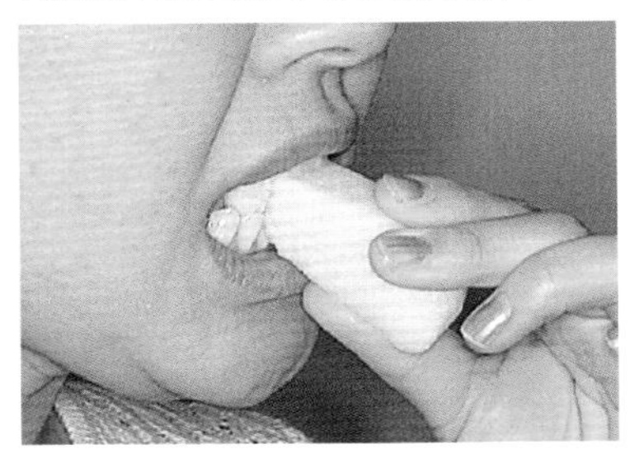

圖⓮ 咀嚼訓練（蘋果）。練習正確食用咀嚼後會產生水分的食材

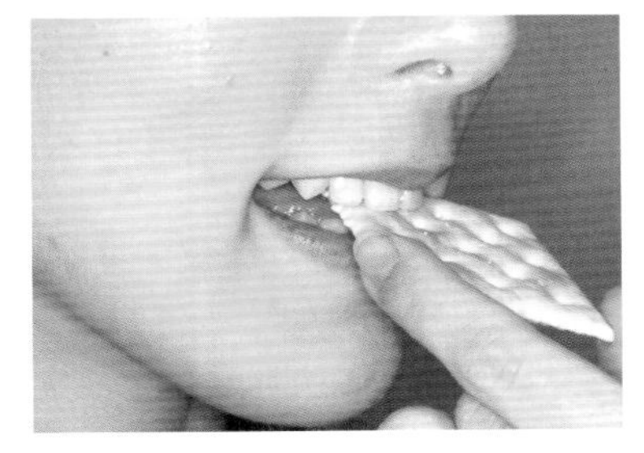

圖⓯ 咀嚼訓練（餅乾）。練習如何正確食用需要在咀嚼時與唾液混合形成食塊的乾燥食材。

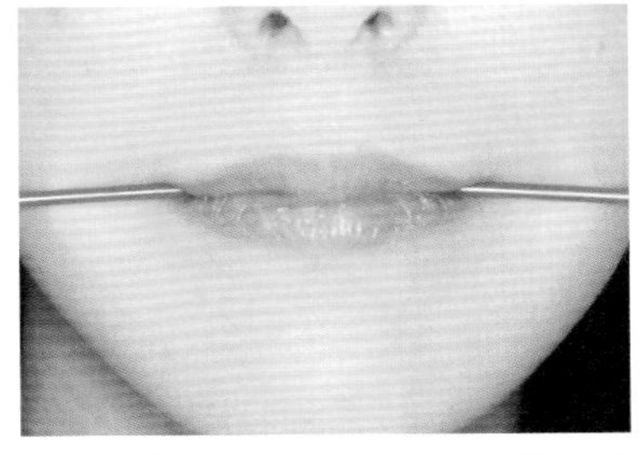

圖⓰ 姿勢位訓練（姿勢）舌尖附於碰觸點，以犬齒後方輕咬吸管，再用舌頭撐住吸管避免掉落，同時保持嘴唇閉緊的狀態

材（圖14），或像餅乾這類水分少、需要與唾液混合後再吞嚥的食材（圖15）。

3.嘴唇與舌頭的姿勢位

舌尖附於碰觸點，以犬齒後方輕咬吸管，並用舌頭撐住吸管避免掉落，同時保持嘴唇閉緊的狀態（圖16）。另外，將吸了水的棉捲放置於下唇內側，並在舌尖附於碰觸點的狀態下閉上嘴唇，如此能有效幫助患者記憶嘴唇及舌頭的正確姿勢位。

MFT的效果

透過MFT，即使不使用矯正裝置，仍有機會將齒列導回正常狀態。圖17爲一名8歲8個月的男孩，初診時門牙位置有開咬問題，也診斷出有口呼吸、低位舌、張開嘴巴進食的不良

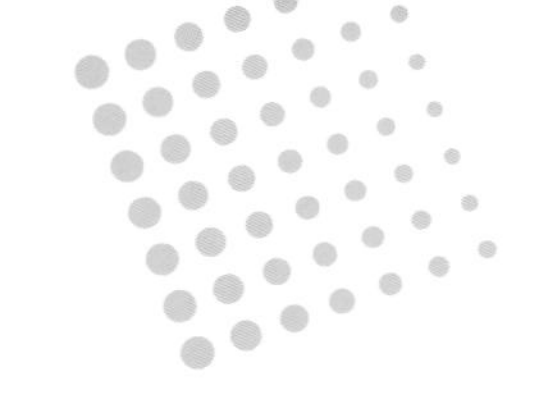

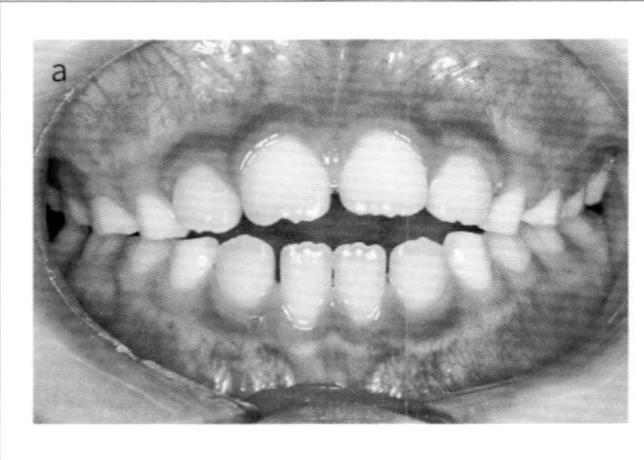

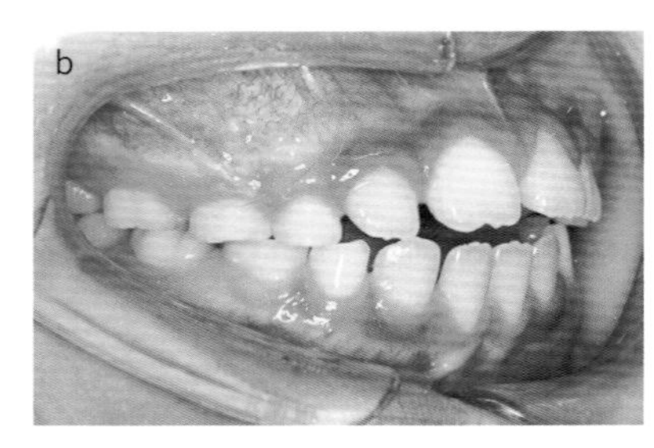

a、b：初診時的咬合狀態。正面與右側面

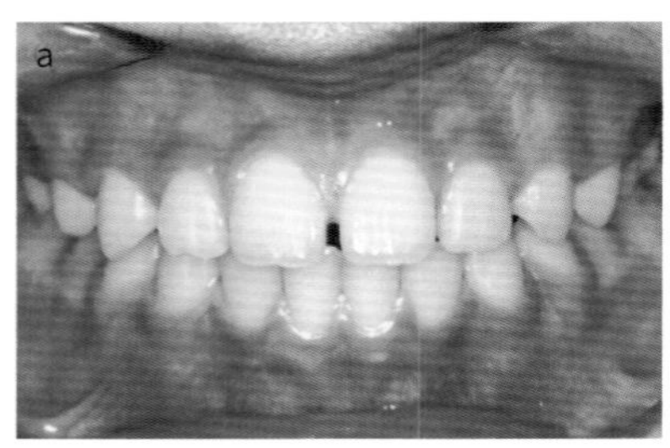

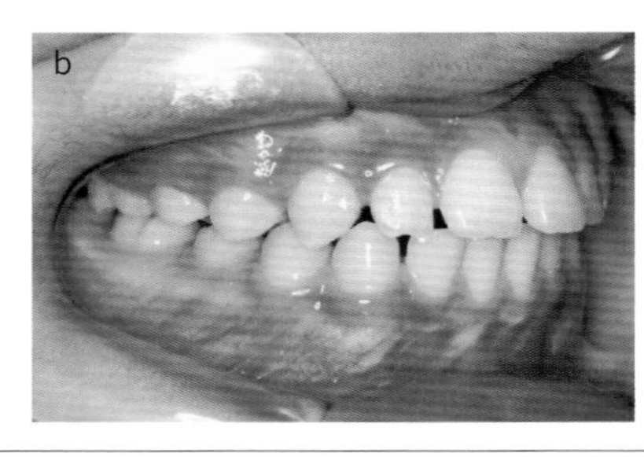

c、d：從初診開始經過2年10個月後的正面與右側

圖⓱ a～d
經過MFT療法後的齒列變化

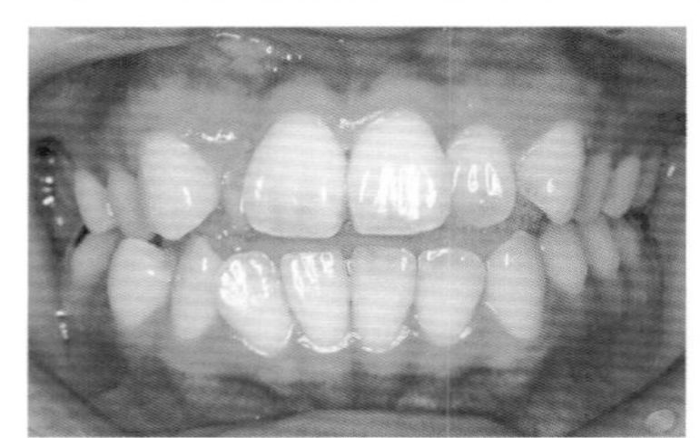

a：初診時的咬合狀態

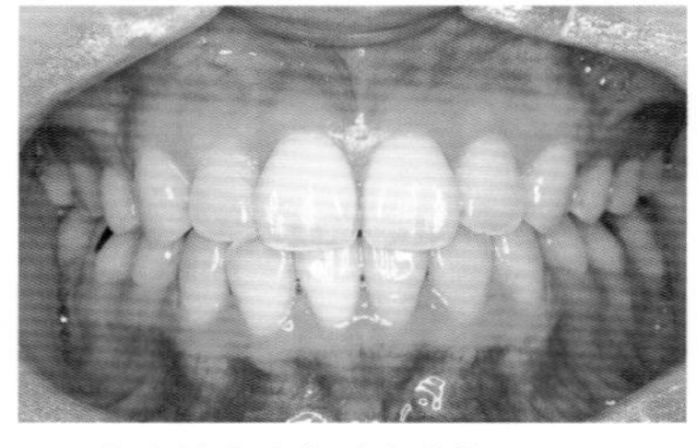

b：治療結束時的咬合狀態

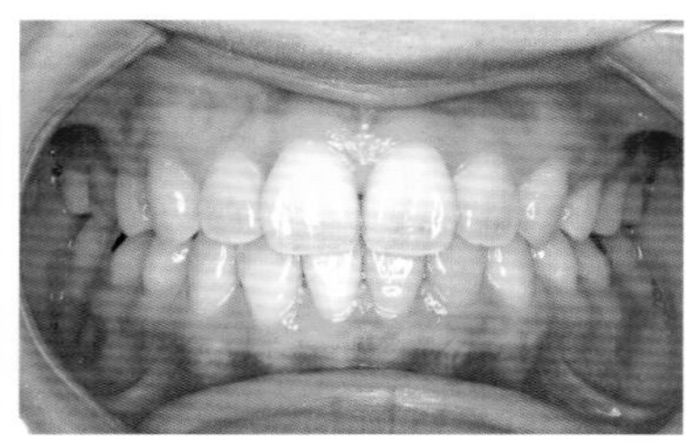

c：治療結束後15年3個月的咬合狀態

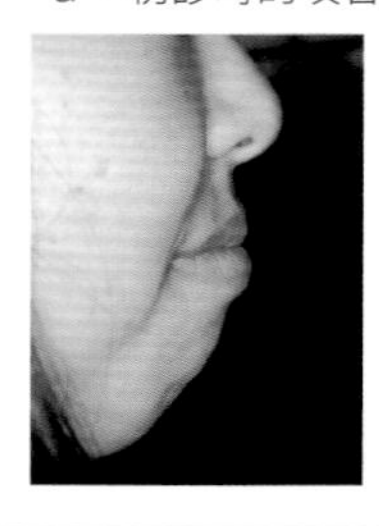

d：
初診時的嘴型

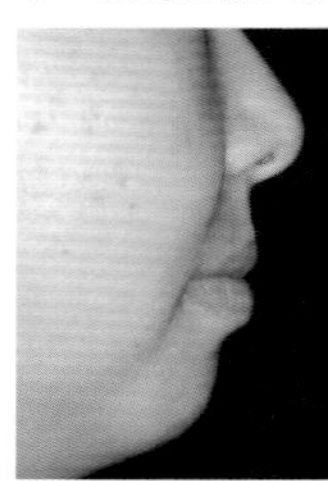

e：
治療結束時的嘴型

圖⓲ a～e
矯正治療搭配MFT

習慣等問題，在進行MFT後，養成閉上嘴唇以大臼齒位置仔細咀嚼進食的習慣，隨著功能提升，也改善了齒列的狀況。經過2年10個月的練習，養成正確的咀嚼、吞嚥、發音、呼吸習慣，齒列及咬合都自然得到改善。

另外，矯正治療搭配MFT一同進行，大多能維持治療後齒列長期穩定狀態。圖18爲一名22歲4個月的女性，被診斷有開咬、擁擠、嘴型前突感、口呼吸、低位舌等問題，在實施MFT的同時裝上牙套進行矯正治療，經過約3年的治療後，齒列、咬合獲得改善，口腔功能也變好。比較一下嘴型，治療前上唇短，下唇閉上時會突出上抬，頦肌位置有過度緊繃的問題。經過治療後，上下唇已能在放鬆的狀態下閉合。即使矯正治療完成經過15年以上，仍保持良好的齒列、咬合狀態。

COLUMN 1

北風與太陽
—硬與軟之間的關係—

在1962～1970年這段時期，口腔不良習慣治療以對症療法為主，比如使用擋舌器來改善舌頭不良習慣（舌癖），在手指上塗上苦苦的藥或取指模後以鐵絲做成指套，以改善吸手指習慣等。雖然可在矯正牙科的教科書上看到有關MFT的介紹，但仍只限於理論，臨床上尚未針對舌頭及口腔周圍肌肉進行訓練。1961～1962年這一兩年間，日本引進了傳統矯正技術，無論任何咬合不正問題都有機會治癒，然而，即使在前齒部位配掛橡皮筋改善了前牙開咬症狀，當裝置拆除後，舌頭不良習慣仍會造成復發。當時深切地體會到，舌頭及口腔周圍肌肉的平衡，對齒列的穩定有多麼重要。當時恩師在課堂上曾建議「要多鑽研軟組織的特性，如果以為矯正牙醫能改正所有咬合不正問題，那就大錯特錯了，別過度相信治療技術。」、「當牙齒、骨頭與肌肉拔河，贏的會是肌肉。」意即要使齒列穩定，需要「硬與軟的相輔相成」。

1960年代後半，以語言治療師為主進行訓練肌肉的口腔肌肉功能療法，在美國捲土重來。1978年，Mosby出版社出版了由Barrett所著的『Myofunctional Disorders』一書，當時我藉此機會與Barrett取得聯繫，出席了在亞利桑那州舉辦的MFT講座，之後更邀請Barrett及Zickefoose到日本舉辦講座。

伊索寓言裡，有一則「北風與太陽」的故事，敘述北風與太陽較勁，看誰能脫掉旅人的外套。北風為了讓旅人脫下外套而使勁吹出強風，旅人卻因此緊緊抓住外套不放。而當太陽用溫暖的陽光照耀旅人後，他便自己脫掉外套，最後太陽贏得了勝利。

對於舌頭不良習慣的治療而言，擋舌器或牙套矯正裝置就如同北風，而訓練軟組織的MFT可比喻為太陽。近年新開發了舌壓及嘴唇壓的量測裝置，使得客觀地評價口腔功能成為可能，然而，MFT指導者「仔細的觀察」無疑才是擷取口腔功能相關情報的重要關鍵。

（大野矯正診所．大野肅英）

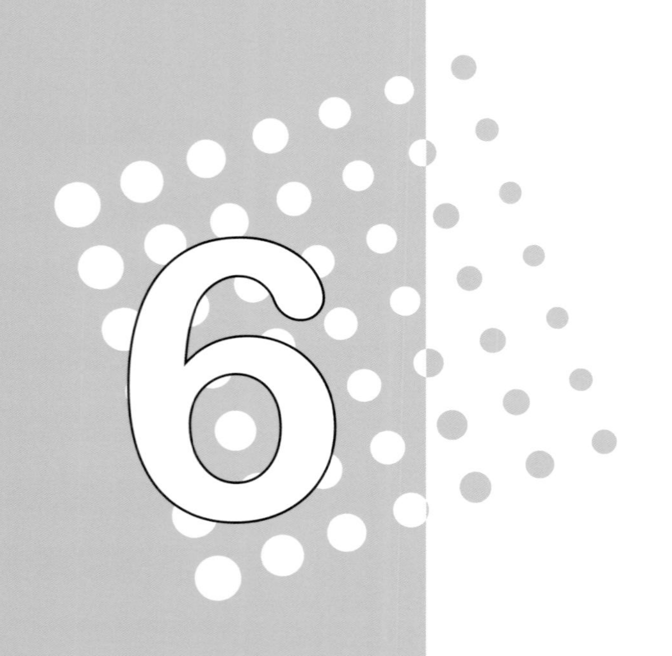

MFT能用來訓練舌頭嗎

高橋滋樹
Shigeki TAKAHASHI

神奈川縣・高橋矯正牙科醫院
牙醫師

MFT這個詞彙，在矯正牙科領域中已然相當普遍，本院也已經使用MFT很長一段時間，在運用MFT的現場其實很符合training的中譯「訓練」一詞，也因此常有人誤以爲『MFT的T就是training的縮寫』。

本章節的標題爲疑問句「MFT能用來訓練舌頭嗎」，面對這個問題，根據筆者的臨床經驗，能很自信地回答是可以的，可惜無法提出有效的證據。在缺乏有效證據的情況下，若牙醫診所運用MFT的技術尚未成熟，反而會造成反效果，許多牙醫師也因此不願實際參與指導。

各位是否曾感到不安懷疑，覺得「指導好像不是很順利？難道說，MFT其實是沒什麼效果的嗎……」。

要順利進行MFT指導並不簡單，需要大幅仰賴患者的配合，因此指導者也需具備激勵患者的手法。爲了更有信心教學，指導者應對理論了解透徹。

如前所述，MFT雖然沒有有效證據，但本章節將傳達帶入解剖學、生理學方面背景的MFT訓練，不但能爲MFT指導現場帶來正面印象，亦有助於今後的研究。

上抬舌頭的肌肉

進行MFT時是否常碰到「舌頭無法上抬」這種問題呢？如舌繫帶過短的患者，過短的舌繫帶使舌頭的運動範圍變窄，進而妨礙舌頭的正常功能。即使進行了舌繫帶切除術，由於舌頭長期沒有充分上抬，無良好使用舌上抬肌群，舌頭依舊無法充分上抬。此外，有些患者雖然舌繫帶正常卻也無法順利上抬舌頭，利用針對舌繫帶切除術前後的訓練，經常複習，好好訓練可幫助舌頭往上方抬高的肌肉，相信效果一定會十分良好。

能直接將舌頭往上拉抬的肌肉只有莖突舌肌及腭舌肌（圖1）。MFT所進行的彈舌訓練，不只舌尖，而是能訓練整個舌頭上抬。目前不知在彈舌時莖突舌肌及腭舌肌是如何分工來抬高舌頭，因爲這兩種肌肉是共同附著於舌頭後方位置，只靠這兩種肌肉，是無法讓舌尖位置往上抬的。

舌頭上有從外部附著於舌頭的舌外肌（包括了莖突舌肌及一部分腭舌肌）以及由肌肉組成的舌內肌，也就是舌頭本身。若舌內肌中的舌上縱肌不施力，就無法上抬舌尖。因此，彈舌的動作是需要舌外肌中的舌上抬肌及舌內肌合作才能完成的。就經驗上來說，訓練舌外肌完成舌頭上抬動作，比訓練舌內肌更爲困難。

與舌位相關的舌肌活動

矯正治療之所以重視改善靜止時的舌頭姿勢位，原因在與口腔機能動作（吞嚥等動作）時相比，靜止時舌肌施加齒列的力量較小，但時間卻長得多，因此靜止時舌頭姿勢位不良，將影響更大[12.13]。

MFT是根據制定好的訓練項目，一步一步完成多種舌頭運動，但是否眞的能夠透過訓練改善靜止時的舌頭姿勢位呢？具有教學經驗的指導者，都曾遇過改善成功的、或無法如願改善的患者。改善靜止時的舌頭姿勢位，與「下顎舌反射」、「舌頭與咀嚼肌的協調運動」、「呼吸」

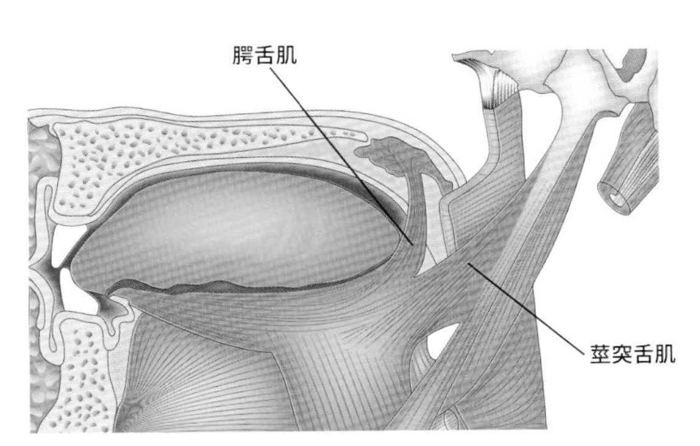

圖❶ 腭舌肌與莖突舌肌

這三者相關，其中的下顎舌反射與MFT的關聯更深。經此說明後，以下針對MFT如何改善靜止時的舌頭姿勢位，進行假設性論述。

下顎舌反射

人類身上都有所謂「姿勢反射」的反射動作。定義如下：

「動物在移動當下，因應重心變化，須要調節姿勢以保持身體重心穩定。姿勢的調節是來自皮膚、肌肉、肌腱、關節中的感覺接受器訊息，及內耳、眼睛等的傳入刺激在中樞神經系統統合和處理，透過肌肉張力不斷調整，使頭部、軀幹、四肢相關聯肌肉張力產生協調變化，以保持重心平衡。此姿勢調節機制卽爲廣義上所稱的姿勢反射（postural reflexes）[15]。」

重點是，我們都在無意識間保持平衡地行走，看機器人直立步行有多困難，就能了解控制機轉何等複雜。能在無意識間反射性地進行複雜的身體控制，是生物了不起的地方。事實上，有類似反射可以控制舌頭姿勢，這種反射稱爲下顎舌反射。一般認爲，這個反射的意義

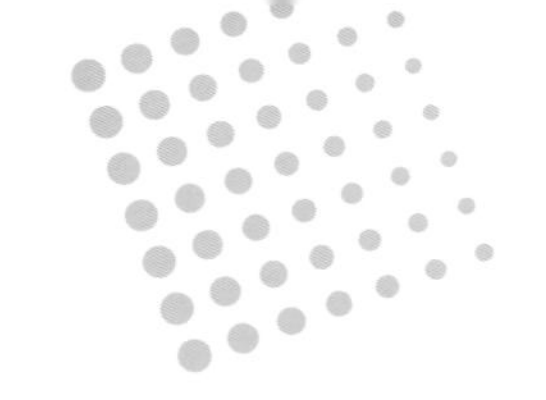

在於能調節舌肌活動來因應顎位的變動，讓舌位產生變化[16]，舌頭的位置也是在無意識下被操控的。

在20世紀初，就有下顎舌反射的相關報告，最值得信賴的第一份報告是來自針對貓的研究[17]。1988年從貓[18]身上確認到該反射的輸入與顳肌的肌梭、肌腱梭相關，到了1997年才初次從人體[16]獲得證實。

下顎舌反射是因咀嚼肌（顳肌）長度改變，使舌下神經支配的舌肌活動反射性地改變。雖然已知舌內肌與舌外肌的活動會同時增加，但對於舌位置如何隨著肌肉活動的變化而變化尚無明確研究。然而普遍認爲，這應該能提高舌頭整體張力、幫助舌位更趨穩定[16]。

由於這種反射是經舌下神經傳導的，對不受舌下神經支配的腭舌肌而言，不會受到影響。如前所述，爲數不多的舌上抬肌之一的腭舌肌與幫助舌頭上抬的莖突舌肌是如何分工的，尚不清楚，但從腭舌肌不參與下顎舌反射這點來看，能推測腭舌肌與靜止時舌位的變化及穩定較無關連，但因腭舌肌有使軟顎下降的作用，應該是與吞嚥最有相關的肌肉。

長期以來，人們都認爲口呼吸會影響靜止時的舌頭位置[19]，且知口呼吸時，舌肌的肌肉活動及舌頭壓力會產生變化[20]。就經驗而言，靜止時的舌位異常與呼吸或鼻塞、顎扁桃肥大等問題有關，是正確的判斷。一般認爲下顎舌反射的機制，比後面要描述的單純拉伸反射還要複雜一點，除了咀嚼肌長度以外還有其他調節因素，而這因素或許就是呼吸。若呼吸上有任何問題（習慣性的口呼吸等）可能就會抑制下顎舌反射。

舌頭與咀嚼肌的關係

報告顯示，下顎舌反射會在下顎位置變動時影響舌肌活動，相反的，若改變舌頭位置，咀嚼肌的活動也會隨之改變[21]。如圖2所示，將舌頭從靜止狀態上抬高到上顎，會顯著增加顳肌的活動。再者，將舌頭往前方推壓活動，則會顯著增加咬肌及顳肌的活動。MFT的訓鍊中，有針對咀嚼肌直接訓練的課程，其他研究結果顯示，諸如進行彈舌等舌頭上抬訓鍊，也會同時訓練咀嚼肌。許多經驗豐富的人士都知道，舌上抬訓練過度會產生咀嚼肌疼痛，也爲上述說法帶來佐證。

另一方面，最近與訓練理論相關的研究顯示，肌肉訓練會對伸張反射反應帶來影響[22]。伸張反射是肌肉的肌紡錘及腱紡錘感知到肌肉及肌腱的長度變化而產生的反射。下顎舌反射同樣也是由肌紡錘介導的反射，因此透過口腔肌肉功能療法中的舌頭及咀嚼肌訓練來強化咀嚼肌，可能能夠增強下顎舌的反射。其結果是，提高舌肌運動及舌頭的張力，展現出如圖3般的變化，讓靜止時的舌位更加穩定。經驗上來說，症狀愈嚴重的患者，不但靜止時舌位不佳，錯誤舌頭動作也更明顯（難以上抬等），這代表在考慮進行MFT下顎舌反射訓練時，對這些患者不應忽視略咀嚼肌的訓練。

實際的「訓練」情況

患者的症狀程度不盡相同。常有患者詢問「MFT一定要從開始到最後完整進行才行

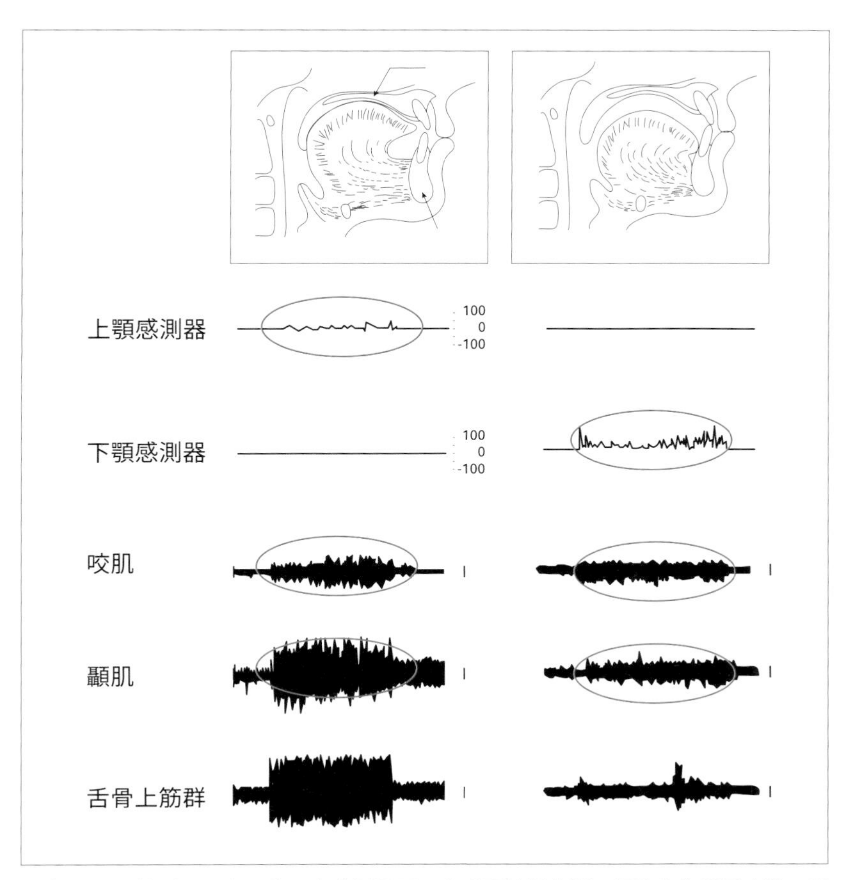

圖❷ 左：上抬舌頭，上顎的壓力感測器顯示出舌頭接觸上顎，同時也能看見咬肌、顳肌的肌肉活動上升。
右：將舌頭往前伸，下顎前齒舌側的壓力感測器顯示出接觸，同時也能看見咬肌、顳肌的肌肉活動上升。（引用參考文獻[21]後修改）

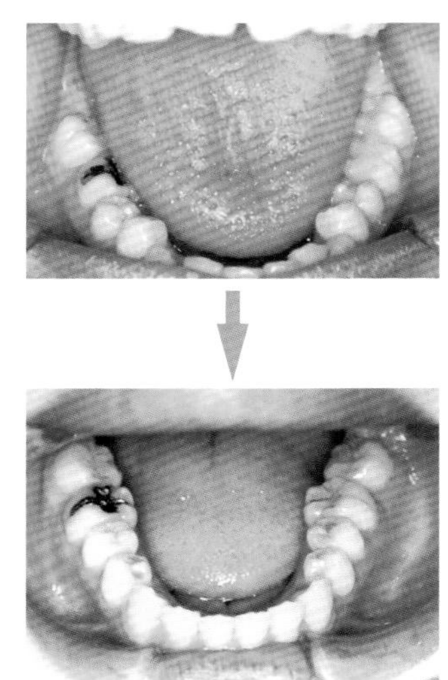

圖❸ MFT 前後，舌頭張力的變化

嗎？」也許症狀輕微的患者覺得選擇簡易的訓練來進行即可。舌頭訓練不只能強化舌頭，也有助強化咀嚼肌，因此視症狀情形減少咀嚼肌訓練，或許也行。若患者只是無法順利使用舌上抬肌，單純只訓練舌頭或許也能收到效果。但是，靜止時的舌頭姿勢位問題嚴重的患者，可能是本身的下顎舌反射這類與舌頭姿勢相關的反射能力不足，因此進行完整的咀嚼肌訓練，相當重要。如此能增強下顎舌反射，並穩定與靜止舌位及姿勢相關的舌肌活動。

MFT爲口腔肌肉功能療法，針對的原本就不只有舌頭訓練，不過在教學現場總會傾向專注在舌頭上。在初診階段就覺得教學內容困難的患者，或有呼吸方面問題的患者，不能只針對舌頭做訓練，認眞進行咀嚼肌的訓練也是十分重要。

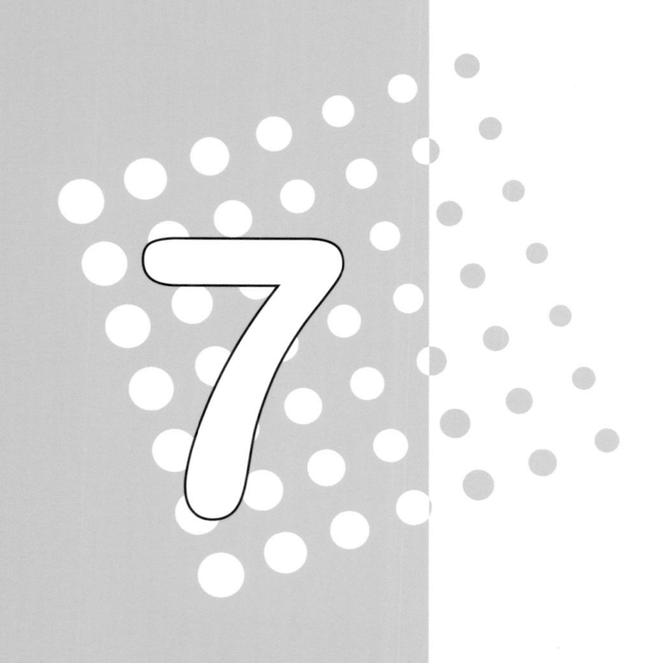

面對發音問題

武井良子
Yoshiko TAKEI

昭和大學牙科醫院　口腔復健科
語言治療師

何謂構音障礙

「發音不標準」、「一直改不掉童稚音（臭乳呆、寶寶語）」、「說話時吐舌頭」、「發不出母音爲ㄧ[注音]的音」是否曾從患者或家長口中聽過這樣的問題呢？這些與發音相關的問題，稱爲構音障礙（發音障礙）。所謂的構音障礙，是指說話時無法發出特定的音，或習慣錯誤發音的情況。

如果本身有構音障礙……

有構音障礙，無法順利表達話語與交談，會阻礙溝通，當兒童患有構音障礙，會因被反覆詢問要求重說而漸漸失去自信，變得不愛說話。或是因爲無法順利表達而變得焦躁挫折、難以融入人群。如果是成人患者，即使構音障礙程度還算輕微，面對就業面試、工作的電話聯繫、會議時的發言，也會造成困擾，產生許多心理上壓力與負擔。

構音障礙的原因

構音障礙發生的原因尚未明朗，但根據可能導致構音障礙的因素一般認爲主要分爲三種類型：器質性構音障礙、動作協調性構音障礙，功能性構音障礙（表1）。

常見的發音錯誤

在兒童構音障礙中，最常見的就是功能性

表❶ 依照構音障礙原因分類

器質性構音障礙	發音時使用的構音器官（嘴唇、舌頭、上顎、下顎等）形狀異常造成的構音障礙。先天上的狀況有唇顎裂或舌繫帶過短、齒列、咬合異常等。此外，後天造成的則有治療外傷或腫瘤後產生的構音障礙。
動作協調性構音障礙	從腦運動中樞到末梢肌肉，其中有神經或肌肉異常而導致的構音障礙。先天上的狀況以腦性麻痺爲代表。後天上的疾患則有腦血管疾病或頭部外傷、神經退化疾病（帕金森氏症、肌萎縮性脊椎側索硬化症等）等。
功能性構音障礙	雖然未患有會造成構音障礙的明顯異常，但已經固定有構音錯誤的狀況。有時是在正常的構音發育過程中產生的發音錯誤，到了應該發育完成的年齡時卻尙未改正，有時則是習慣了在正常構音中不該出現的發音錯誤，看不到的發音「習慣」變成了習慣。

ㄎ、ㄍ音的錯誤	ㄙ、ㄗ音的錯誤		ㄌ音的錯誤
變成ㄊ、ㄉ音	變成ㄊ、ㄉ音	變成ㄒㄧㄚ、ㄑㄧㄚ、ㄐㄧㄚ音	變成ㄉ音
考試→討試 趕快→膽快	菩薩→菩踏 走路→斗路	菩薩→菩夏→菩洽 走路→久路	喇叭→打叭 蘿蔔→奪蔔

圖❶ 發育期間常見的發音錯誤

構音障礙。接下來重點關注與MFT密切相關的「發音錯誤」。

1.發育期間的發音錯誤

兒童在學會正確發音的過程中常見的發音錯誤，一般稱爲「臭乳呆」、「寶寶語」。意即省略一部分的音，或用已經學會的音代替正在緩慢學習的音，成爲錯誤發音（圖1）。隨著發育到6～7歲左右，錯誤往往會自然改善而學會使用正確發音。

2.齒間化發音錯誤

在發出使用到舌尖的音（齒音：ㄙ、ㄗ、ㄊ、ㄉ、ㄋ爲開頭的發音）時，舌尖會從上下牙齒間突出，這種錯誤會讓ㄙ開頭音聽起來變得像英語的"th"，這常伴有不良舌頭習慣（舌癖），也多見於開咬症等下顎變形症患者身上。重要的是在發音時仔細觀察嘴型，看看舌尖是否突出於上下牙齒間（圖2）。

3.特殊異常的構音操作錯誤

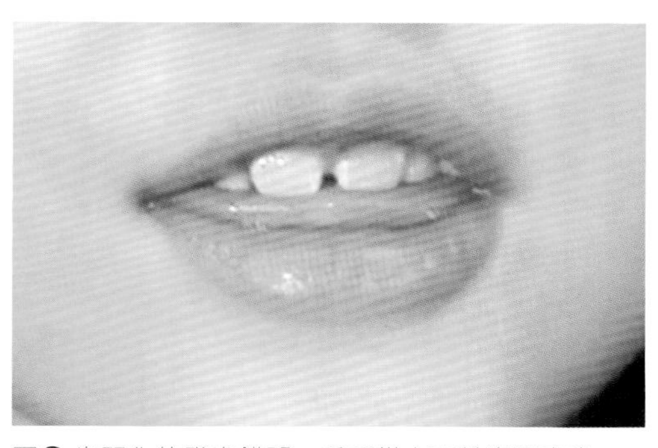

圖❷ 齒間化的發音錯誤。舌頭從上下前齒間突出。

兒童在發育過程中，養成少見的發音習慣，很少能自然痊癒，因此可能將發音錯誤延續到長大成人，成爲與人溝通時的阻礙。特別是上顎化構音與側音化構音，不使用舌尖而使用舌頭中央及上顎進行發音的異常舌頭習慣，需要長期的構音訓練來協助導正。

（1）上顎化構音

原本應由舌尖及牙齦構成的發音，變成用舌頭中央及上顎構成的歪斜發音，此錯誤多見於使用舌尖的發音（齒音：ㄙ、ㄊ爲開頭的發音等）。ㄊ開頭字會偏移成接近ㄎ開頭字，

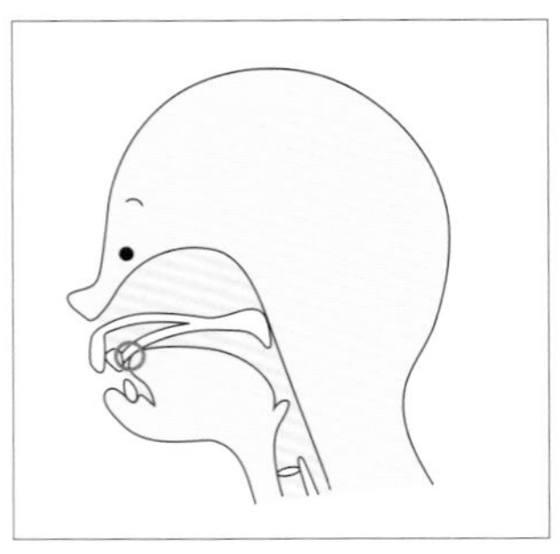

a：正確的「ㄊㄚ」發音

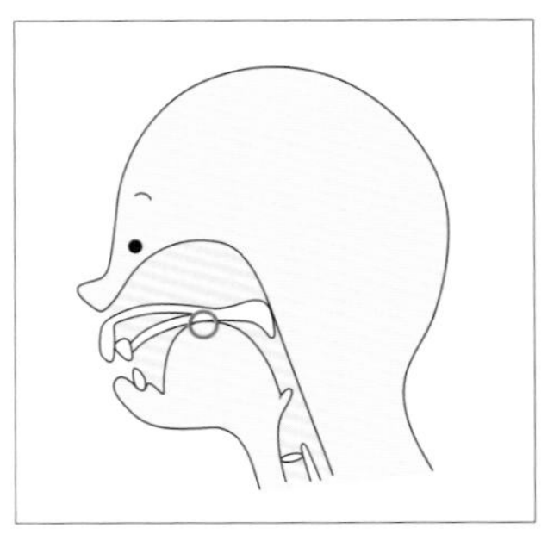

b：上顎化構音的「ㄊㄚ」發音

圖❸ 正確發音及上顎化構音的舌頭位置。正確發音時，舌尖會接觸上顎牙齦位置。上顎化構音時，舌頭中央部隆起碰觸上顎。[28)]

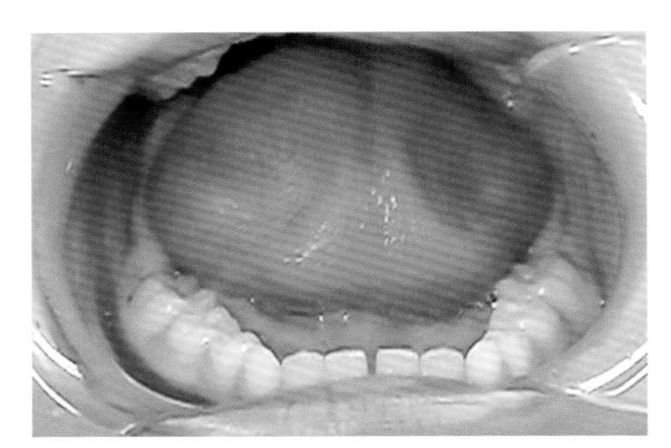

圖❹ 上顎化構音症狀案例，「ㄙㄚ」發音時，不用舌尖，舌頭中央位置隆起。

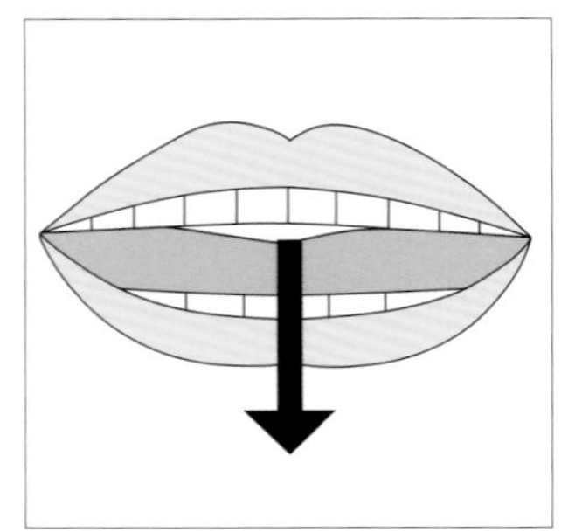

a：正確發音

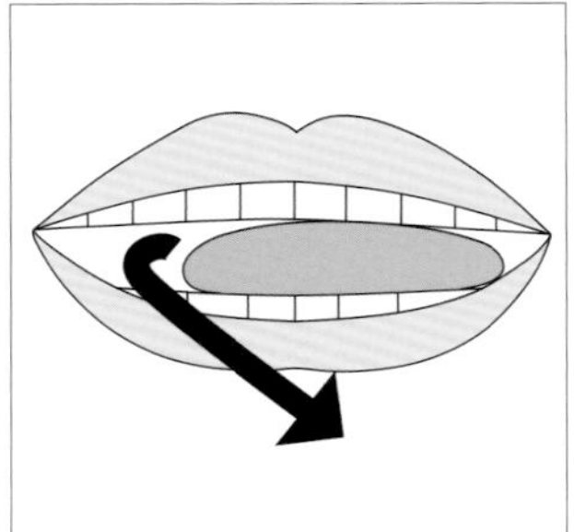

b：側音化構音

圖❺ 正確發音與側音化構音的舌頭形狀與呼氣流動方向。正確的發音狀況下，舌頭呈現平面狀，從口中央筆直呼氣。側音化構音的發音狀況下，舌頭往側邊偏移，從嘴巴側邊呼氣。[28)]

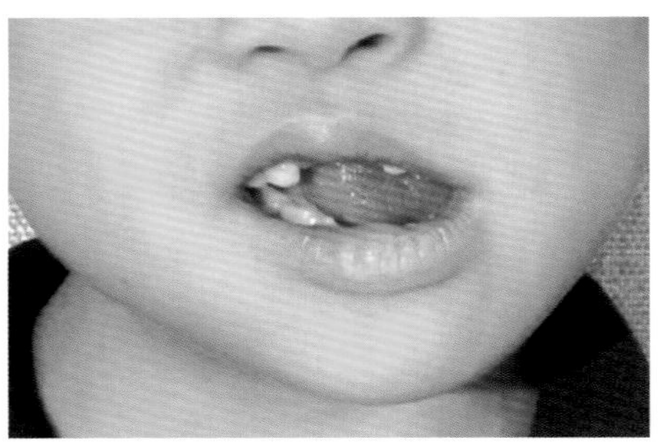

圖❻ 側音化構音症狀案例，「一」發音時的嘴型。舌頭下顎往左偏移，牽扯右嘴角。

ㄉ、ㄋ、ㄌ、ㄗ開頭音會偏移成接近ㄍ開頭字。此外，ㄙ開頭字會偏移爲近似ㄏ一ㄚ的獨特歪斜發音。在患者發音時觀察其嘴型，可看見不使用舌尖、舌頭中央位置隆起的模樣（圖3、4）。

（2）側音化構音

這是在舌頭幾乎全面接觸上顎的狀態下，由舌側緣位置與臼齒出來的歪斜發音，能夠自然治癒的很少，需要長期訓練，是一種難以治癒的構音障礙。多發生於母音爲一、一開頭音（ㄒ一、ㄑ一、ㄐ一、ㄎ一、ㄍ一、ㄌ一、ㄋ一等）、拗音（shya行、chya行、jya行、kya行、gya行等）、ㄎ、ㄍ開頭音、ㄙ開頭音、ㄓ開頭音等。全部的發音都較低沉，伴有混合唾液的獨特雜音。

「ㄒ一」變成接近「ㄏ一」、「ㄑ一」變成接近「ㄎ一」、「ㄐ一、ㄋ一、ㄌ一」變成接近「ㄍ一」的歪斜音。產生側音化構音時，呼出來的氣體並非從嘴巴中央，而是從側邊流出。爲了讓呼出來的氣從側邊流出，舌頭及下顎會偏移到旁邊，能觀察到另一側的嘴角往側邊拉扯（圖5、6）。

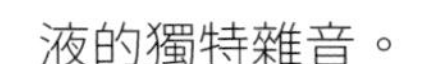

如何處理發音錯誤

牙科臨床上若遇到發音上有困難的患者，該如何處理呢？

若對象爲兒童，則處理方式依據年齡有

表❷ 中文發音裡大致上的完成時期（引用參考文獻[25]後修改）

到3歲爲止	母音、ㄆ、ㄅ、ㄇ、ㄧ、ㄊ、ㄑ、ㄉ、ㄐ等開頭音
3歲時期	ㄎ、ㄍ等開頭音
4歲時期	ㄨㄚ音、ㄋ、ㄏ等開頭音
5歲時期	ㄙ、ㄒ等開頭音
6歲時期	ㄓ、ㄘ、ㄌ等開頭音

所不同。在中文發音中，有些音能較早學會，有些發音在構音上操作較困難，較慢學會，因此，針對無法順利學會的發音，需要考慮到這個音是否符合該兒童的年齡後，再去進行處理。

表2標示的爲中文發音大致的完成時期。母音及開頭爲ㄆ開頭、ㄅ開頭、ㄇ開頭、ㄧ開頭等發音是較早學會的，接著是開頭爲ㄊ開頭、ㄑ開頭、ㄉ開頭、ㄐ開頭等的音。開頭爲ㄙ開頭、ㄓ開頭、ㄘ開頭、ㄌ開頭等發音則有很大的個人差異，有些兒童到了學齡仍未學會這些發音。

比方說「不會說ㄙ開頭字」的小朋友，如果年紀在3～4歲左右，則保持觀察，若是明年就要上小學，則需考慮是否接受構音治療，發音發育與兒童年齡可相合一起做判斷。

經過觀察……能做什麼？

對於低齡的兒童（4歲以下），先保持觀察，不用馬上進行訓練。可向其家人說明「孩子年紀還小，先觀察看看」，但並非只是觀察，什麼都不做，觀察期間仍有不少能夠做的事。

首先重要的是爲孩子創造一個理想的「語言環境」，與孩子對話時，類似像「不是兔幾，是兔！子！再說一次看看！」這般的指正孩子，不斷糾正發音錯誤，孩子也會感到自己發音奇怪，或許就更不敢開口說話。當發現孩子發音錯誤時，要若無其事地像這樣說「真的耶，是兔子。兔子好可愛喔」（圖7），創造一個讓孩子「想開口說許多話」的環境，相當重要。

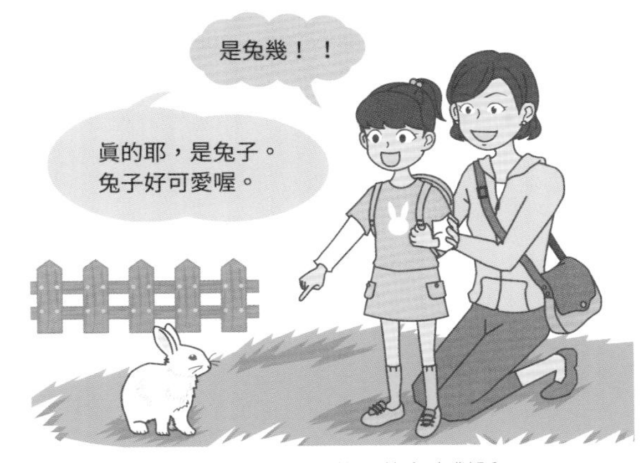

圖❼ 如何與發音錯誤的兒童對話

發音與咀嚼、吞嚥、呼吸等口腔功能有密切關係，對口腔整體功能的發育來說，發音的發展是不可或缺的。在嬰幼兒時期開心地發出聲音玩耍、讓嘴唇及舌頭充分活動，相當重要。好好咀嚼進食、舔食霜淇淋等沾到嘴巴四周的食物、吹喇叭或笛子、漱口等等，在做這些有趣事情的同時將練習融入日常玩樂及生活，都能幫助促進口腔功能的發育。

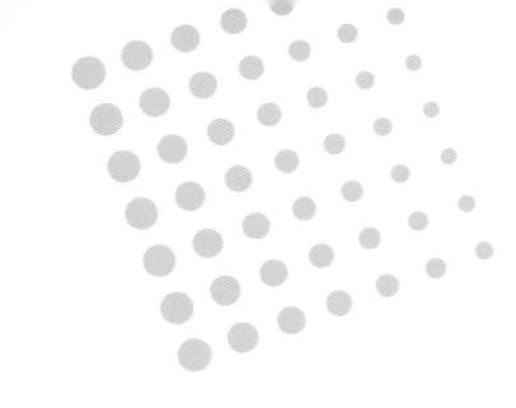

構音訓練……從何時開始？

關於開始進行構音訓練的年齡，若無發育問題的兒童，一般認爲從4～5歲開始即可。這個年紀的兒童開始能看得懂文字，開始能理解音韻（例如，能理解字詞是由幾個音構成，字詞有哪些特定的音等／例如：「烏鴉」是由2個音組成的詞，而「ㄨ」的音最先出現）。另外，這個年齡開始能與老師進行一對一教學，當這些條件都已具備，就能開始進行構音訓練。

也就是到了5歲左右發音問題還未能自然治癒，發音錯誤沒有改善，則開始進行構音訓練。此外，若自己的發音對方聽不懂，導致心情焦躁而在幼兒園對同學發脾氣，抗拒團體生活，或在意發音問題而產生不想開口說話等間接的心理問題，也能透過構音訓練來調適。

一般來說，構音訓練每週上課1次，1次課程約40～60分鐘左右，且爲一對一教學。大多數都能在經過1年左右的訓練後，改善發音，達成正確的說話方式。

發音問題何處能諮詢？

當患者達到適合構音訓練的年齡，或因發音錯誤而產生心理問題、抑或患有造成發音問題的疾病或身體障礙等狀況時，轉介專家諮商。針對發音問題，語言專業人士的語言治療師或小學裡語言教室的老師，都能協助處理發音相關問題。

牙醫師及口腔衛生師於牙科診療時進行發音訓練一事，法律上並無規範限制。然而，「教導發音」的目的不單純只是「教導如何發聲」，而是希望學習者於日常生活中能在無意識間使用正確發音。要想構音治療有效，指導者必須具備語言學、語音學、解剖學、心理學等廣泛的知識，特別是以兒童爲教學對象時，更須具備語言發展的視野及教育上的考量。發音訓練需要專業知識，因此向語言治療師或語言教室的老師諮詢是最爲適合的。

若患者爲學齡前兒童，可向地區保健中心或兒童發展中心諮詢。若是小學生，小學附設的語言教室能夠進行發音指導，因此可以諮詢小學老師。

在日本言語聽覺師協會的網站（https://www.jaslht.or.jp/）上，能搜尋到日本國內有語言治療師的機構。此外，各都道府縣都有語言治療師協會，也可做爲諮詢對象。

●

若對象爲兒童，有許多家長會找平常協助照顧兒童口腔、了解孩子口腔狀況的口腔衛生師討論其發音的問題。此外，有發音方面困擾的成人患者，大多是心想「口腔好像有問題」、「是不是矯正牙齒之後發音就會變好呢」而到牙科看診與諮詢。

發音爲口腔機能的一部分，透過觀察咀嚼、吞嚥、呼吸、表情等其他各種口腔機能，就能找出「發音障礙」的處理方式。發音問題最適合以團體教學方式來解決，因此建議找語言治療師或語言教室的老師諮詢。

CASE PRESENTATION

症狀案例 2

經MFT指導後繼續回診，在短期間內改善發音的側音化構音症狀案例

案例概要

初診時年齡：9歲1個月

性別：男孩

主訴：發音不清晰。發音時下顎歪斜。

在小學被老師告知「你的發音不清楚」，心想是否齒列不佳所導致，到附近牙科醫院諮詢，並經介紹至矯正專門的牙科醫院看診。有深咬的狀況，診察有舌頭不良習慣(舌癖)及吸唇習慣，故接受1年的MFT指導訓練。在改善了舌頭不良習慣及吸唇習慣後，發音仍未變好，因此介紹到本院看診。

初診時所見：患者接受構音檢查時，「ㄒㄧ」的音會發成像「ㄏㄧ」、「ㄑㄧ」發成像「ㄎㄧ」、「ㄉㄧ」發成像「ㄍㄧ」。請患者反覆發音「ㄚ ㄎㄧ」及「ㄚ ㄒㄧ」，可聽見混合了唾液雜音的扭曲發音。

扭曲發音時，舌頭及下顎略爲向左偏移，另一邊的右口角往旁拉扯並呼出氣（圖１）。將鼻息鏡抵在嘴上，可見呼氣氣流並非從正中間，而是從右口角流出（圖2）。由此發音狀態來看，判定爲發母音ㄧ、ㄧ列音（ㄒㄧ、ㄑㄧ、ㄐㄧ、ㄎㄧ、ㄍㄧ、ㄉㄧ等）、拗音（ㄒㄧㄚ、ㄒㄧㄡ、ㄑㄧㄚ、ㄑㄧㄡ、ㄐㄧㄚ、ㄐㄧㄡ、ㄉㄧㄡ等）時有側音化構音。

指導目標及指導概要

側音化構音與能自然治癒的所謂臭乳呆「寶寶語」不同，是需要由專家進行構音訓練來導正的構音障礙。本案例每個月由語言治療師進行2次構音訓練，訓練過程的總整理在圖3說明。

側音化構音的症狀案例中，許多案例的舌頭靈活度不佳，但本案例兒童因接受了MFT指導，已經學會控制舌尖與上抬舌頭等能幫助正確構音操作的舌頭運動。於此開始進行維持舌頭平坦的訓練（圖4、5）經過第1次訓練後，即可穩定維持舌頭平坦，第2次訓練就開始訓練發音。構音訓練是從訓練母音ㄧ發音開始，依序進行ㄎㄧ發音訓練、ㄒㄧ發音訓練、ㄑㄧ、ㄐ

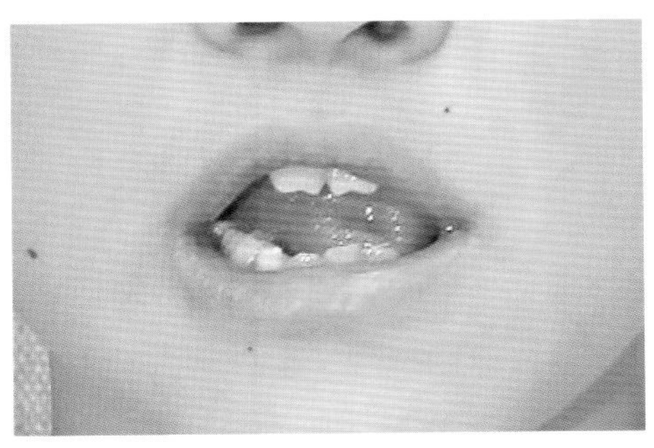

圖❶ 初診時發「ㄎㄧ」音時（下顎及舌頭往左側偏位）

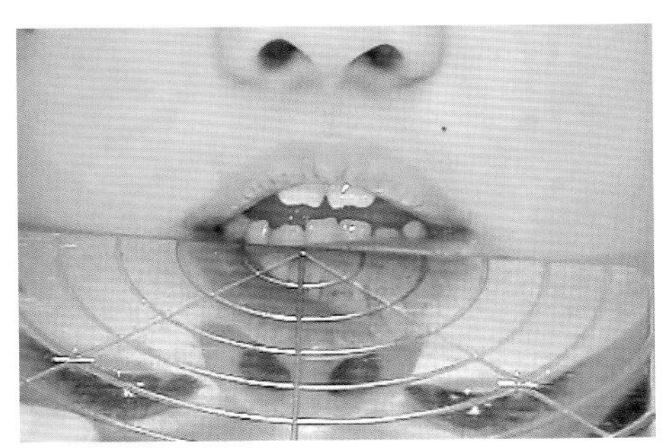

圖❷ 以鼻息鏡確認呼氣流出方向（呼氣從右口角流出）

	訓練次數 / 訓練內容	1	2	3	4	5	6	7	8	9	10	11
基礎訓練	舌頭攤平訓練											
	舌尖操控訓練											
構音訓練	母音一											
	ㄎ一											
	ㄒ一											
	ㄑ一、ㄐ一											
	ㄌ一											
	拗音											
	會話訓練											

圖❸ 訓練過程總整理

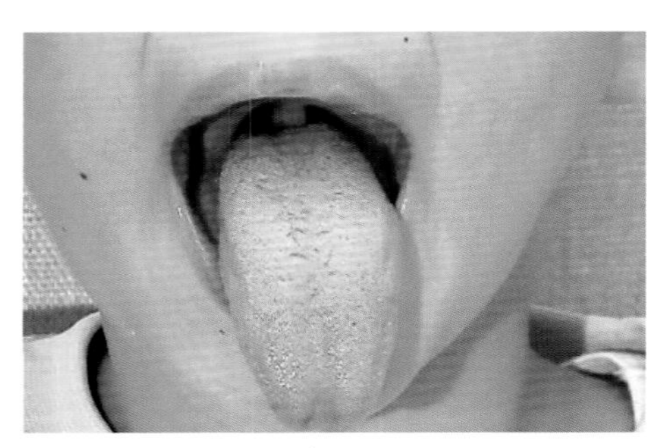

圖❹ 舌頭攤平訓練前（中央位置隆起，較細的舌頭）

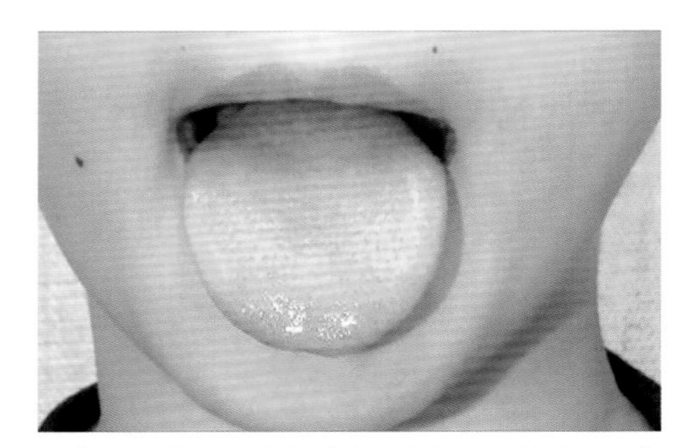

圖❺ 舌頭攤平訓練後（向兩側舒展，前端圓圓的平坦舌頭）

一發音訓練、ㄌ一發音訓練及拗音訓練。

另外也進行各種發音訓練，首先從反覆發出1個音（音節，例如「ㄎ一」）直到能正確發音爲止，接著以單詞、句子、短文，慢慢增加音節直到都能正確發音爲止。母音一的發音訓練則花了較多時間。當患者想發出母音一時，會無意識地讓舌前方隆起，無法在舌中央位置做出下凹形成空氣通道。爲提高控制舌尖的能力，追加了伸舌碰觸左右口角及伸舌描唇訓練。結果在第5次訓練時就能正確發出母音一與ㄎ一的短文。

之後，也學會順暢發出其他音，訓練開始8個月後，到了第11次訓練時，在對話中所有原本錯誤的發音都已能正確發音（圖6）

結果及討論

側音化構音爲異常的舌頭習慣造成的構音障礙之一，運用MFT以舌運動訓練爲基礎的訓練，十分有效。本案例經由MFT訓練改善舌頭不良習慣及吸唇習慣，學會正確的咀嚼．吞嚥模式及嘴唇靜止時的姿勢位，但仍殘留著某些錯誤發音。像這樣因異常舌頭習慣造成的構音障礙，很難光靠MFT獲得改善。側音化構音多半是因「發音時的舌頭不良習慣」造成的，因此除了舌頭運動訓練外，有必要進行「發音訓

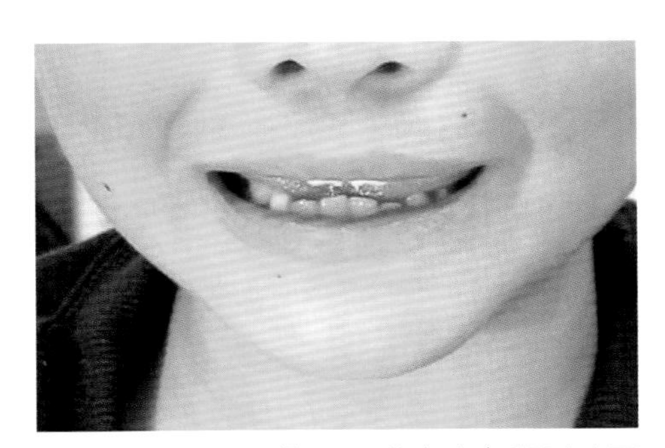

圖❻ 訓練後，發出「ㄎㄧ」的音時（舌頭中央下凹，呼氣從正中央流出，已學會正確的發音）

練」。

此外，一般認爲側音化構音即使一周進行1次訓練，仍很難治癒。側音化構音的訓練一般而言會花費較多時間在舌頭的基礎訓練上。若沒有將異常舌頭習慣完全改正就接著進行發音訓練，在訓練結束後，可能還會殘留某些錯誤的發音。本案例兒童強烈希望不必向學校請假，因此訓練頻率只有一個月1～2次，次數不多，之所以能在8個月極短時間內完成訓練，是因爲利用MFT指導訓練學會了正確發音時所需的基本舌頭運動。

要治療像側音化構音這種因異常舌頭習慣所造成的構音障礙，需要口腔衛生師進行MFT訓練，改正舌頭異常習慣，再由語言治療師及小學語言教室講師，以簡單易懂的方式教導正確發音，發揮各自的專業，如此應該就能在短時間內得到訓練效果。

重點建議

◎舌頭攤平訓練

如側音化構音或上顎化構音在發音時舌頭變尖、中央位置隆起的狀況下，重要的是讓舌尖呈圓形，舌頭能攤平伸展。舌頭攤平訓練以下列4階段進行。

1.將舌頭往前伸

張大嘴巴，舌頭往前伸並維持不動。在這個階段不強求舌頭形狀，但最重要的是舌頭不能往回縮，並須持續往前伸，同時注意嘴巴保持張大不要變小。

2.將舌頭攤平

從步驟1舌頭從往前伸的狀態，轉爲往兩側攤平，舌尖維持圓形。若有「舌頭中央位置隆起、舌頭整體僵硬、舌頭整體起伏、舌頭尖端翹起」等情況，則用壓舌板輕輕碰觸，讓舌頭不再緊繃並攤平。

3.舌頭攤平並呈現盤子狀

從步驟2平坦的舌頭，舌尖稍往上，讓中央位置維持下凹狀態。維持盤子狀時，要注意舌尖別翹起，中央位置也不能隆起。

4.舌根處也要平坦

從步驟3做出平坦盤子狀的舌頭，將舌根往下壓並維持不動。用筆燈與鏡子確認舌根形狀，只要指示「讓我看看懸壅垂」就很好懂了。

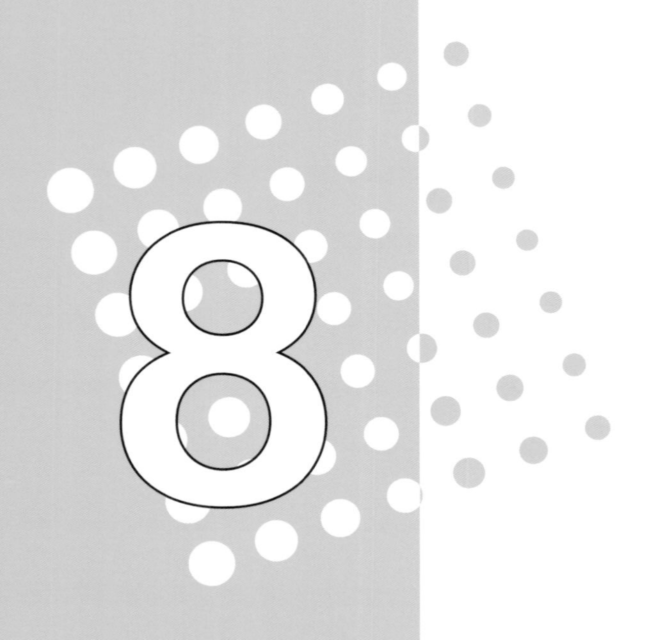

語言治療師與語言障礙指導教室的團隊合作

里見 優
Masaru SATOMI

山形縣・里見矯正齒科診所
牙科診所

在目前的牙科治療現場，針對咀嚼、吞嚥、呼吸、發音等口腔機能改善的需求已日益提高。在了解到MFT重要性的同時，需要有專業知識的發音指導，即是與語言治療師（ST）及語言障礙指導教室（一般稱爲「語言教室」，主要針對有語言障礙的兒童，由學校的老師進行指導與協助）採取團隊合作的方式協助患者（語言治療師及語言教室老師，以下皆稱「ST人員」）。

然而就目前的實際狀況來看，牙科與ST人員偕同進行的事例尚不普遍。因此本章節將針對與ST人員團隊合作治療的必要事項進行探討。

與ST人員團隊合作的優點

在重視咀嚼、吞嚥、呼吸、發音等問題的現代牙科中，改善口腔機能是一大課題。特別是針對發音進行指導，需具備專業知識與能力，因此牙科需要ST人員的協助，包括發音障礙的程度與清楚判別的方式等，有ST人員的協助才能有效進行並獲得更好的效果（圖1）。

合作時須事先了解的項目

ST人員與牙科醫療人員偕同治療時，有些事項須先溝通了解，以利掌握患者狀況。

1.「構音」與「發音」

「構音」指的是活動舌頭、下顎、軟上顎、臉頰及雙唇來發出各種聲音的運動。另一方面，「發音」指的是呼吸、發聲、構音的結果，是發出各種聲音的整個過程。

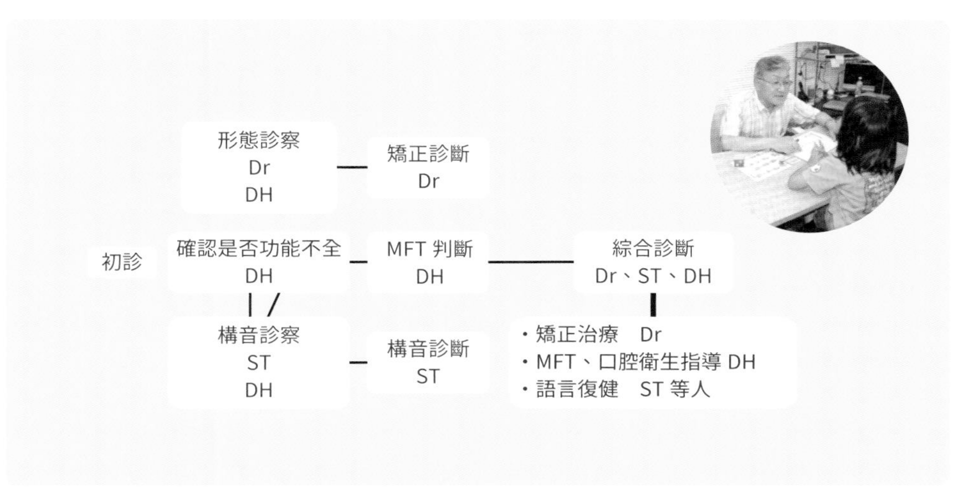

圖❶ 團隊合作流程（牙醫師：Dr／口腔衛生師：DH／語言治療師：ST）

比方說發出「ㄊㄚ」的音時，以舌頭前端部位碰觸牙齦，發出破裂音的過程，即爲「構音」，最終呈現出聽起來像「ㄊㄚ」的音，即爲「發音」。因此，從口腔內到嘴唇的動作統稱爲「構音」，音從口中發出後聽起來的狀態即爲「發音」。

指導教學時必須將「構音」與「發音」分開來思考。然而，向患者本人及家屬說明時，可以將「構音」及「發音」視爲同義詞解釋。

2.同時運動與相繼運動

在以語言淸晰度來考量構音時，筆者是使用同時運動及相繼運動這兩個用詞。比方說，像是「ㄎㄚ」「ㄊㄚ」這樣一個一個的音，雖然稱爲單音節，筆者將把單音節慢慢分成5次「ㄎㄚ、ㄎㄚ、ㄎㄚ、ㄎㄚ、ㄎㄚ」並各間隔1秒的發音方式稱爲同時運動，並將「ㄎㄚㄎㄚㄎㄚㄎㄚㄎㄚ」這樣不間斷連續發音的方式稱爲相繼運動。在進行同時運動時，「ㄎㄚ」或「ㄙㄚ」發音無誤，但在進行「ㄙㄚㄙㄚㄙㄚ」或「ㄙㄙㄙ」這樣連續的相繼運動時，舌頭可能會突出變成齒間音。在這種情況下，即使條件是因爲構音運動所造成的發音，但每一個音都發出，每一個構音組成相繼運動時，才有舌頭突出情形，因此非構音上的問題。透過這些觀察，可以判別究竟是要進行構音運動訓練，還是需要進行口腔靈活度的訓練較恰當。

進行篩選所用的錄影方式

當牙科治療偕同ST人員進行治療時，篩選就變得十分重要。

在筆者的診所，會請患者接受語言治療師（梅村正俊）的指導，在診察診斷中搭配錄影。接下來將說明在語言篩選的構音取樣時，實施錄影的重點。

若只要聽聲音，錄音的方式記錄卽可，不需要用到錄影。不過，想知道是如何透過舌頭活動、嘴巴開闔、嘴唇張開程度等產生的構音與研究發音時的狀況，就需要進行錄影（圖2）。

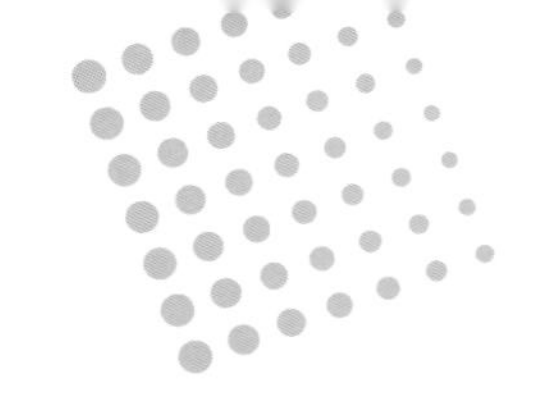

特別是從斜下方35～45°角度，左右都進行拍攝，是觀察構音最好的拍攝方式。從斜下方35～45°拍攝舌頭運動、喉嚨運動、嘴唇運動的影像，相當重要。若從正面拍攝，可能無法清楚判定下顎是否往前方突出。從下方拍攝，就能看見伴隨舌骨運動的舌肌緊繃狀態（圖3、表1）了。

特別是側音化構音患者，由於有下顎位置偏移的問題，若下顎並無左右活動，或嘴唇一開始就無法充分往左右張開，則無法發出清晰的母音一開頭的發音。錄影對於觀察嘴唇及下顎活動而言是十分重要的，而影片對日後要進行的MFT指導也有助益。反覆觀看影片，可得知嘴部的開啟方式、舌頭的形狀、構音時的呼氣氣流是否分散導致發音不清（例如本來應該是「ㄑㄧ」的音聽起來變成「ㄎㄧ」）。

即使進行治療後改善了症狀，也能透過錄下指導前後的影片，檢視兩者差異，患者本人及家屬也能確實體認到正確的構音能幫助發音標準。當構音有問題時，一定要在指導前後都進行錄影，並進行比較。

MFT與構音指導的關係

若患者爲高齡人士，會針對口腔機能不全進行肌肉功能訓練。關於構音指導，有些光靠語言訓練就能改善發音，也有些案例只進行了MFT指導就得到改善，接下來談談這其中的關係。

若家人以發音錯誤爲主訴帶患者來院看診，則將進行構音診察。診察結果有齒間化構音，比方說「ㄙㄚ」「ㄙ」「ㄙㄟ」「ㄙㄡ」

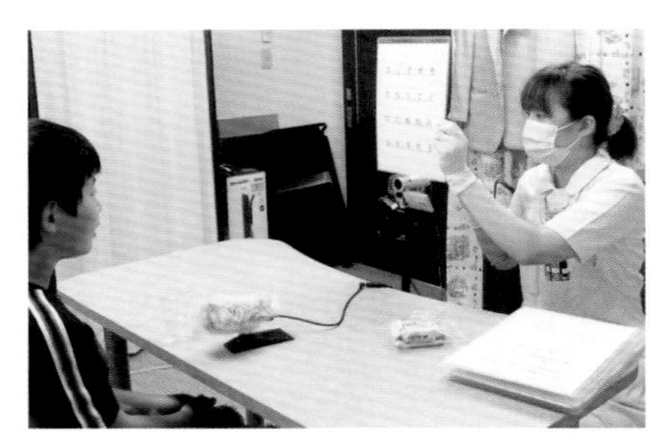

圖❷ 錄影時的景象

或「ㄊㄚ」「ㄊㄟ」「ㄊㄡ」這些使用舌頭前方位置的發音，發音時舌頭若往前伸，則容易誤發爲齒間音。有吐舌癖的兒童，必須經由同時運動及相繼運動來進行檢查。在進行同時運動時，即使能在不吐出舌頭的情況下發出「ㄙㄚ」「ㄙ」「ㄙㄟ」「ㄙㄡ」或「ㄊㄚ」「ㄊㄟ」「ㄊㄡ」等音，但在相繼運動時仍然會吐出舌頭。當相繼運動與同時運動兩者結果出現差異，就需要進行構音指導。然而，進行同時運動時若能不出現吐舌動作的構音，能正確發音，進行相繼運動時也未出現吐舌動作，可判斷是已學會構音技巧，不需要再進行構音指導了。需要的是患者能否熟習不吐出舌頭的正確構音方式，這種情況下加入MFT指導改善舌頭運動，能帶來極佳的效果。

像這樣需要經由練習熟練動作，MFT便能帶來很好的效果將會很好，所以構音訓練與MFT偕同進行，更能順利達到治療目標。若相繼運動時的表現有所差異，比方說ㄎ開頭音發得像ㄊ開頭音，「烤爐」聽起來像「討爐」，即使一度能說成「烤爐」，之後還是有可能回復成「討爐」，在這種情況下，在構音上已經能發出正確的音，但在檢視相繼運動是否流暢時，仍然不算過關。筆者認爲這時就需要MFT協助。

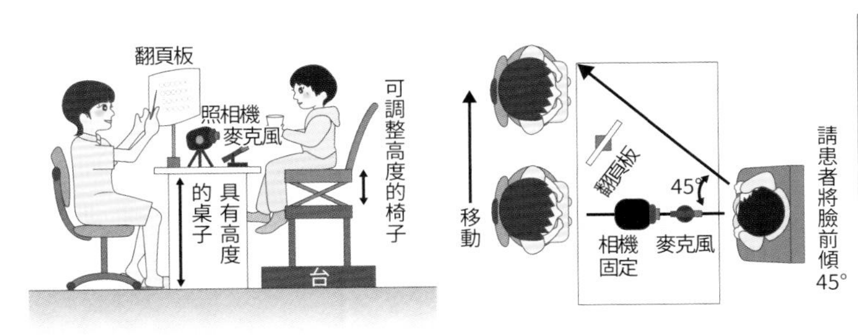

圖❸ 錄影時的擺設方式

表❶ 錄影步驟

①請患者說出名字、年齡與今天的日期
②請患者以拉開嘴唇咬著口角拉鉤的狀態，吞嚥口水(進行數次)
③請患者喝下杯子裡的水（進行數次）
④發音
正面 斜面
⑤語言篩選
篩選 構音樣本（單詞） 構音樣本（文） 五十音（同時運動 相繼運動）
⑥請患者食用餅乾（正面 斜面）

今後，治療計畫的判斷須仰賴ST人員與牙科共同協力。表2爲當發現構音問題與不知道如何處理時候的4個模式，及其處置方式的彙整，供各位參考使用。ST人員及牙科裡進行MFT的指導人員，一邊相互聯繫一邊進行治療，兩方也都需要熟習知識及技術。

希望日後口腔衛生師在與患者輕鬆對話時，就能從中找出構音上的問題。也許家屬或本人從未發現，或是本人也不覺得這樣的發音有問題，因此要避免唐突地指出「你的發音怪怪的」，而是必須溫和地陪伴及協助患者慢慢理解與接受情況。

表❷ 診斷爲構音方面障礙的4個模式及其處理方式（里見醫師等人的分類）

		口腔機能	
		有問題	沒問題
口腔形態	有問題	I	II
	沒問題	III	IV

I……若懷疑口腔內有形態上的問題，則需要改善形態方面問題 ⇒以醫科及牙科的治療爲優先（唇顎裂、顎變形症、咬合不正等）
II……若診斷有形態上的問題，但機能上沒問題 ⇒考量是否需要醫科或牙科的治療，請ST人員進行構音指導及MFT的適應診察
III……若診斷無形態上的問題，而是有機能上的問題 ⇒請ST人員進行構音指導及MFT的適應診察
IV……若口腔內未診斷出形態上、功能上的問題 ⇒ ST人員指導、MFT練習

口呼吸的對策

寺田典絵
Norie TERADA

東京都．銀座並木通坂本矯正牙科診所
口腔衛生師

鼻呼吸與口呼吸

人類藉由用鼻子呼吸，利用鼻腔的過濾功能，清除從鼻子進入的空氣中所含的灰塵或細菌等異物，同時空氣經由鼻腔加溫加濕後，使其中的氧氣狀態最易爲肺泡所吸收。鼻子就像是附有加濕功能的空氣清淨機，如果患者習慣性用嘴巴呼吸，因灰塵及細菌進入而容易感冒，免疫機能也會失調，也會有口腔內乾燥、自淨作用變弱、會發生早起時喉嚨痛、嘴唇乾裂、口臭……等各種症狀。且由於嘴巴不自覺地張開，因此在外表上也不甚美觀。

口呼吸的原因

造成口呼吸的原因有①因腺樣體（咽頭扁桃體肥大：圖1）或上顎扁桃體肥大（圖2）、過敏性鼻炎、蓄膿症等導致的鼻塞所造成、②因上顎前突、上下顎前突等咬合不正所造成（圖3）、③呼吸道沒有異常，從小就養成張著嘴呼吸的習慣（圖4）等。

究竟是因鼻咽頭疾病、咬合不正、抑或習慣造成的口呼吸，可用X光攝影先行大略的判斷（圖5a、b）。

口呼吸時，嘴巴會不自覺張開，由於沒有閉上嘴巴用鼻子呼吸的習慣，嘴唇閉鎖力會減弱，另外，多數患者的舌頭會鬆弛地掉落在下顎齒列內，形成所謂的低舌位（圖6）問題。

無法伴隨鼻呼吸的習慣性口呼吸，基本上有機會利用MFT改善。

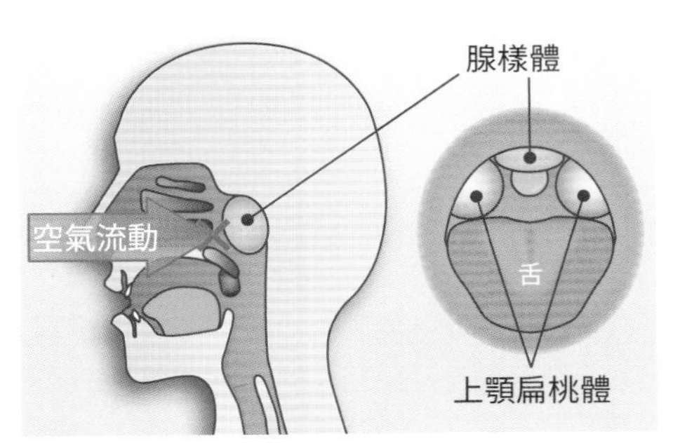

圖❶ 腺樣體（咽頭扁桃體肥大）

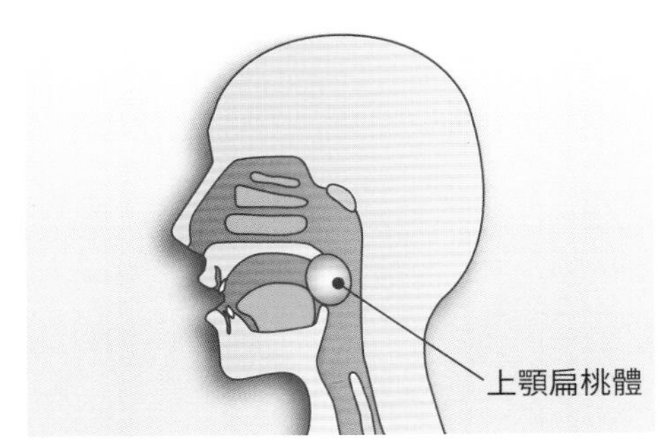

圖❷ 上顎扁桃體肥大

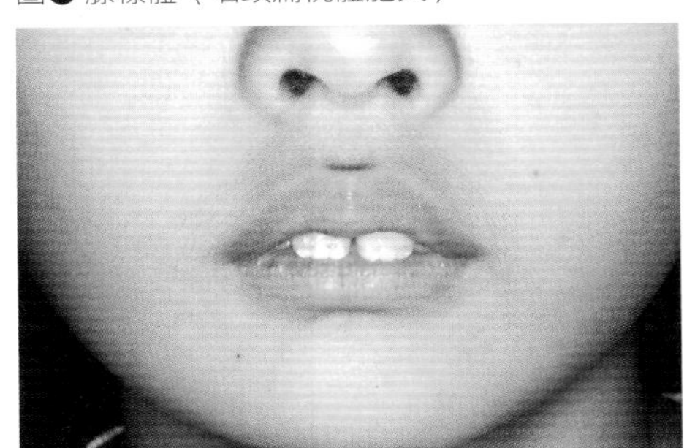
圖❸ 上顎前突導致嘴唇閉鎖不全

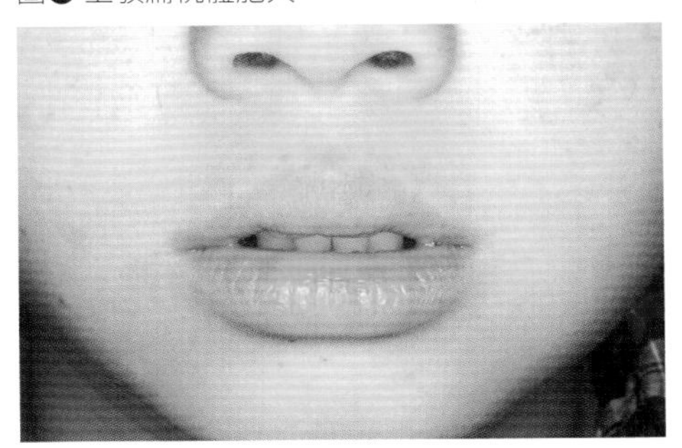
圖❹ 長期習慣性張口呼吸導致的口呼吸

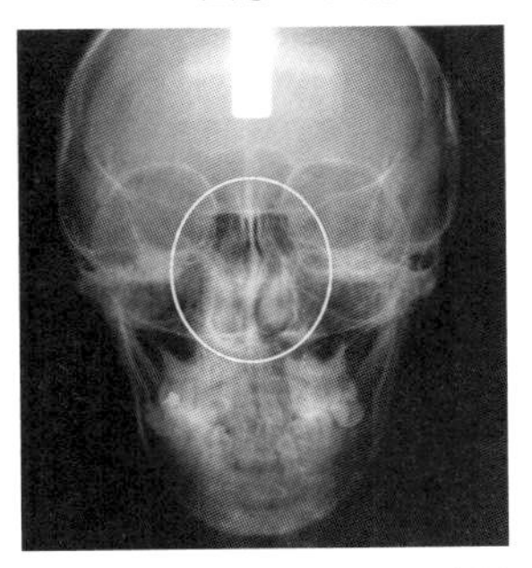
圖❺ a 從正面顱部X光照確認鼻塞狀況。鼻黏膜膨脹就是鼻塞的證明。

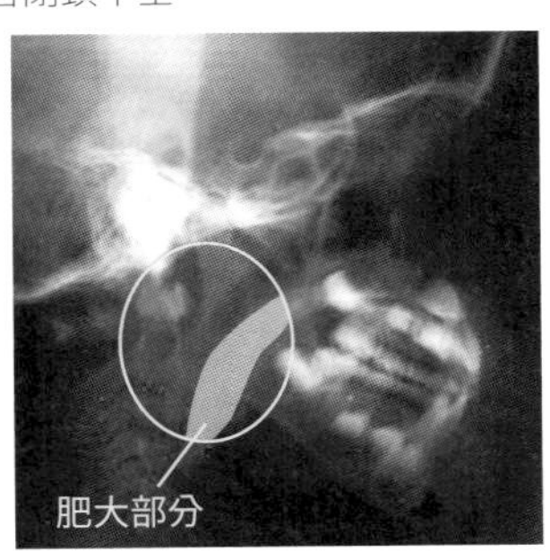

圖❺ b 側面顱部X光照確認呼吸道狀況。因扁桃體肥大造成呼吸道變窄

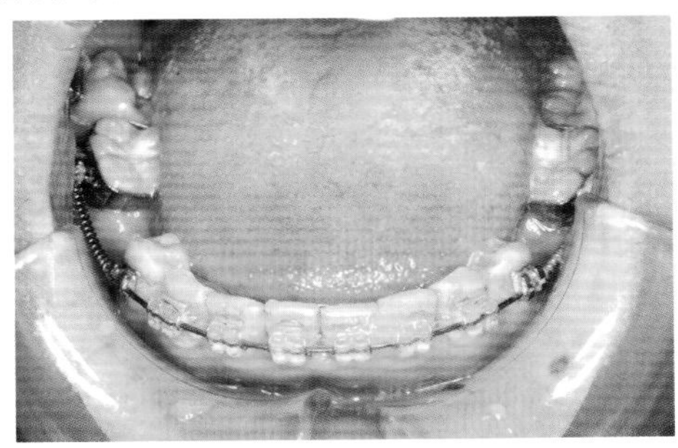
圖❻ 低位舌（舌頭鬆垮的狀態落於下顎齒列中）

因上顎前突等咬合不正造成的口呼吸，多患有上唇翻轉，力量較弱的短唇症狀。這時根本的齒列矯正治療，能改善口呼吸或其嘴型。然而，利用MFT改善因鼻部疾病或過敏性鼻炎造成的口呼吸，十分困難，建議到耳鼻喉科接受診療。在這種情況下，MFT便成爲防止口呼吸症狀惡化所需要的訓練。

口呼吸的影響

口呼吸造成的影響有以下這些情況：

①嘴唇乾裂、唾液黏稠

②牙齦炎或牙齦紅腫

③嘴唇張開部位的牙齒有染色情形

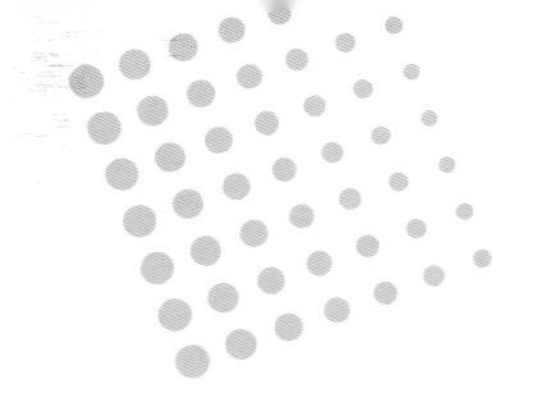

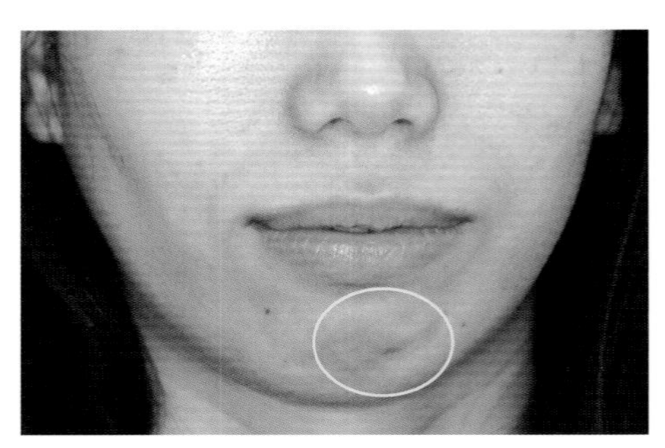

圖❼ 頦肌緊繃

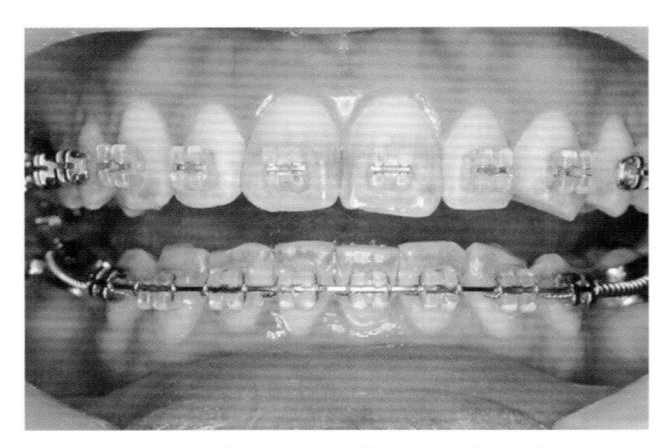

圖❽ 因口呼吸導致嘴唇沿線牙齒有染色情形

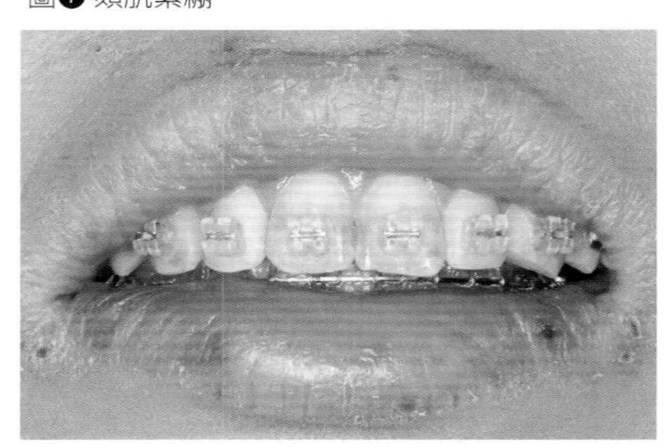

圖❾ 因口呼吸導致的嘴唇乾裂

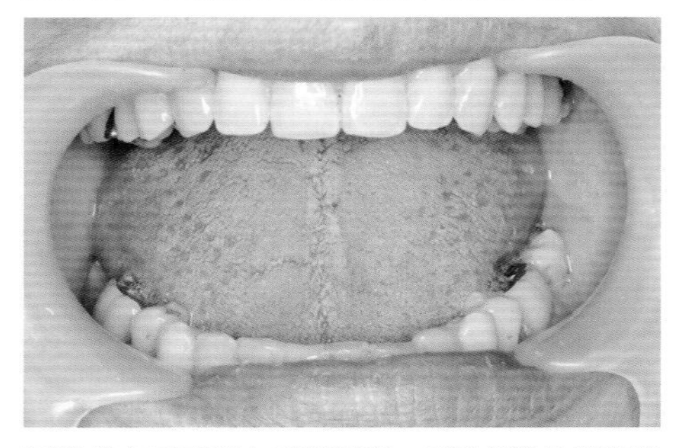

圖❿ 整個舌頭都有舌苔情況，舌頭側邊位置覆蓋住牙齒咬合面

④舌背有色素沉澱或容易附著舌苔，容易造成口臭

⑤容易導致低位舌

⑥唇側邊無力推壓前齒，造成有前突或空隙齒列

即使患者本人並無意識，由於口呼吸具有以上症狀，因此很容易識別。口呼吸人士在緊張的時候會留意閉緊嘴唇，但閉緊嘴唇時頦肌緊繃，即可看出平時有口呼吸問題（圖7）。特別是多數成年女性，向其說明頦肌緊張的原因並從這一點來解釋會更具效果。

若有口呼吸問題，日常臨床會發現嘴唇開啟後沿著嘴唇線條，齒面有染色狀況（圖8）。前齒的染色多半是口呼吸所造成的，與用久了的茶杯裡有茶漬是一樣的道理。此外，口呼吸人士嘴唇會有乾裂情形（圖9），由於口呼吸時熱空氣不斷通過嘴唇之間便造成嘴唇乾巴巴的狀況。許多患者會舔嘴唇或塗護唇膏來處理嘴唇乾燥的問題，但想要從源頭解決，就必須改善口呼吸症狀。

口呼吸會連帶引起口腔乾燥，降低唾液擁有的自淨作用，加上舌頭無法上抬後吞嚥，都是誘發舌苔或口臭的間接原因（圖10）。

鼻部疾病、過敏性鼻炎導致的鼻塞是口呼吸的一大原因，這些疾病需要耳鼻喉科醫師的協助。若口呼吸的原因是咬合不正，也就是齒列不正才導致的口呼吸，有自覺的人士並不多，嘴唇閉鎖不良是咬合不正造成的，有必要教導患者接受矯正治療來改善口呼吸及嘴型。

改善口呼吸的鍛鍊

習慣性口呼吸大多伴有低位舌的問題，連帶地導致嘴型凸出及咬合不正。要改善習慣性

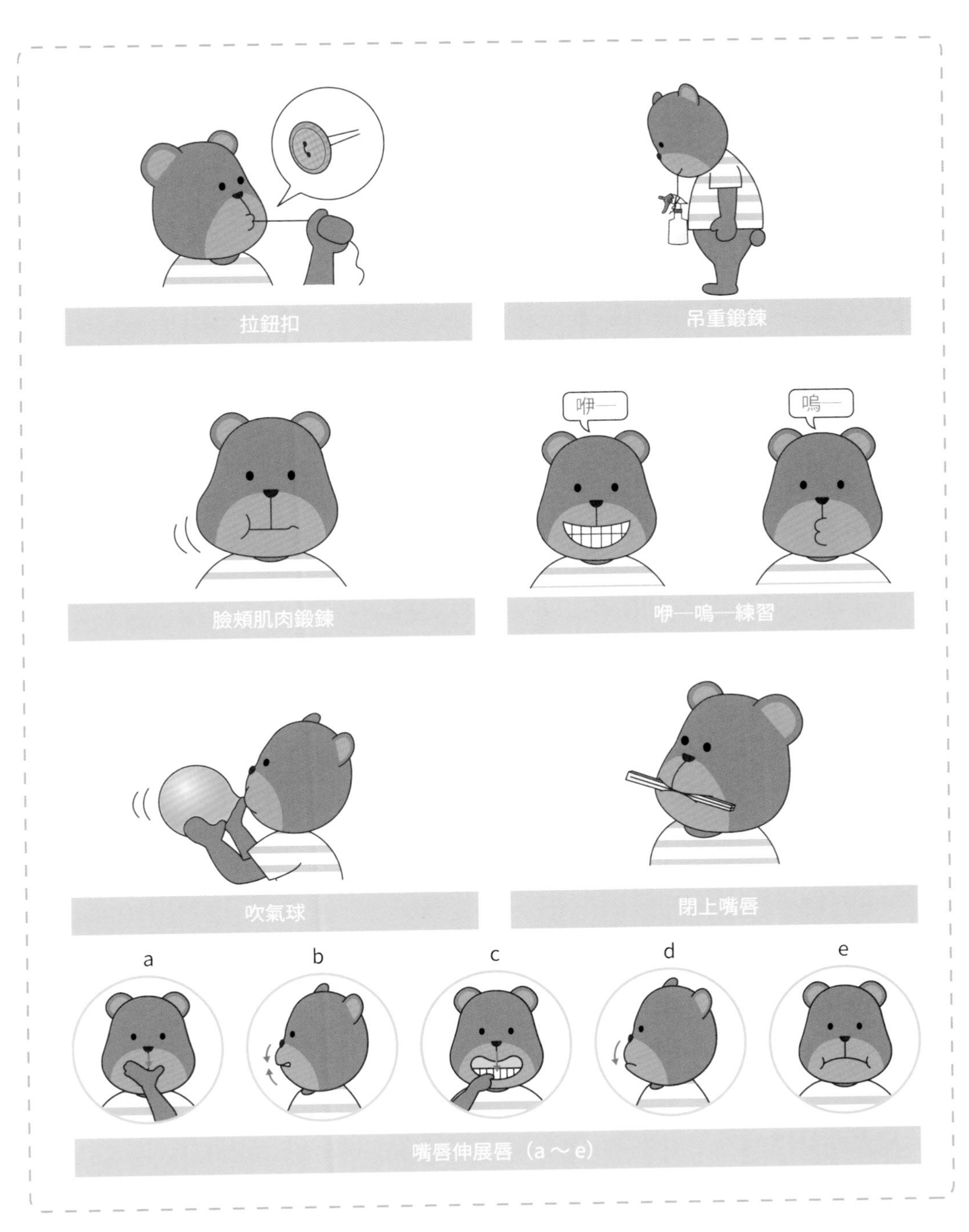

圖⓫ 讓嘴唇肌肉更有活力的嘴唇鍛鍊

口呼吸，就必須讓嘴唇能夠自然閉合，也就是把目標訂爲強化嘴唇肌力。透過MFT訓鍊，不只是嘴唇，也能有效促進口腔顏面肌肉的協調（圖11、12）。訓練過後能有意識地閉緊上嘴唇並學會上抬舌頭時，更能改善大多數的上述症狀（圖13、14）。

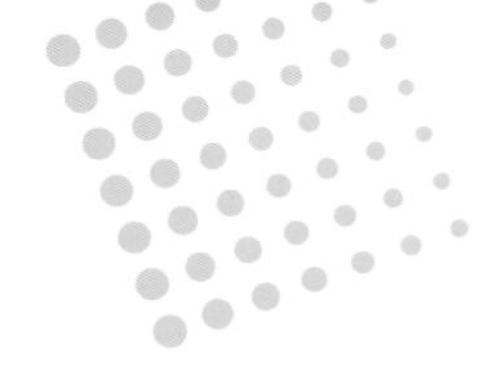

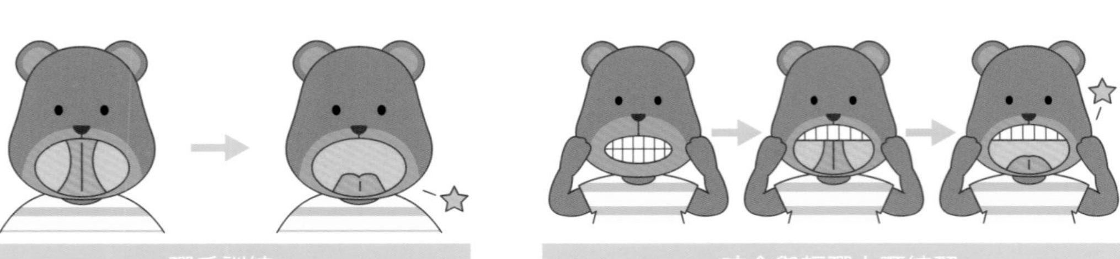

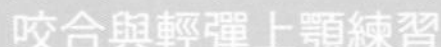

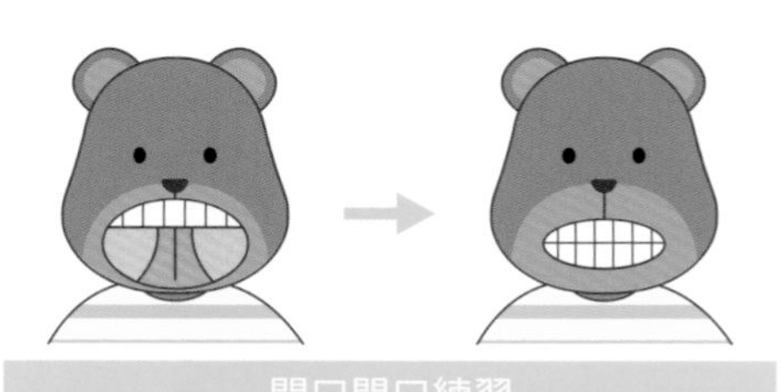

圖⓬ 舌頭上抬鍛鍊對低位舌十分有效

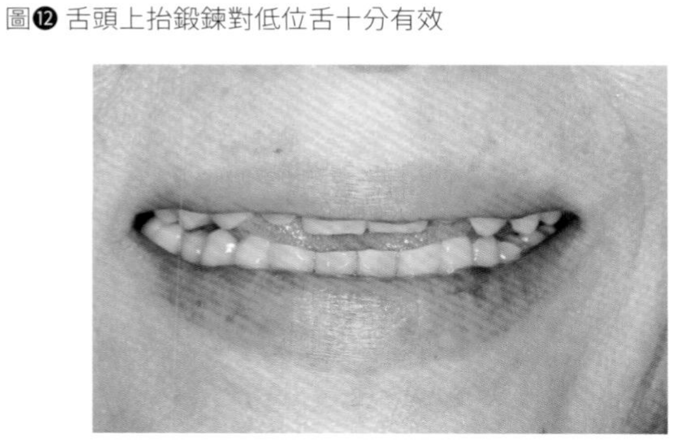

圖⓭ 初診時。口呼吸導致低位舌及嘴唇沿線牙齒有染色現象

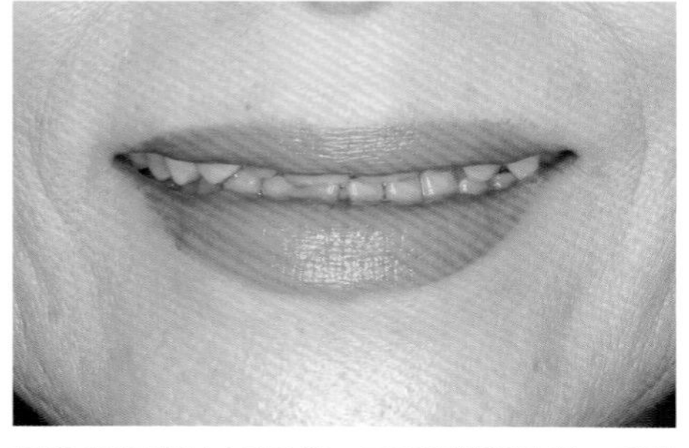

圖⓮ MFT 開始4個月後。口呼吸獲得改善，舌頭也能上抬，牙齒染色狀況消失。

由於口呼吸與各種疾病有所關連，因此屬於對健康上來說不可忽視的口腔習慣。從預防、改善口腔內疾病及全身疾病的觀點上來看，解決口呼吸問題也是相當有意義的。我們應該將其視爲MFT的第一步，開始指導口呼吸患者進行MFT。

重點建議

若患者有習慣性口呼吸，可積極進行舌上抬訓練，同時合併嘴唇閉鎖訓練，效果更佳。訓練時的重點是，不只舌尖上抬，整個舌頭都要吸附於上顎，且不只用口頭說明，指導者必須利用影像加深患者的印象。

將患者的舌上抬狀態拍下，用螢幕呈現，邊看邊進行教學的效果好。

CASE PRESENTATION

症狀案例 3

以MFT改善口呼吸的症狀案例

案例概要

初診時年齡9歲6個月的女孩，主訴爲上顎前突，希望進行矯正治療（圖1）。雙親也有上顎前突的傾向。初診問診時，得知家長有注意到患者口呼吸的問題。左右側大臼齒關係爲Angle II 級，因咬唇癖而有過大的水平覆蓋咬合、垂直覆蓋咬合、嘴唇閉緊時頦肌過度緊繃等問題，預估換牙時會有些微的齒列擁擠。

不良習慣方面，過去有咬指甲，目前有舔嘴唇及咬唇習慣，其他還有曾因治療過敏性鼻炎而到過敏科看診並以藥物控制中。

檢查及診斷的結果，建議以固定式上顎擴張器將上顎齒列往側邊擴大並以改善垂直覆蓋咬合爲目標的混合齒列期的矯正治療，並且併用MFT，由訓練人員協助誘導至上下I級咬合關係。

根據MFT診斷，患者無論日夜都有口呼吸狀況，上顎前齒附著了頑固的齒垢（圖2）。舌頭時常位於低位，並有舌苔附著。嘴唇紅腫並因乾燥而乾裂（圖3）。

舌壓爲29.7hpa，近乎正常值，也未診斷出上顎扁桃肥大、舌繫帶異常。

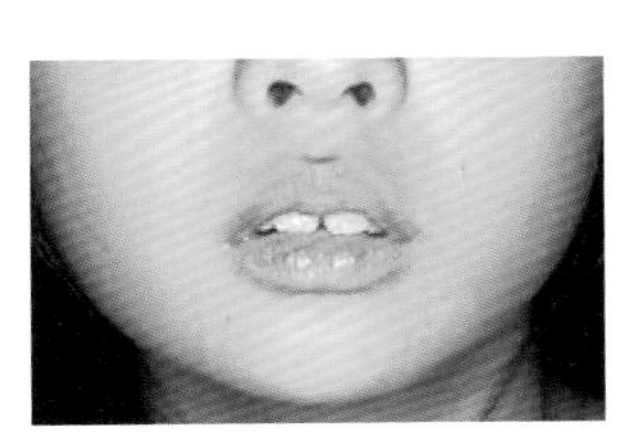
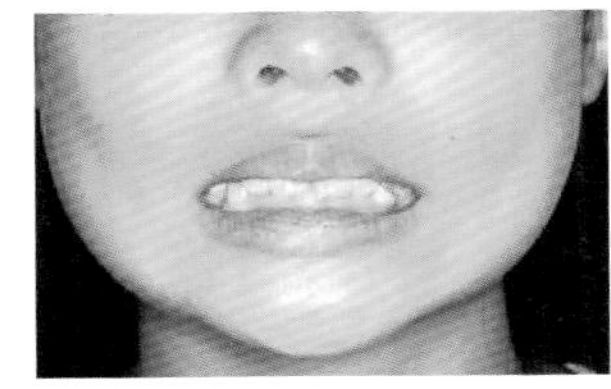
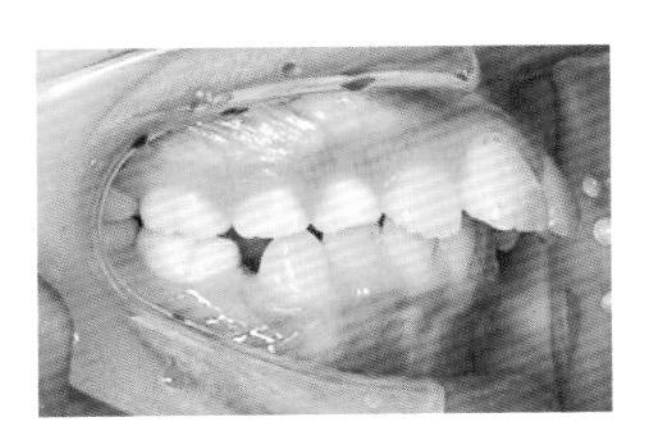
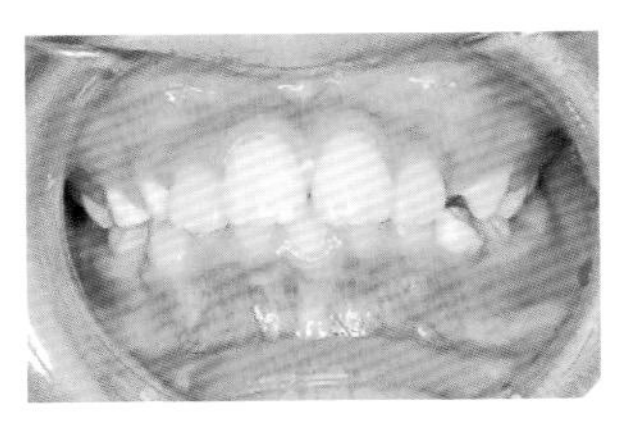
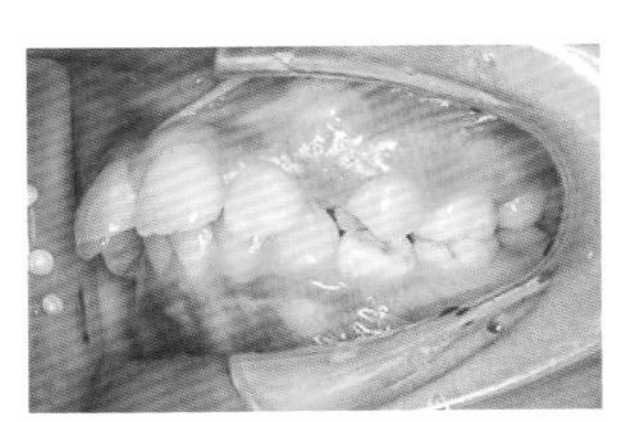
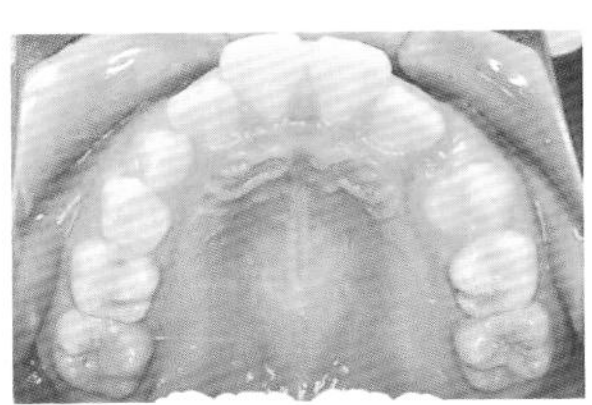
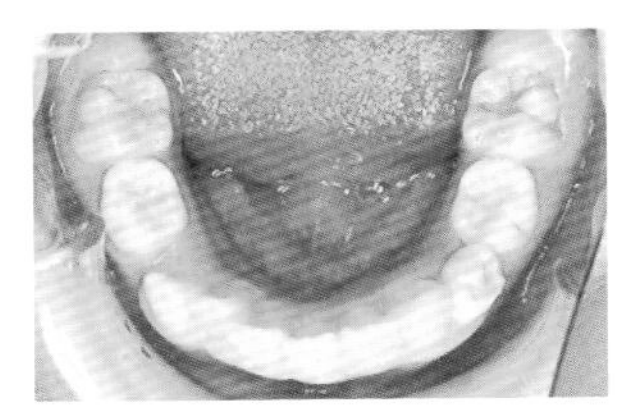

圖❶ 初診時口腔內及嘴唇的狀態

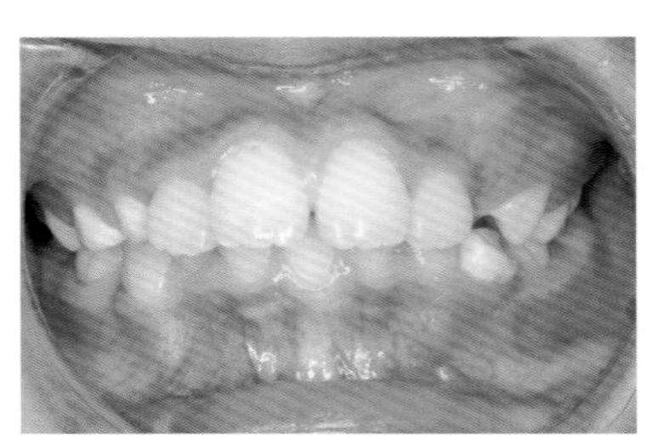

圖❷ 上顎中門牙齒頸部附著的頑固齒垢

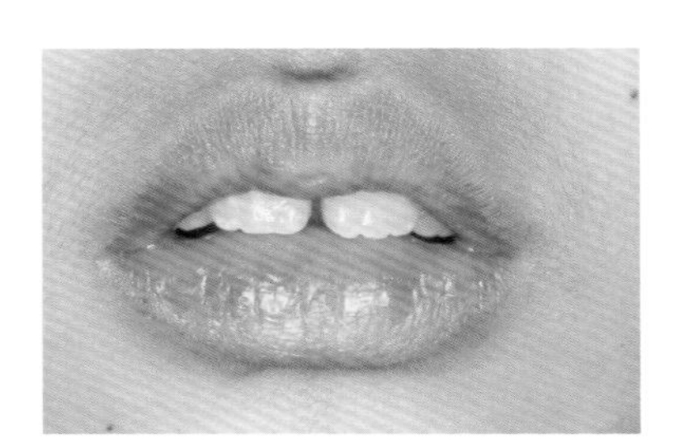

圖❸ 口呼吸造成嘴唇乾燥及紅腫

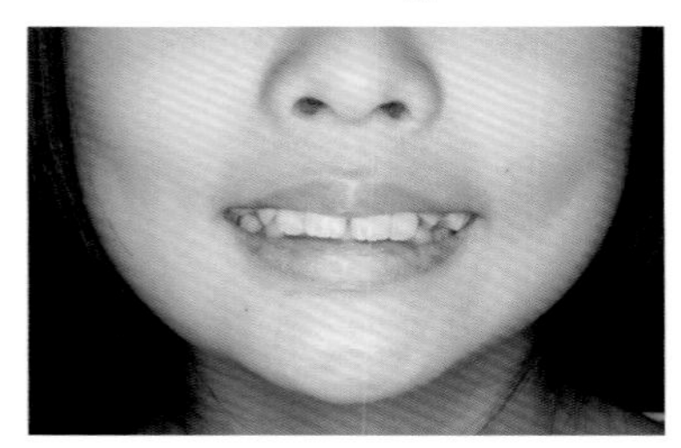

圖❹ a MFT開始8個月後的嘴唇狀態。嘴唇乾燥狀態已改善

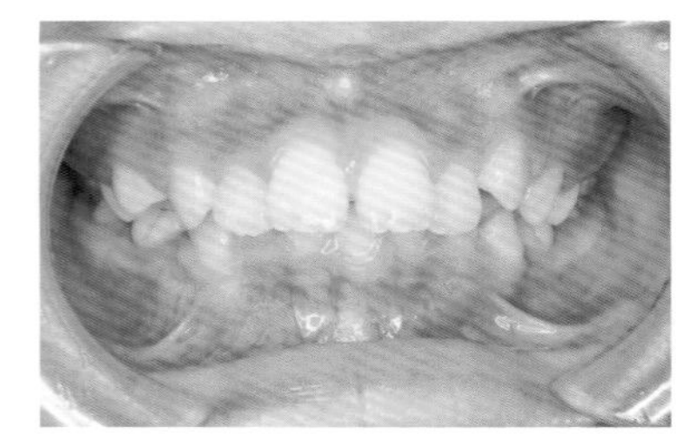

圖❹ b MFT開始8個月後的口腔內部狀況。齒垢沉澱已改善

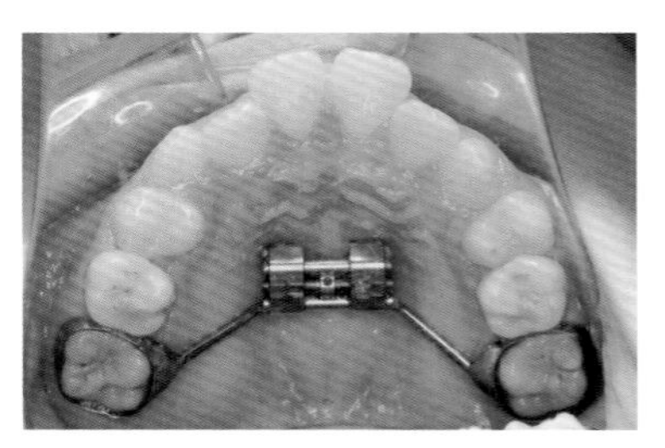

圖❹ c 上顎側邊擴張器

指導目標及指導概要

MFT的目標爲①舌後方位置上抬、②口腔周圍肌肉平衡、③獲得正確的舌位、④獲得正確的吞嚥模式，等以上4項。

然而，因爲裝上固定式上顎擴張器作爲矯正裝置，舌頭上抬訓練有困難，而改變了目標的順序，首先第1目標是請患者有意識地閉上嘴唇，使用月曆紀錄閉上嘴巴的次數，指導患者隨時提醒自己以達成目標。

另外，爲了整頓口腔周圍肌肉環境，讓嘴唇更易閉緊，開始進行臉頰肌肉鍛鍊及吹氣球訓練。在習慣矯正器後，開始練習彈舌，這時候不是舌後方位置上抬，而是目標放在讓舌背碰觸矯正器，並請患者記住這種感覺，搭配訓練，在裝上擴張器8個月後，齒垢附著的情況好轉，嘴唇狀態也逐漸改善（圖4a～c）。

拆下上顎擴張器後，在起床後1小時與就寢前1小時使用訓練器，開始MFT。

首先進行舌頭上抬訓練及咬合與輕彈上顎、開口閉口練習。充分確認舌後方位置能上抬後，患者記住碰觸點，於是開始進行吞嚥模式的鍛鍊法一飲水吞嚥。在訓練開始11個月後，家長便開心地表示患者不自覺張開嘴的習慣已大幅改善（圖5a、b）。

之後指導患者實際進行「啊咿嗚杯體操」[30]，訓練患者養成習慣，並持續訓練（圖6a、b）。

結果及討論

過敏性鼻炎患者有口呼吸，在過敏科看診、接受上顎擴張與固定式矯正器的矯正治療、接受訓練師的MFT訓練治療後，獲得顯著的改善成果。

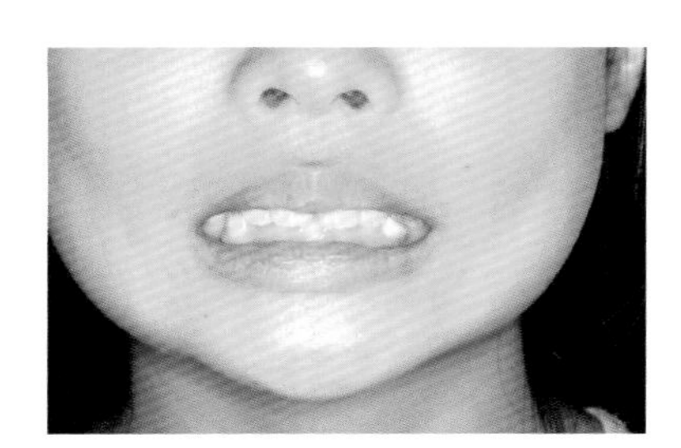

圖❺ a 初診時的嘴唇狀態

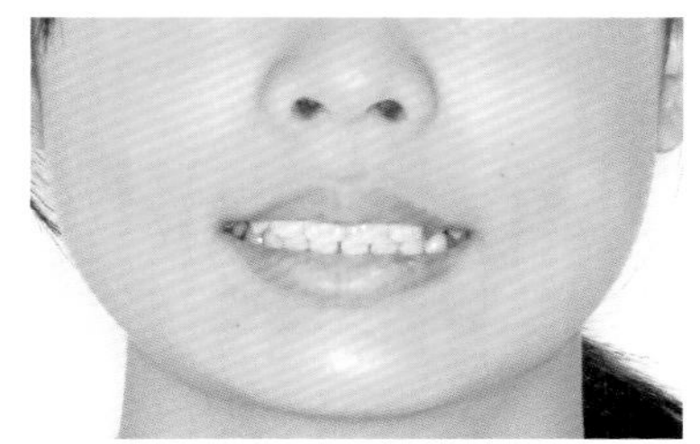

圖❺ b MFT開始11個月後的嘴唇狀態。與圖5a比較，可看出嘴唇乾裂及紅腫狀態已改善。

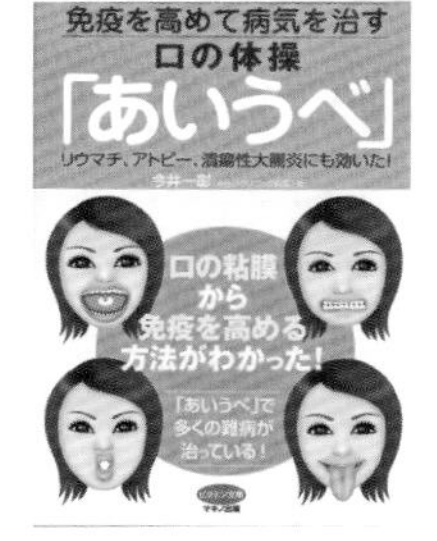

圖❻ a 提高免疫，治療疾病的「啊咿嗚杯體操」（Makino出版）[30]

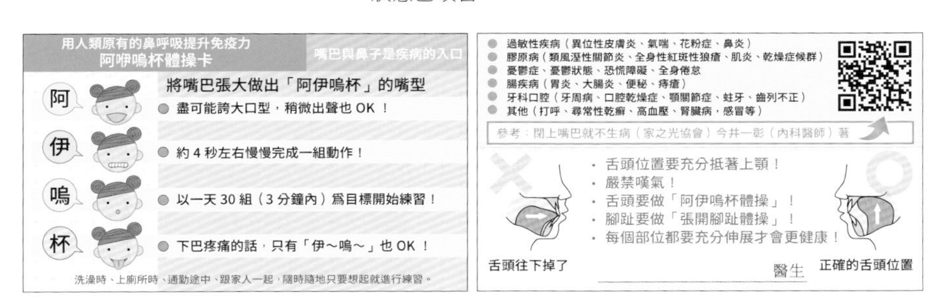

圖❻ b 實際交給患者的「啊咿嗚杯體操」卡、左：正面、右：背面（圖片提供：未來診所・今井一彰）

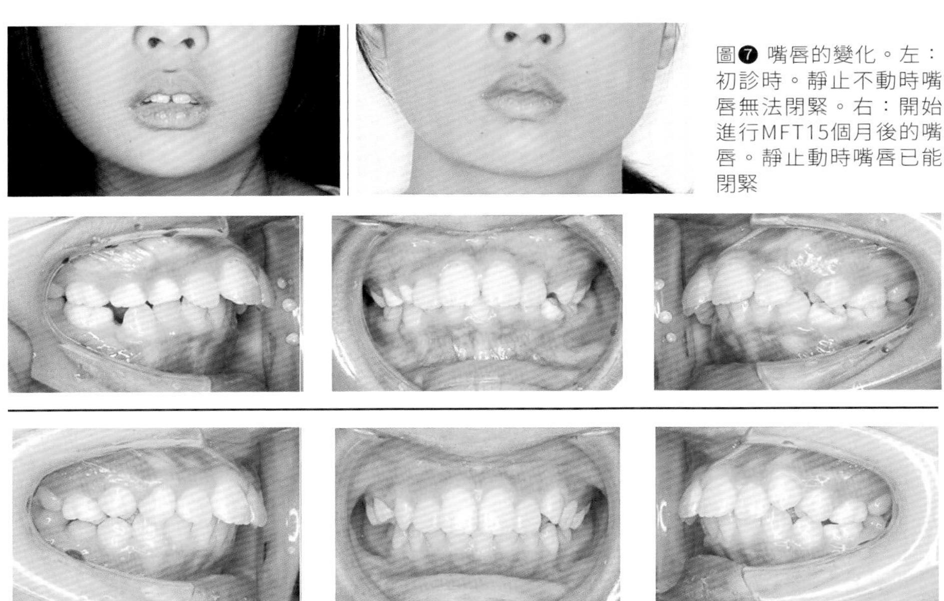

圖❼ 嘴唇的變化。左：初診時。靜止不動時嘴唇無法閉緊。右：開始進行MFT15個月後的嘴唇。靜止動時嘴唇已能閉緊

圖❽ 口腔內的變化。上段：初診時的口腔內部。下段：MFT開始15個月後的口腔內部。牙齒長出後預計進行 II 期治療

舌頭變得能往上抬，嘴唇也能閉緊，使口腔周圍肌肉更協調，更穩定的齒列排列，靜靜等待恆齒齒列期的完成萌發（圖7、8）。

此外，臉部外貌獲得改善，患者本人及家長感到十分滿意，這個案例證明了MFT能有效改善口呼吸。

10 鼻部疾病、扁桃肥大、低位舌與舌頭不良習慣（舌癖）之間的關係

坂本輝雄
Teruo SAKAMOTO

東京齒科大學 牙科矯正學教室
牙科醫師

末石研二
Kenji SUEISHI

東京齒科大学 牙科矯正學教室
牙科醫師

前言

若患有舌頭往前方及側邊突出的吐舌癖（Tongue Thrust）、咬舌癖、弄舌癖等舌頭不良習慣，會導致咬合不正（特別是開咬）（圖1、2）的發生。此時可合併MFT與齒列矯正來治療病因，但若未先利用MFT改善舌癖，矯正治療將無法順利，治療後的咬合也不穩定且容易復發，屆時不得不重新進行治療（圖3）。"舌癖先？還是咬合不正先？"時常有這樣的議論，乃因舌癖與咬合不正有著密不可分的關係。

造成咬合不正的口腔習慣中，"吸手指"是發生頻率最高的原因，在乳牙前齒進入換牙期這段時期（Hellman's dental age：IIIA、6～7歲）持續吸手指的話，會導致上顎齒列牙弓狹窄，前齒無法在適當的位置長出，呈現前牙錯咬及開咬。

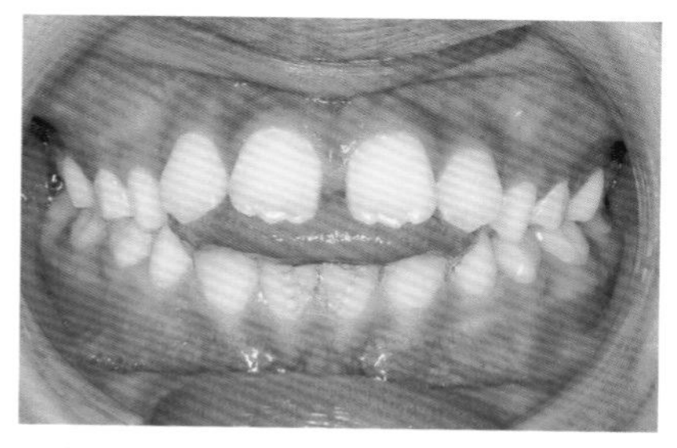

圖❶ 前方開咬

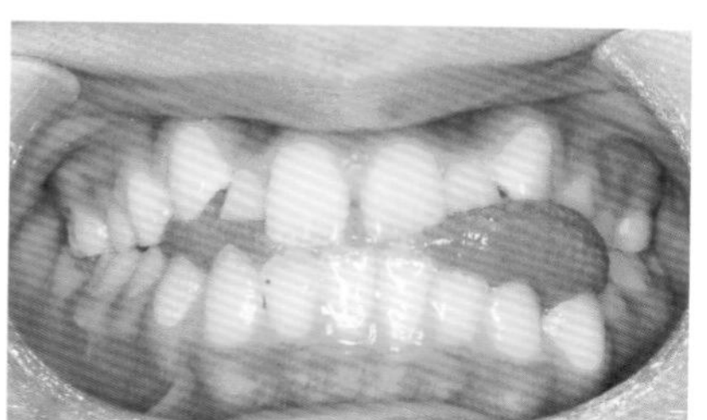

圖❷ 側方開咬

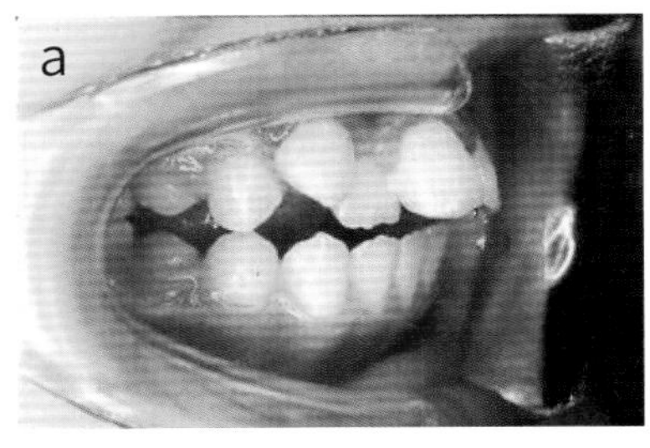

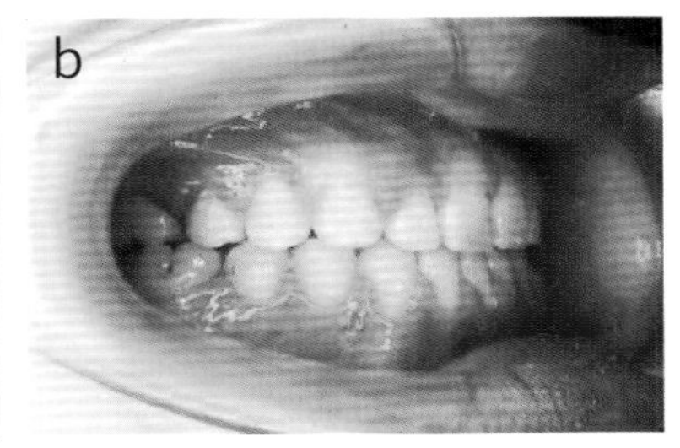

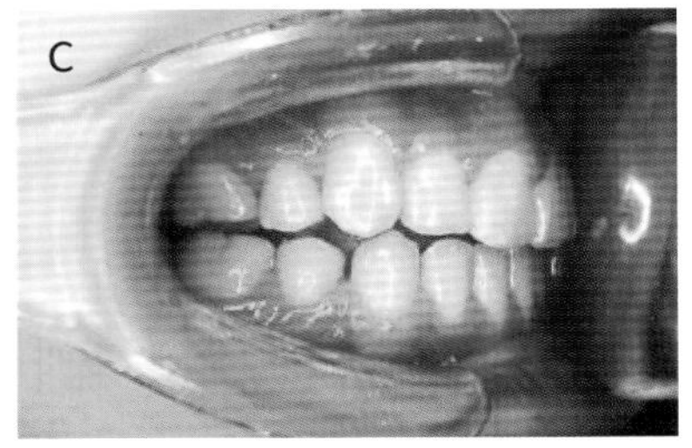

圖❸ a：治療前、b：治療結束後、c：追蹤觀察1年後。14歲女子。此案例主訴開咬並前往看診。拔掉上下左右第1小臼齒，合併MFT並在上下齒列使用顎間橡皮筋，讓上下牙挺出，獲得良好齒間咬合關係，但由於治療後仍未改善舌癖，因此再度復發。

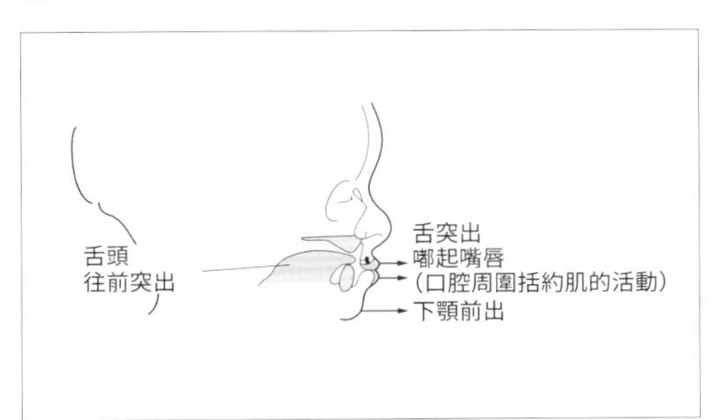

圖❹ 嬰兒型吞嚥圖

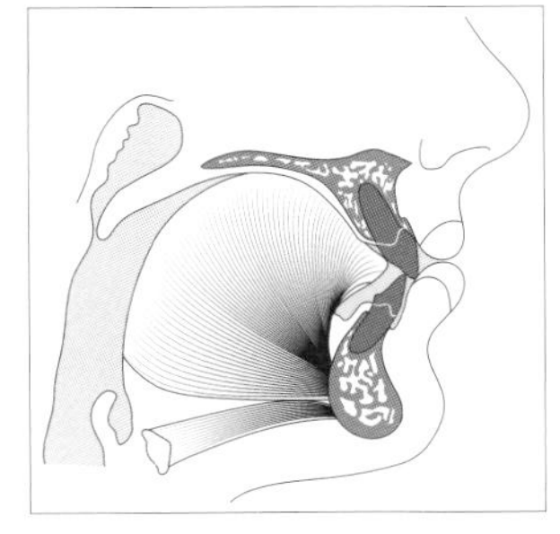

圖❺ 正常吞嚥

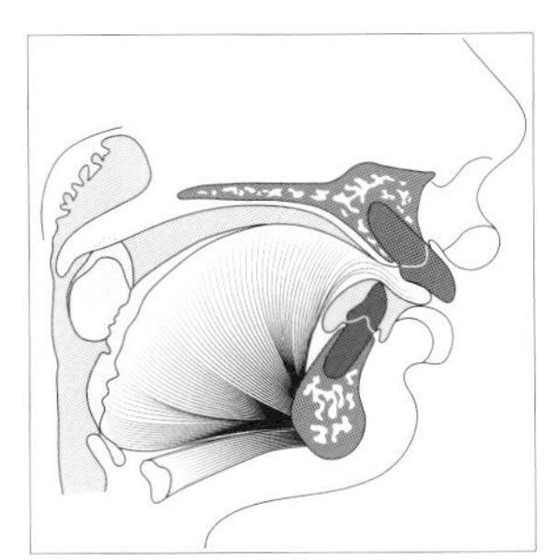

圖❻ 異常吞嚥

本章節將列舉出除了吸拇指外其他會造成舌頭不良習慣（舌癖）的疾病，並說明兩者間的關聯。

舌頭不良習慣到底是怎麼一回事？

1.嬰兒型吞嚥

出現於哺乳時的吞嚥模式，與成熟後的吞嚥模式不同。其特徵是下顎隨著舌頭突出，往前方移動，伴隨口輪匝肌的動作咬住乳頭吸吮，從吸吮到吞下的哺乳動作中，下顎會往前後方向進行活塞運動，這段期間舌頭處於低位，舌背呈現下凹形狀（圖4）。

2.正常（成熟型）吞嚥

至於成熟型吞嚥，則是舌頭及下顎不會往前方突出，口輪匝肌的緊繃降低，下顎上抬肌開始獲得控制，且舌頭未下凹，在高位邊接觸上顎邊將食塊由前往後以波狀運動往咽頭傳送。吞嚥時，上下顎牙齒會輕輕相碰（圖5）。

3.異常吞嚥習慣（吐舌癖）

在恆牙長出後仍長期使用嬰兒型的吞嚥模式，將是咬合不正的原因之一。吞嚥時舌尖從上下門牙間突出，這種情形被定義爲“吐舌型吞嚥”。舌頭從上下顎的牙齒間突出，甚至碰到嘴唇，這樣的異常吞嚥習慣會造成前齒位置發生開咬。相反的，患有開咬的患者爲了在吞嚥時保持口腔內的負壓，不得不吐出舌頭以保持口輪匝肌緊繃，這是使症狀更爲惡化的主要原因（圖6）。

4.咬舌癖、弄舌癖

雖未處於發音及吞嚥的情形下，仍會無意識咬舌、將舌頭往前伸的舌頭習慣。這種習慣會導致上下顎前齒朝嘴唇方向傾斜、前齒開咬、齒列空隙等問題。

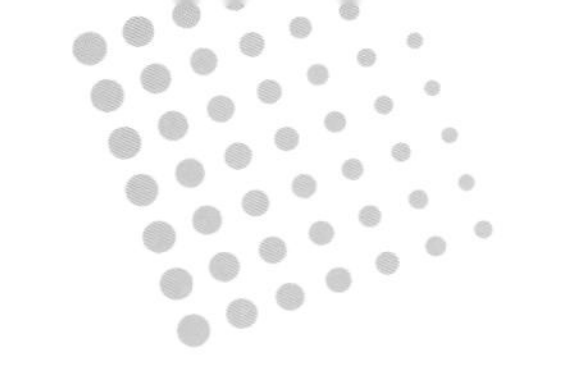

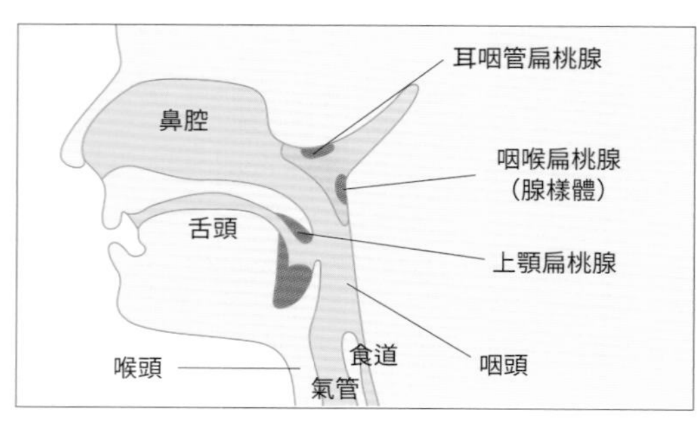

圖❼ 鼻腔與咽頭的構造

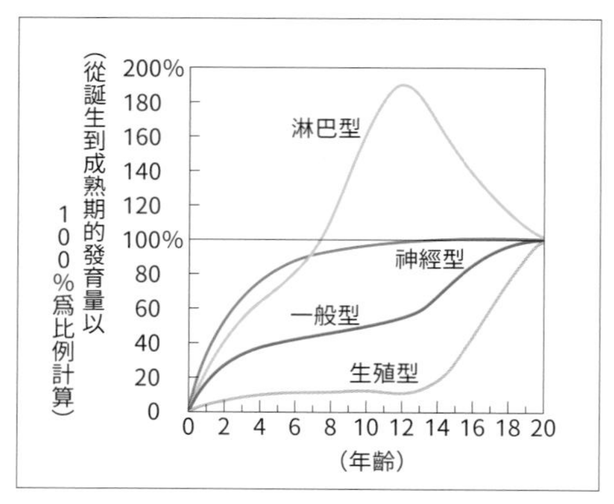

圖❽ 生長期內臟器官發展曲線

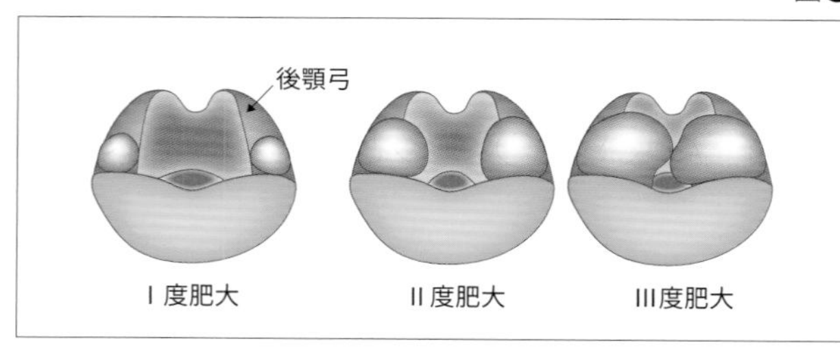

圖❾ Mackenzie 分類。I 度：上顎扁桃腺稍微蓋過後顎弓的狀態。II 度：I 度與III度中間的狀態。III度：左右扁桃腺幾乎從中間相接的狀態

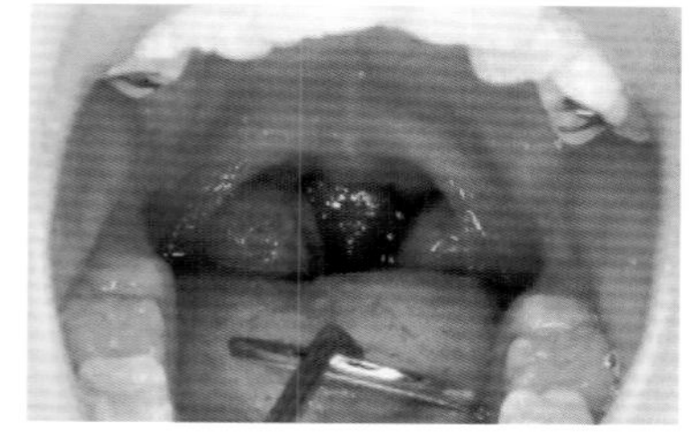

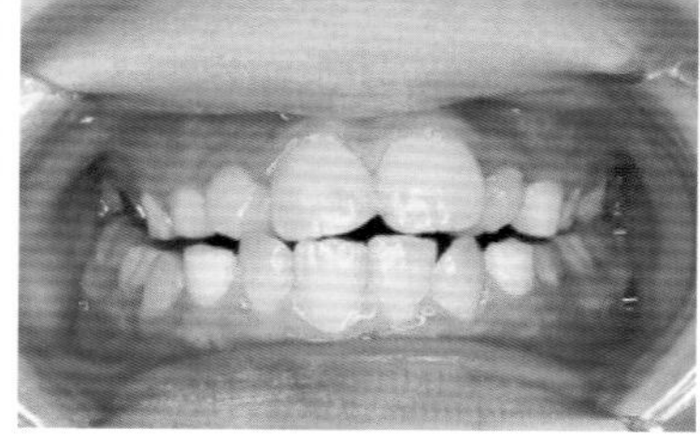

圖❿ 8歲男孩，此案例由於上顎扁桃腺肥大（Mackenzie 分類 II 度）導致舌低位及口呼吸，並因吐舌癖使前齒呈現開咬狀況

鼻部疾病

鼻黏膜長期發炎，會導致慢性氣管堵塞而產生鼻塞，引發口呼吸。導致鼻塞的疾病有花粉、室內粉塵造成的過敏、鼻中膈彎曲、鼻竇腔炎等，症狀嚴重時則需要諮詢醫生。

扁桃肥腺大（圖7：鼻腔與咽頭構造）

扁桃腺肥大主要包含上顎扁桃腺肥大及咽喉扁桃腺（腺樣體）肥大。從生長期內臟器官發育曲線（圖8）來看，扁桃腺屬於淋巴型腺體，在出生後～12歲左右會急遽成長，超越成人程度，但過了青春期便會恢復成人水平。附帶一提，身高及上下顎骨屬於一般曲線，在幼兒期早期會發育較快，之後漸次趨緩，到了出現第二性徵的青春期時，會再度急速發育，發展到頂點並達到成人水平。

扁桃腺肥大會妨礙正常的鼻呼吸，其代價就是發生低位舌的口呼吸。

1.上顎扁桃腺肥大

上顎扁桃腺是能提供免疫力（指病原菌或病毒侵入身體，也不容易生病的狀態）的內臟器官，上顎扁桃腺肥大會造成以下症狀①口咽

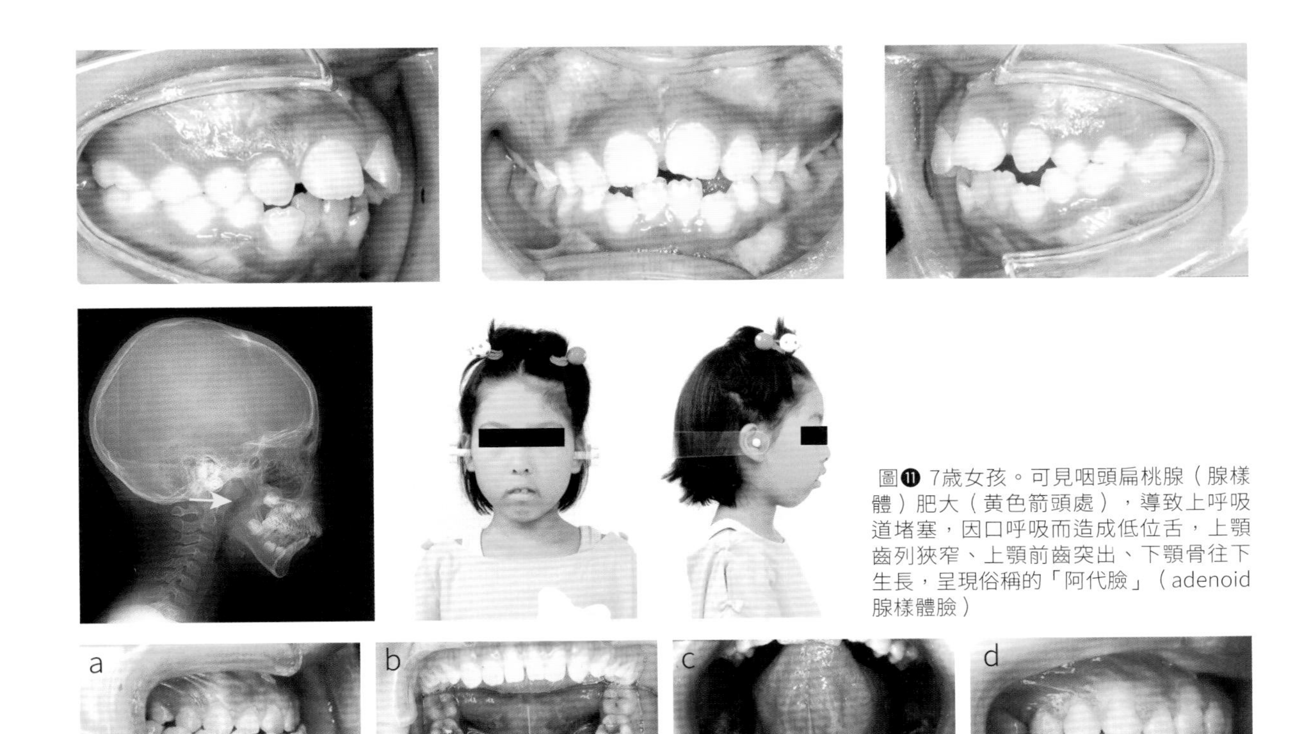

圖⓫ 7歲女孩。可見咽頭扁桃腺（腺樣體）肥大（黃色箭頭處），導致上呼吸道堵塞，因口呼吸而造成低位舌，上顎齒列狹窄、上顎前齒突出、下顎骨往下生長，呈現俗稱的「阿代臉」（adenoid 腺樣體臉）

圖⓬ a：治療前、b：舌繫帶切除術前、c：舌繫帶切除後、d：治療結束後。14歲女子。本案例因舌繫帶過短造成低位舌，產生下顎前齒空隙及錯咬，因而進行舌繫帶切除手術。手術後進行MFT並以舌頭上抬訓練爲主

部的氣道狹窄、打呼、呼吸中止、②口咽空間變窄，食物通過障礙。也會誘導舌頭往前伸，被認爲是造成吐舌癖的原因（圖6）。可用Mackenzie分類來表示上顎扁桃腺肥大的程度（圖9、10）。

2.咽頭扁桃腺（腺樣體）

若有腺樣體肥大問題，會導致鼻呼吸障礙，不得不伴隨低位舌以口呼吸。長期持續如此，會導致嘴唇閉鎖不全、上顎齒列狹窄、上顎前齒部往嘴唇方向傾斜、下顎骨生長方向偏下，前顏面高且伴隨下顎下緣平面角增大，呈現出俗稱的「阿代臉」(adenoid face)（圖11）。

低位舌

低位舌的原因，有如前所述的鼻部疾病或扁桃腺肥大導致的氣道障礙，也可能是舌繫帶過短所致。舌繫帶過短或肥厚，阻礙舌頭活動，導致異常吞嚥習慣或發音障礙。此外也會引發咬舌癖或弄舌癖等不良習慣，因舌頭將下顎齒列往前方推，造成齒列空隙或錯咬。治療這樣的案例，最重要的是延長舌繫帶，並進行舌上抬訓練（圖12）。

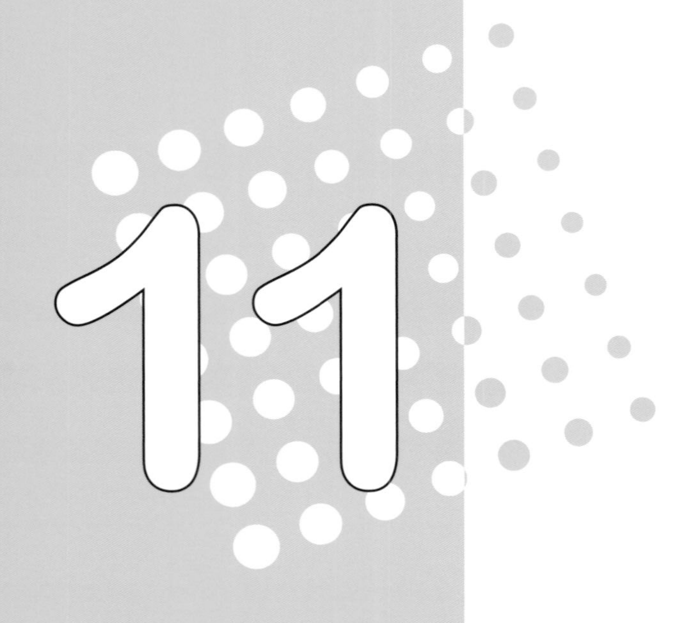

如何因應口腔不良習慣——吸手指、咬指甲、吸奶嘴

三輪康子
Yasuko MIWA

茨城県・三輪牙科醫院
牙醫師

低齡幼兒的口腔不良習慣，常見的是吸手指、咬指甲及口呼吸。本章節將介紹因應低齡幼兒口腔不良習慣到一般牙科看診的對策，特別是針對吸手指這項，進行說明。

吸手指

1.吸手指的影響（圖1）

吸手指對齒列的影響，會因吸手指的種類、時間長短、吸吮強度、頻率及上下顎關係等因素而產生個人差異。

在4歲前，若能改掉吸手指習慣，則較不易造成上顎前突或齒源性的開咬等問題，開咬也有機會自然治癒。然而，若5歲過後，仍改不掉而繼續吸手指，會轉移成骨骼性開咬，矯正治療也會變得困難。

當患者處於開咬狀態，除了會有低位舌、吐舌癖之外，使嘴唇（口輪匝肌）肌力變弱，會影響發音、咀嚼、吞嚥功能，也容易定型成習慣性口呼吸。

2.如何因應吸手指的對策

（1）嬰兒期到3歲左右，先進行觀察

從嬰兒期到1歲幼兒時期，不只會吸手指，也常見反覆做出舔拭各種物品、啃咬、吸吮等行爲。這些行爲能幫助發展，提高嘴巴的感覺功能，可看作是有意義的生理行爲。日常生活中可見有些兒童長期持續這種生理性的吸手指，成爲習慣，持續到2~3歲還沒改掉。

然而，大多數兒童隨著身心發展，活動範圍也變大，會逐漸減少吸手指頻率。卽使吸手指，大多也是在入睡前或無聊時才會做。

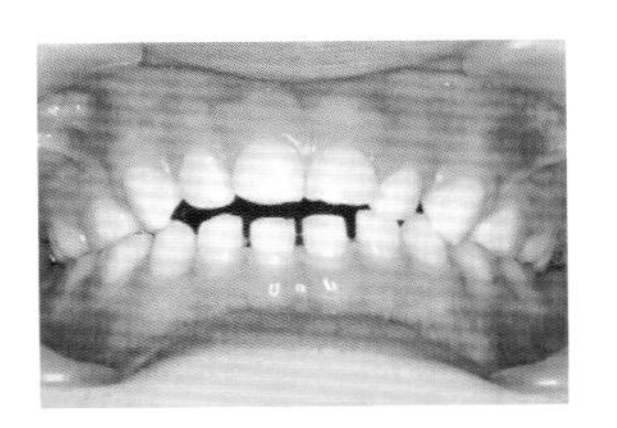

a：開咬

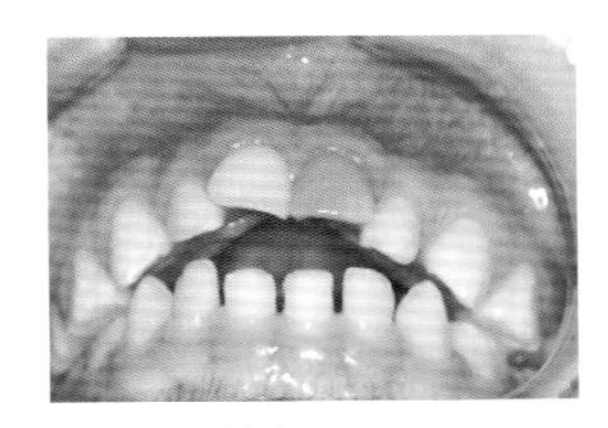

b：上顎前突

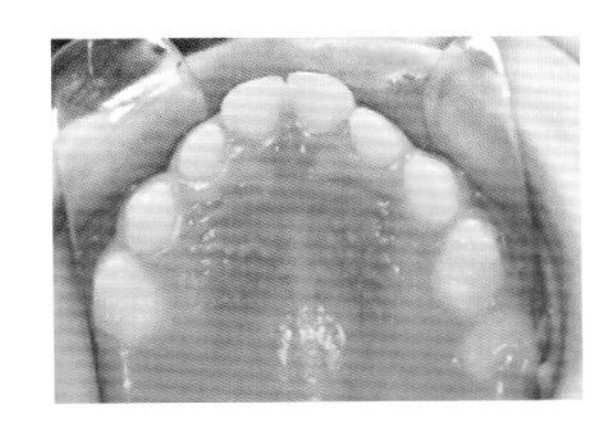

c：上顎齒列弓狹窄

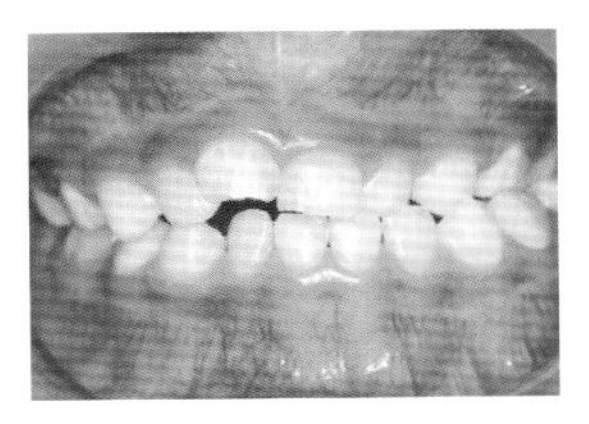

d：乳臼齒位置交叉咬合錯咬

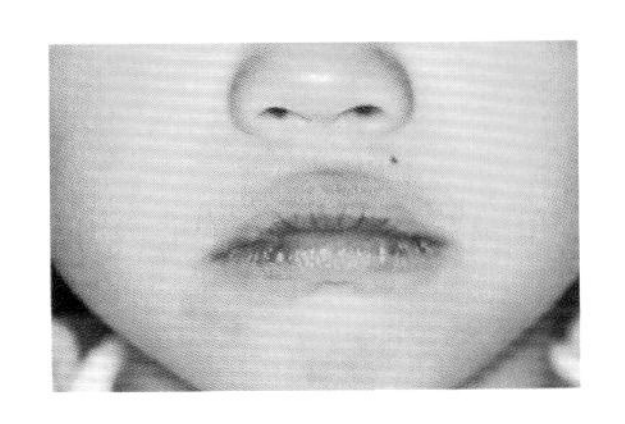

e：嘴唇乾燥

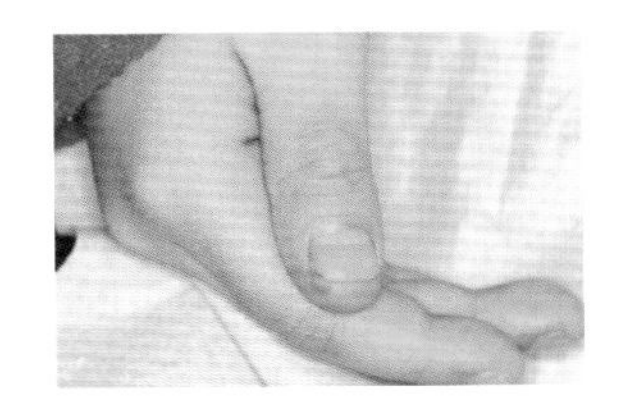

f：吸手指造成水泡

①齒列、咬合的影響	開咬、上顎前突、上顎齒列弓狹窄、錯咬
②功能上的影響	開咬症狀導致無法用門牙咬東西、舌頭不良習慣（舌突出、異常吞嚥、低位舌）、發音不清、嘴唇閉鎖不全導致口呼吸
③嘴型與側臉面貌的影響	上唇外翻 下垂、嘴唇閉鎖不全、嘴型突出
④皮膚的影響	手指水泡、手指腫脹、嘴唇乾燥
⑤心理層面的影響	羞恥心、罪惡感、自卑感等

圖❶ a～f 吸手指造成的影響

在這個時期，若遭到週遭人士糾正、斥責，會造成反效果而更不易改掉習慣，之後也可能無法產生自動戒除的動機。這個年紀的吸手指不須擔心，應向家長說明，以消除家長的不安。

同時，可建議家長在日常生活中，從起床、早餐開始，爲孩子調整正確的生活規律，讓孩子開心地沉浸在玩耍中，自然忘記吸手指。

（2）3歲半時期開始帶領孩子戒除習慣

這個時期幼稚園等團體生活變多，開始發展社會性，孩子會開始覺得吸手指是不好的舉動。讓其漸漸理解吸手指會使牙齒變醜，發音變得奇怪，3歲半後大多數孩子會自發性地戒掉吸手指的習慣。

當家長前來諮商吸手指問題時，往往會直接考慮如何阻止孩子吸手指。但有案例顯示，若在孩子心理不穩定的時期硬是阻止，會轉變成其他形式的異常習慣，如拔頭髮等自傷行爲。若研判吸手指是孩子用來安定精神的手段，醫者必須能夠判斷並適時告訴家長“現在可能先不戒除比較好”。

（3）5歲過後“頑固的吸手指”

5歲過後，因吸手指導致起水泡、及有顯著咬合不正及吐舌癖等問題的“頑固的吸手指”案例，需要專業醫師的矯正治療及正統的MFT指導。

再者，在持續“頑固的吸手指”行爲的案例中，有些是兒童本身心理因素或家庭失和等家長方面的問題所造成。若有這方面的顧慮，

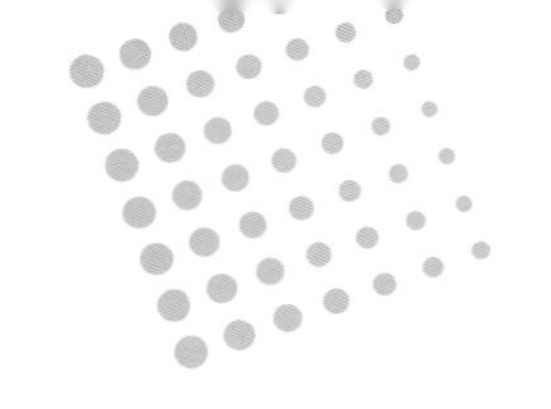

在進行矯正治療前，需要優先解決心理方面的問題，這有必要與專家（兒童神經科醫師或臨床心理師等）攜手合作。另外，也要考慮是否轉介患者到其他科看診，比如有發音問題則尋求語言治療師的診療等。

3.進行吸手指方面的指導

（1）如何促使患者戒除吸手指（引發動機）

先向家長及兒童說明爲何應該停止吸手指，以及若已經對牙齒排列或咬合造成影響，持續吸手指會更加惡化。

一般牙科在定期健檢或門診時，利用開咬的攝影照片或口腔內模型等具體的視覺方式來說明，幫助兒童更容易理解。

與兒童溝通時，不要以實際年齡分類，而是從兒童的言行舉止來掌握其發展狀況，儘量溫柔地讓兒童理解內容，用心引發，使其自然產生想戒除不良習慣的想法與動機。

（2）當兒童開始想戒除吸手指習慣

1.開始指導之前

指導前須先取得口腔內、嘴型、手指水泡的照片及齒列模型等資料，並再度確認兒童本身有「想戒掉」的動機與不可缺少來自雙親或家人（包括祖父母、兄弟姊妹）的理解及協助。此外，像搬家或上幼稚園這種對兒童來說，生活環境產生大改變的時期，較不建議進行戒除。「在生日之前我們戒掉好嗎」，像這樣將生日或聖誕節等特殊節日訂定爲目標時期，效果會更好。

2.指導方法（圖2）

指導方法上，可利用貼紙讓兒童對自己每一天的表現進行評分，幫助兒童自發性戒除。另外，如果不討厭的話，可併用輔助用具，或在睡前閱讀與吸手指有關的繪本。爲掌握在家的狀況，基本上需要寫下「媽媽日誌」作爲紀錄。

①利用月曆或筆記本的貼紙法

配合吸手指的狀況，設定該兒童稍微努力就可達成的目標。如果當天孩子沒有吸手指，就請孩子在月曆或筆記本上貼上自己喜歡的貼紙。訂定幾天一次給予獎勵的頻率，將獎勵日寫在月曆上。例如晚餐做漢堡排或咖哩飯等孩子喜歡的食物、帶孩子到公園玩等等，這些在日常生活中能夠實現的獎勵。

持續貼上貼紙就能獲得獎勵，親眼看到努力的結果。這會使孩子產生自信，增加之後努力的動機。將月曆張貼在如客廳般家人都看得見的地方，請家人以誇大的口氣給予讚美鼓勵；若在月曆上寫下加油的語句，孩子更能感受到來自家人的加油打氣，提升努力的動機。

若孩子沒有達成目標，也不要加以斥責，即使有努力一點點，也要針對其內容褒獎，讓孩子心生繼續努力的念頭。

②利用手套等輔助用具

有些時候如夜間等，即使想停止吸手指也很難做到。這時先向孩子清楚確認是不是眞的想戒除，得到孩子同意後，將長手套、寬版繃帶輕輕纏在手上，或在嘴裡裝上防止吸手指的裝置等。

這些方法會讓孩子很難再將手指放入嘴中，最好先經過數次指導，建立好兒童與家長間的互信關係後再施行，較爲妥當。

③活用聊天及繪本

睡覺前握著孩子的手聊天、唸繪本，這些方法能幫助孩子戒除在睡前吸手指的習慣。

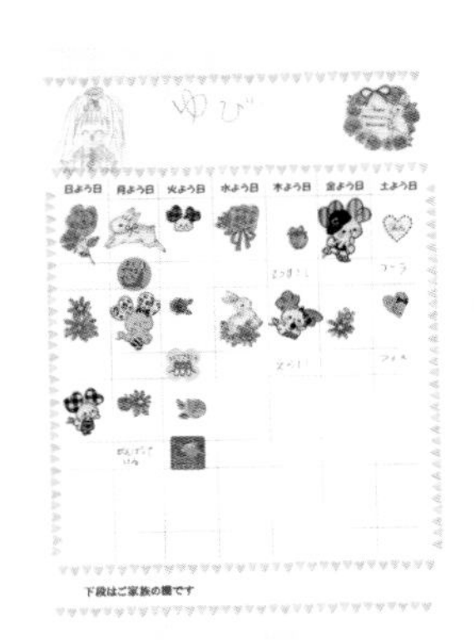

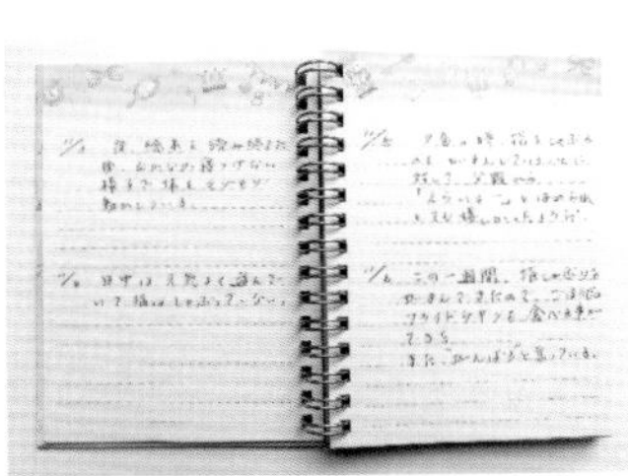

圖❷ 左：採用月曆進行貼紙獎勵法、右：利用小筆記本做的母親日誌

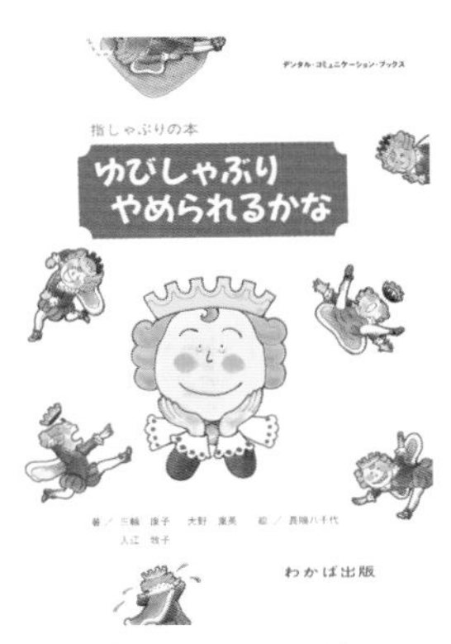

圖❸ 『吸手指戒得掉嗎』（若葉出版）[32]

各位可以將這本繪本『吸手指戒得掉嗎』（若葉出版）[32]（圖3）借給孩子或放在候診室，充分利用其效果。由於兒童喜歡"反覆"進行同一件事，讓孩子多次閱讀牢記內容，在想要吸手指的瞬間，說不定能突然想起不可以吸手指的書中內容，達到改正效果。

④寫下母親日誌

利用小筆記本，隨意地觀察孩子在家的模樣並記錄。爲了不給忙碌的媽媽增加負擔，就算只寫2、3行的記錄也無所謂。從這本日誌，掌握媽媽的配合度及孩子在家中的表現。

依據孩子的狀況，將以上這些方法組合後反覆進行指導。

3.持續指導與結束期

指導以2～3週一次爲週期進行。請患者將筆記、月曆及母親日誌一起帶來接受指導與討論。只要有努力達成的內容，即使是些許小事，指導者也要加以鼓勵並表示期待下次表現、討論並訂定下次的目標。當吸手指頻率降低、實際感受到齒列咬合有稍微改善，指導者也別忘了言語鼓勵、慰勞家長的辛勞，依據需求給予適當的建議，孩子也會有持續的動力。即使孩子已持續1、2週不吸手指，也不可掉以輕心，因爲完全養成習慣需要時間，在全部戒除吸手指之前要反覆定期指導，一般以3個月左右爲基準，若都沒有繼續吸手指，才可以放心。

若光說「我要戒掉」卻仍戒不掉，經過無數次指導仍不見戒除，或是經過3～4個月仍未出現成果，則需檢討是否先暫時中斷，稍等孩子成長後再開始進行。若孩子在指導過程中出現問題行爲，也要先暫停指導，觀察孩子的狀況，有時也需要專家支援協助心理諮商。

（3）戒除吸手指習慣後的MFT

若成功戒除吸手指習慣，但仍殘留開咬、下唇沒入齒間或吐舌癖等問題，則需藉MFT指導來改善口腔周圍肌肉不協調的問題。

雖說幼兒期的MFT指導難以追求完美，但有助於防止口腔問題變嚴重，爲了不讓問題持續到恆齒齒列期，戒掉吸手指後即刻進行MFT指導是非常有意義的。

若患者爲幼兒，先指導家長，再將指導工作交予家長。只要家長充分理解MFT的目的與方法，並願意在家中實際操作，應能有效地經

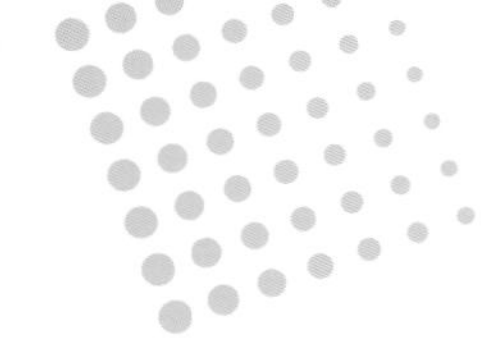

表❶ 吸手指症狀案例的基本課程

1.嘴唇訓練（當診斷出嘴唇鬆弛、閉鎖不全及口呼吸）
‧嘴唇伸展、閉口練習（練習鼻呼吸）、咬鈕扣 、使用嘴巴進行遊戲（氣球、笛子等）
2.咀嚼訓練（當診斷出咀嚼力弱、無法順利吞嚥）
‧加強咀嚼力練習 、練習以臼齒咀嚼 、練習充分咀嚼後進食
3.舌頭不良習慣訓練（當診斷出有吐舌癖時）
‧練習熟記舌頭碰觸點的位置 、練習舌頭施力、練習正確的吞嚥方式

由MFT改善孩子的症狀。

針對吸手指的症狀案例，主要有強化口輪匝肌、咀嚼訓練、吐舌癖改善等基礎課程。從表1的基本課程中，對照症狀案例進行選擇並實施指導（詳細鍛鍊內容請參考書中內容）。

兒童容易不耐煩，因此指導時間包含複習，要控制在30分鐘以內。指導結束後也要明確地說明在家進行的課程主題及目標次數。

在家時下點功夫，將課程融入用餐、點心或遊玩時間，減輕孩子負擔並利用身邊事物令孩子能開心地進行練習。且要將每天的課程狀況記錄在小筆記本中，每次回診一起帶來。

咬指甲

咬指甲這種不良習慣多見於學齡期後開始出現，可說是吸手指習慣的延續，很多案例是因爲覺得“被人看到吸手指好丟臉”而將習慣改變形式再持續表現出來。

咬指甲會妨礙咬合不正的改善，因應方式大致可依循吸手指的戒除方式。然而，愈是在較大年齡出現此問題，愈常見案例是在學校之類的人際關係問題造成心理緊張不安所導致。若咬指甲頻率已經高到十分明顯，則應考慮尋求臨床心理師等專業人士的協助。

吸奶嘴

吸奶嘴也與吸手指相同，是長時間持續以口含物的習慣，同樣會對牙齒排列造成影響。且1歲左右正是語言發展的重要時刻，在這重要的時期，不建議繼續用奶嘴安撫孩子，從牙科醫師的角度來看，也認爲最好不要使用奶嘴。若非得使用不可，希望能控制偶爾使用就好，爲了孩子的齒列著想，最晚到2歲就應該指導孩子戒除。

●

指導低齡幼兒戒除口腔不良習慣時，基本上應根據兒童發展狀態來進行個別指導。在牙科醫院，應該也很常看到由牙醫與口腔衛生師合作共同指導的情形。希望指導人員能先具備充分的MFT相關知識及技術後，再爲患者進行指導。

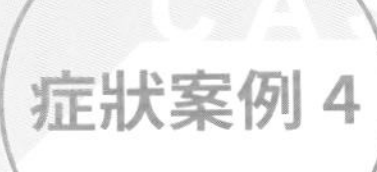

CASE PRESENTATION

症狀案例 4

以MFT指導來改善生活環境及短縮舌繫帶的吸手指症狀案例

症例概要

患者兒童爲4歲5個月的女孩。媽媽很在意女兒上了幼兒園仍戒不掉吸手指習慣，而帶女兒前來看診（圖1）。患者兒童的家有雙親及只差一歲的哥哥，爲4人家庭。父親的工作時常需要短期間調動，在初診前五個月的3月時才剛搬來本市，4月即進入幼兒園，由家庭主婦的媽媽負責主要的育兒工作。

吸手指習慣從1歲左右開始，雖已持續到目前的4歲，但在幼兒園裡不會吸手指，只有在入睡前、坐車時、看電視時才會看到孩子在吸手指。在幼兒園裡還沒有親近的朋友，回到家大多一人玩耍，或與哥哥及哥哥的朋友遊玩。喜歡畫圖、摺紙、翻花繩、看繪本等安靜的事物，但也有活潑的一面，例如喜歡邊看電視邊跳喜歡的舞蹈。

左右拇指有水泡，不過口腔內並無因長期吸手指導致的開咬等齒列不正症狀。然而嘴型突出，輕微的上唇外翻、因口呼吸導致的嘴唇乾燥。過去曾進過行舌繫帶切除手術，但可見

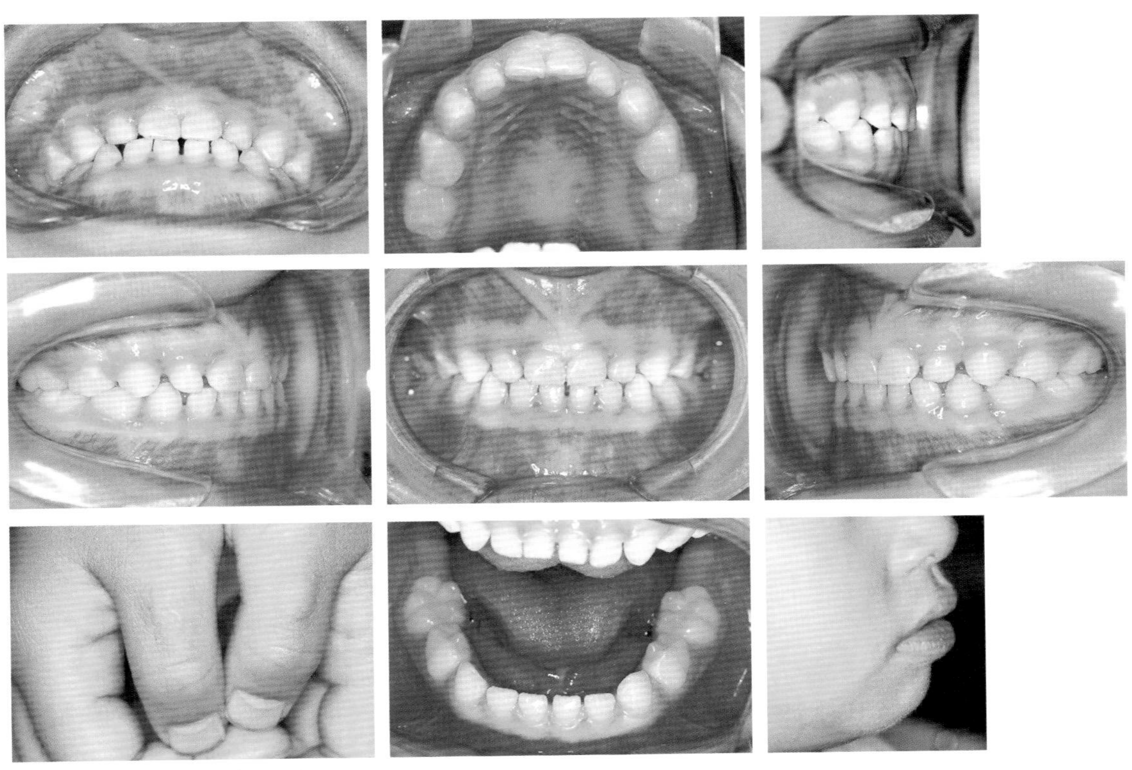

圖❶ 初診時（4歲5個月）的狀態

明顯的舌繫帶過短狀態。

採用TK式幼兒用親子關係檢查法*，診斷出父親溺愛、母親嚴格，且溺愛程度有偏高的傾向。據了解，全家人在家中都會提醒孩子不要吸手指。在問診及收集資料時觀察母親的反應，對孩子坐姿不端正等行爲出聲矯正好幾次，態度上屬於過度干涉。同時也感覺得到母親「絕對要讓孩子改過來」的強烈想法。

目標及指導概要

從口腔內的狀態來看，吸手指的頻率並沒有父母親所擔心的那樣頻繁，從患者兒童4歲半的年齡以及吸手指的時段來推斷，只有在固定的時間才會吸手指，研判已經開始有戒除的跡象。雖然患者本人沒有明確表達自己想要戒掉，但來看診時沒有顯示不快，且由於母親強烈期望，因此決定開始進行指導。

爲了戒除吸手指，必須運用以下手段①給予動機、②整頓包括家庭、幼稚園等影響患者兒童的生活環境、③進行改善口呼吸、伸展舌繫帶等MFT指導。

關於給予動機，首先使用照片、模型，或是畫插圖等方式，用易懂的方式告訴孩子只要戒除吸手指，嘴型跟手指都會變漂亮。請家人在孩子入睡前及無聊時，反覆唸『吸手指戒得掉嗎』（若葉出版）這本繪本給孩子聽。於入睡前陪著孩子，順便牽著孩子習慣吸手指的那隻手。這些可說是針對戒除吸手指的直接指導方式。

無法明確說出自己要戒掉吸手指的幼齡兒，更需要整頓生活環境這種間接指導方式。在本案例中，我們得知患者兒童無法順利適應幼兒園生活，因此也需仰賴幼兒園老師的關心與協助，讓孩子交友關係良好，度過快樂的幼兒園生活。

在家中，則拜託雙親及哥哥，即使看見患者兒童在吸手指也不要出言指正。請媽媽在看到孩子想吸手指時，若無其事地讓孩子玩一些需要用到雙手的遊戲，或帶她出門，找一些比吸手指更有趣的事吸引孩子注意，也請媽媽在孩子沒有吸手指時大大誇獎她一番。

雖然是爲了改正吸手指習慣而開始進行MFT，但由於本案例明顯有舌繫帶過短的問題，媽媽也十分擔心，媽媽和孩子爲了日後需要進行舌繫帶切除手術做準備。希望母親及患者將兒童注意力在吸手指時轉移，也認爲這是讓家長得知MFT這種治療法的好機會，因此提

＊TK式幼兒用親子關係檢查（參考．TK式幼兒用親子關係檢查〔田研出版〕）：
——本測試以學齡前兒童爲對象，請其父母回答關於對孩子態度的相關問題，並將結果量化後以診斷圖的方式呈現，分爲5種態度：消極、支配、保護、順從、矛盾。這項檢查是爲了客觀地了解父母對孩子的態度傾向，並協助其建立更好的親子關係。（摘自指南）

●

對改善吸手指來說，這雖非必要的檢查，但透過了解雙親的想法及面對問題的做法，可列爲指導時的參考。坦率地接受檢查，有助於請雙親協助並理解我們的指導，使指導更能順利進行。

早開始進行。

於吸手指改善指導開始後的第4堂課，開始進行MFT指導。媽媽也一起聆聽有關鼻呼吸重要性的說明，並在改善口呼吸上，說明舌繫帶伸展的重要性，利用小道具進行嘴唇訓練、伸出舌尖、描上唇、彈舌等作法的教學。每一項教學都是每2～3週進行一次。

結果及討論

在進行指導初期，兒童離不開媽媽，不願正面看指導者的眼睛，似乎很害怕與媽媽分開。經過多次課程後，漸漸能夠獨立參與，與指導者變得親近。經過3個月指導後幾乎不再吸手指。告知媽媽，之後有可能再次恢復吸手指習慣，特別在往後的3個月內要多加留意並陪伴孩子。

在這個年齡層的MFT指導，必須請媽媽理解做法，讓媽媽成爲孩子在家時的指導者。即使孩子無法完全學會，也要向媽媽強調，最重要的是讓孩子長期保持興趣並持續進行。

在本案例中，透過媽媽的配合，整頓孩子所接觸到的生活環境，並藉此戒除不良習慣。沒有家人的幫助，吸手指的指導絕對無法順利進行，因此媽媽的配合是大多數教學成功的關鍵。然而，若過度想讓孩子戒除，產生過度干涉的傾向，當孩子一開始吸手指便會出言制止「不要這樣」。這麼一來會讓孩子抱持著「吸手指＝做壞事」的想法，而轉爲在父母看不到的地方偷偷吸手指，且這樣的指責話語會讓孩子再度想起「吸手指的行爲」，又繼續吸起手指來了。我們希望父母能若無其事地讓孩子轉移注意力將手移去做別的事情，自然忘記吸手指一事。

平日生活的幼兒園氣氛也很重要，由於此案例中老師願意幫忙，著實相當幸運，也適逢秋天的運動會活動而進行練習，孩子因爲這個契機而交到好朋友，更學會了自己喜歡的舞蹈，種種有趣的事物使得幼兒園生活變得更充實，我們也認爲這是改正習慣的好契機。患者兒童本身的成長當然也是一大主因，戒掉吸手指的確需要一定的時間。

對媽媽而言，孩子吸手指的問題會變成媽媽的煩惱之一，對媽媽造成壓力。指導者身爲第三方，能承受這些煩惱並稍微爲媽媽減輕煩惱，也是件很有意義的事。

本案例雖長期持續吸手指，但未見開咬或上顎前突等因吸手指導致的口腔症狀，因此將重點放在改善患者兒童周遭生活環境，再次認識到生活環境的重要性。

舌繫帶短縮症與MFT

土屋沙也加
Sayaka TSUCHIYA

神奈川縣・大野矯正診所
口腔衛生師

所謂舌繫帶短縮症

舌繫帶短縮症是指舌繫帶先天較短，附著位置異常，功能上而言，舌頭難以上抬至上顎，處於短而肥厚的狀態，別名稱爲「舌繫帶附著異常」、「舌繫帶僵直」、「舌繫帶沾黏」等，一般人也稱之爲「吊舌根」、「舌頭打結」。

舌繫帶在過短的狀態下，會抑制舌頭動作，產生哺乳、咀嚼、吞嚥、發音等舌頭運動的功能障礙。由於舌頭難以上抬，靜止時是低位舌，吞嚥時則容易變成舌前方移動，舌壓往前，造成下顎門牙往唇側傾斜或齒列有空隙等，影響牙齒排列的狀況。

舌繫帶短縮症的治療法，一般以外科舌繫帶切開伸展手術爲主。手術外仍須加上MFT進行舌頭上抬訓練，其理由是因爲舌繫帶過短，舌頭無法上抬，舌尖一直處於未使用的狀態，光施行舌繫帶伸展手術，仍無法順利控制舌頭。無論靜止時的舌位或吞嚥時舌頭的動作，都無法達到正確位置，術後若未進行訓練，也可能會導致傷口瘢痕化。

舌繫帶短縮症分爲膜樣束縛型（圖1）及纖維束縛型（圖2）兩種。

膜樣束縛型指舌繫帶呈現薄膜狀，屬於輕度舌運動障礙。經由舌上抬訓練，能使舌繫帶伸展到某種程度，可視情況不實施舌繫帶伸展手術。

纖維束縛型是指頦肌舌肌下位置與舌繫帶粗厚纖維化，是明顯的舌運動障礙的類型。只是靠舌上抬訓練，無法達到舌繫帶伸展的目

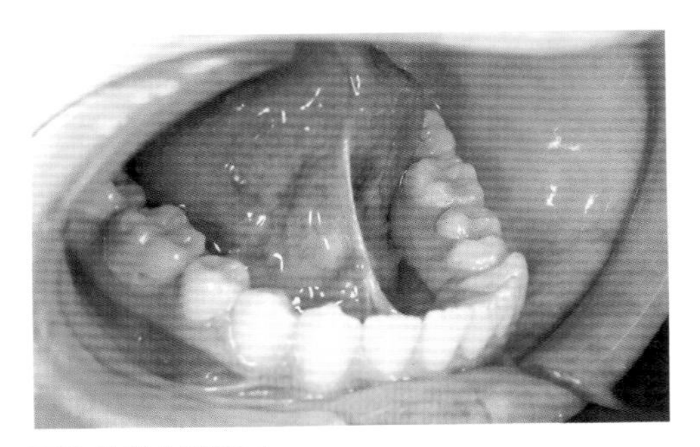
圖❶ 膜樣束縛型圖

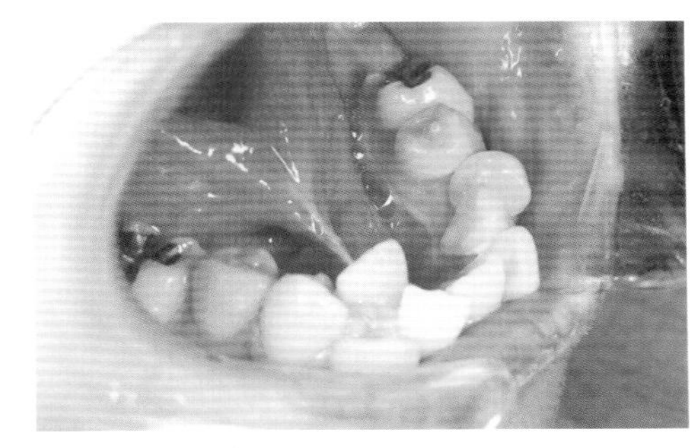
圖❷ 纖維束縛型

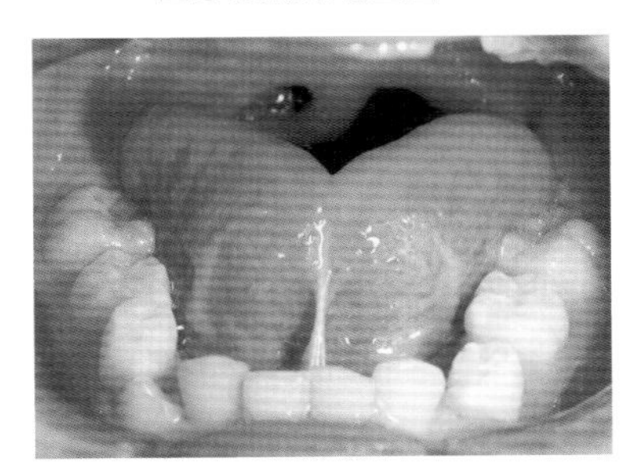
圖❸ 舌尖上抬時，呈現心形

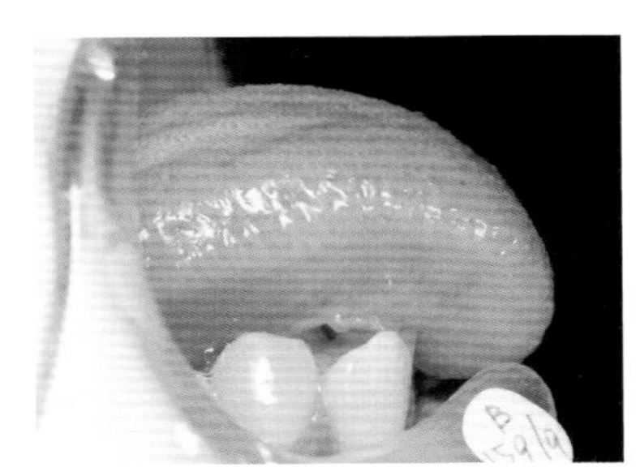
圖❹ 舌尖下垂

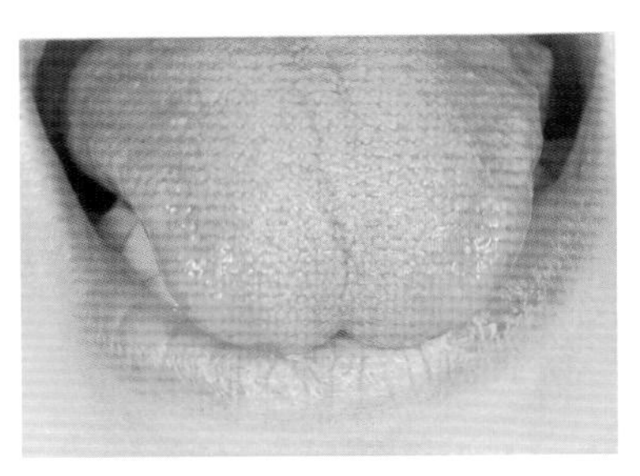
圖❺ 舌尖收緊

表❶ 望月醫師等人的分類[35)]

1度	讓患者把嘴張大，舌尖上抬碰不到上顎，舌尖收緊，看起來分成兩邊
2度	舌尖上抬後，只能高出咬合平面些許
3度	舌尖幾乎無法上抬（無法上抬至咬合平面）

的，有必要施行舌繫帶伸展術。

臨床上的頻率來看，膜樣束縛型的發生比例大約占了4/5。

舌繫帶伸展術

下列項目是本院是否進行舌繫帶伸展手術的判斷標準：

- 舌尖上抬至上顎時的張口量，是嘴巴張到最大時的1/2以下
- 舌尖上抬時，舌尖會拉扯舌繫帶，呈現心形（圖3）
- 舌頭往前方伸展時，舌尖下垂（圖4）、且舌尖會收緊（圖5）

另外也可參考望月醫師等人的分類（表1）。若有發音障礙、或因舌繫帶過短而妨礙MFT及矯正治療時，須考慮施行舌繫帶伸展手術。

施行舌繫帶伸展手術的時期，在新生兒時期若是哺乳困難，可在出生後立刻進行。若是到牙科看診的患者，在入學前5、6歲左右是舌繫帶切除伸展手術最適合的時期。理由是舌頭的運動對發音正確來說相當重要。從語言發展面來說，ㄙ開頭發音、ㄉ開頭發音的發展大致完成在

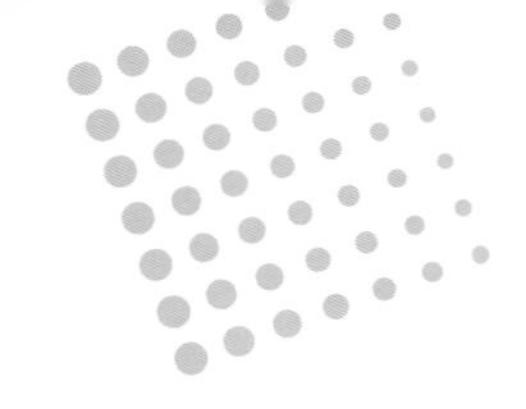

5、6歲左右，進行舌繫帶伸展手術，讓舌頭運動範圍更廣，改善口腔內環境是必要的。

然而，由於患者需要在某個程度上理解牙醫師的說明，且必須能忍受局部麻醉，所以有時也會在孩子年齡未到達或未能配合之前，先進行過程觀察。

包含舌上抬訓練的MFT

針對舌繫帶過短的狀況，MFT主要以控制舌頭爲中心的練習，包含伸展舌繫帶、強化舌頭上抬肌力等訓練。實施伸展手術後，重點課程除了舌頭上抬訓練，還會指導患者學習靜止時的舌位及正確的吞嚥模式。

1.舌繫帶伸展術前進行的MFT

目的：控制舌頭、伸展舌繫帶、強化舌頭肌力

期間：每2～3週上課一次，進行1～3個月的訓練

1次課程約15～20分鐘

內容：控制舌頭、舌頭肌力強化訓練

- 胖瘦舌訓練
- 描唇練習
- 推壓舌板（吐舌訓練）
  伸展舌繫帶、舌頭上抬力練習
- 彈舌
- 開口閉口練習
- 咬合與輕彈上顎練習

舌繫帶過短的患者由於舌頭活動範圍狹窄，舌繫帶伸展手術前，多數無法上抬舌頭。此時患者的指導重點，在進行舌頭控制練習時，若舌頭無法伸出放在下唇上，則在口腔內進行舌頭放鬆練習，一步步讓舌頭練習碰觸下顎門牙及下唇。

另外，無法彈舌的患者，可進行舌頭往兩側擺動的練習，及如舔嘴唇般描唇練習、用舌頭舔上顎門牙的描齒練習等，指導患者練習活動舌尖，當舌尖能活動到某個程度後，就可減少張口量，開始進行彈舌教學。

在舌繫帶伸展術前進行MFT，可讓患者掌握基礎的舌頭活動感覺，並使手術後的訓練更佳順暢有效。

2.舌繫帶伸展手術後的MFT

目的：防止瘢痕化、控制舌頭、伸展舌繫帶、強化舌頭肌力、學習靜止時的舌位及正確的吞嚥模式

期間：待拆線產生的疼痛消失後，開始進行訓練，每2～3週上課1次，進行3個月的訓練

1次課程約15～20分鐘

內容：控制舌頭、舌頭肌力強化練習

- 胖瘦舌練習
- 吐舌練習
- 碰觸點位置
  伸展舌繫帶、訓練上抬力
- 彈舌訓練
- 開口閉口練習
- 正舌位訓練
  學習靜止時的正確舌位
- 吞嚥訓練
  學習正確的吞嚥模式
- 吞嚥

指導患者正確的舌位及吞嚥等訓練，若在這個階段無法改善，則須進入下一步，使用練習本來做正式的MFT指導。

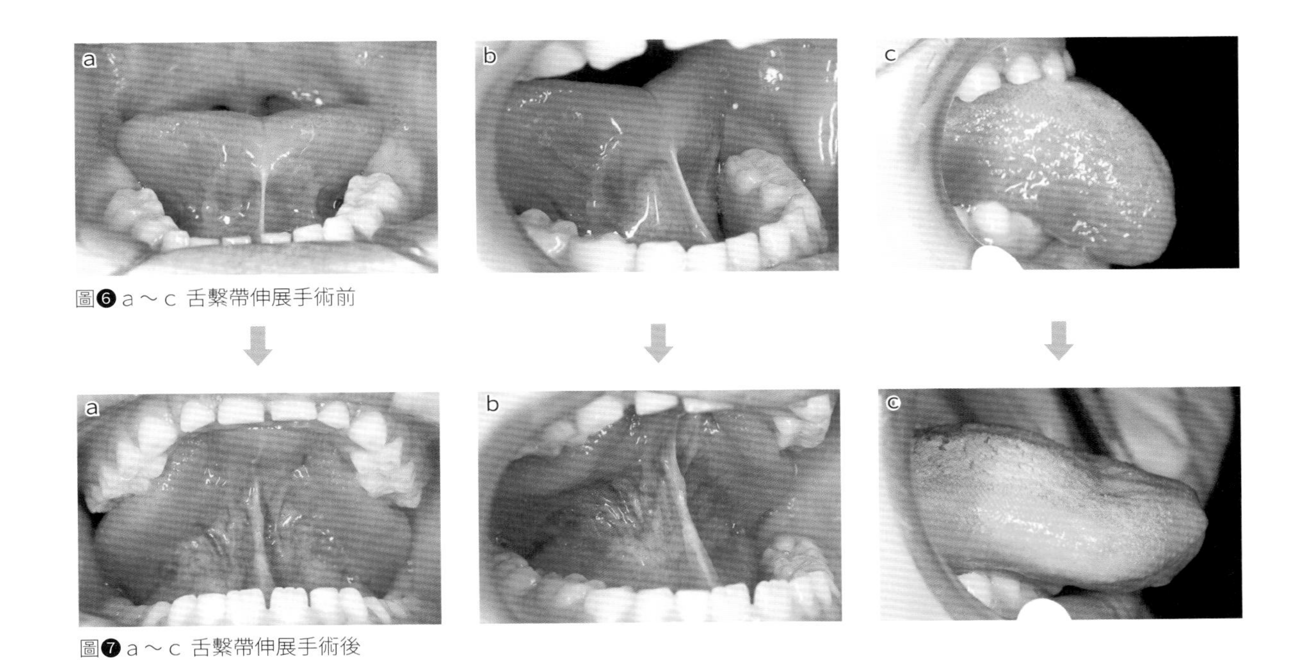
圖❻ a～c 舌繫帶伸展手術前

圖❼ a～c 舌繫帶伸展手術後

訓練必須因應患者的症狀及配合度，來調整訓練期長短、次數及內容。此外，爲了掌握舌頭狀態，最好由同一位口腔衛生師來進行指導。在家練習，1天練習1次。若爲年幼孩童，請家長陪同一起練習。

案例

以下介紹舌繫帶短縮症案例。

患者是初診時年齡6歲0個月的男孩，在小兒科診斷爲舌繫帶短縮症後，到本院治療。舌繫帶爲膜樣束縛型，舌尖能稍微活動，但上抬力弱，無法控制舌頭。

患者於3月來院看診，希望於暑假期間施行舌繫帶伸展手術，因此從6月開始進行1個月1次的訓練。

1.舌繫帶伸展手術前的MFT（圖6a～c）

第1次：目的在記住舌頭活動時的感覺，將舌頭放在下唇上，讓舌頭放鬆不動，慢慢數10秒，以進行控制舌頭訓練。以及將舌頭往嘴角兩側搖晃擺動的練習，透過舌頭左右搖晃的運動讓舌頭更靈活。

第2次：目的在讓舌頭能隨意自主運動，進行胖瘦舌訓練、描唇訓練等教學。此外也指導彈舌訓練，目的在伸展舌繫帶，加強舌頭上抬的力量。此時的彈舌訓練不需拘泥碰觸點的位置，能攤平舌頭發出砰的音即可。

第3次：延續上一次的內容，指導彈舌訓練。這時彈舌訓練要讓舌頭充分上抬，在上顎吸附3秒後發出砰的音。指示患者儘可能張大嘴巴並伸展舌繫帶。

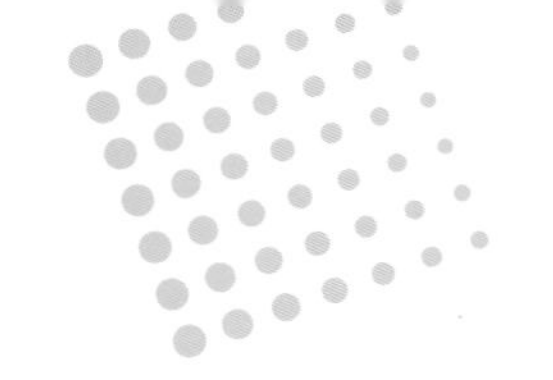

表❷ 切除手術前及切除手術後6個月的舌頭伸展狀態等測量值

	伸展手術前	伸展手術後6個月
整個舌頭吸附上顎時的張口量	1.1㎜	28.9㎜
整個舌頭吸附上顎時的靜止時間	5秒	30 秒
伸展舌繫帶時舌尖的高度	21.3㎜	32.2㎜
伸展時附著位置的最大寬度	6.4㎜	10.3㎜

2.舌繫帶伸展手術後的MFT（圖7a～c）

第1次：手術一周後拆線時再度展開訓練，先做嘴唇開合訓練。手術前若沒有訓練出舌頭上抬的力量，此時會覺得上抬困難。也有患者會因舌繫帶有被牽扯的疼痛感，感到害怕而不敢完全上抬舌頭。必須先告知患者，上抬時會有些許牽扯感，充分伸展舌繫帶，有助於預防傷口瘢痕化，請鼓勵患者充分練習。

第2次：目的在伸展舌繫帶、擴大舌頭運動範圍、強化舌頭肌力、改善靜止時的正確舌位，指導進行嘴唇開合訓練、吐舌訓練、舌頭上抬至碰觸點位置等訓練。此次指導，訓練患者靜止時的正確舌位，進行嘴唇開合訓練，讓患者意識到碰觸點的位置，延長舌頭上抬時間。

第3次：目的在伸展舌繫帶、擴大舌頭運動範圍、強化舌頭肌力、習慣靜止時的正確舌位、學會正確的吞嚥模式，除了嘴唇開合訓練，也加入吞嚥訓練，練習吞嚥技巧。而吞嚥訓練是用噴瓶將水噴入口中，舌尖附著於碰觸點，用臼齒咀嚼後吞嚥的練習。

●

在舌繫帶伸展手術後進行第3次MFT指導時，利用口腔肌肉功能評分表確認舌頭功能及活動，若無問題，結束訓練。

由於本案例患者十分配合，訓練進行的相當順利。舌頭伸展狀態等的前後比較，從表2可看出其改善狀況。家長在問卷調查中表示，在舌繫帶伸展手術前，孩子有「常將纖維較多的蔬菜吐掉不吃」、「用餐時若不喝水就無法順利吞下食物，咀嚼時不易形成食塊」等問題。接受舌繫帶伸展手術及MFT指導後，「能很正常地食用高纖維的蔬菜了」。

由於接受舌繫帶伸展手術的患者大多年幼，各種訓練十分需要家長的協助。不只患者本人，也須向家長說明訓練的必要性及練習方法。此外，很多患者對手術感到不安，也有人會對MFT訓練感到厭煩。爲了提升訓練成果，必須安撫患者精神及使用各式媒體，引發動機，持續持之以恆地訓練。因此，口腔衛生師在團隊醫療中的角色，十分重要。

COLUMN 2

讓「不會咀嚼」的孩子能「好好咀嚼」

據說，「不會咀嚼」的孩子愈來愈多，他們除了臼齒的磨牙運動不足之外，也有無法用門牙咬斷食物的問題。

在橫濱市市立中小學裡，設有聽障語言特殊指導教室，名爲「語言教室」。該教室爲有聽障或構音障礙、口吃等語言問題的兒童進行授課。筆者以口腔衛生師的角度，爲其中口腔功能尚未成熟的兒童進行功能評分。在進行功能評分、觀察嘴唇動作時，會請兒童食用蘋果，觀察其攝食、咀嚼、吞嚥的狀況，大部分兒童都有「吃太快」、「牛飲」、「以門牙咀嚼」等進食方面的問題，多數的家長聽了我們的說明，才初次了解原來孩子之所以用錯誤的方式進食，是因爲孩子無法咀嚼適當的一口份量食物，無法用臼齒磨碎食物及用舌頭將食塊送入喉嚨。雖然在意孩子進食時發出喀擦喀擦的聲音，或進食時弄得髒兮兮，但卻未曾注意到孩子是否正確攝食、咀嚼及吞嚥。

「好好咀嚼對健康有益」雖然是老生常談，孩子們卻反其道而行，喜歡柔軟的食物。電視上的美食節目記者在表達食物有多好吃時，常用「在舌頭上融化了」、「不咬也能直接吞下去」這類的感想來形容，一般人也常用「好柔軟」來稱讚肉類或甜點的美味。

筆者自己雖然喜歡咬起來有口感的食物，但忙碌時也常以不需仔細咀嚼的麵類來度過一餐。仔細想想，現代兒童所身處的飲食環境也會隨著時代變化，由於時常獨自用餐、常食用微波加熱的冷凍食品，或在上才藝課的空檔簡單以速食果腹等，孩子們經常在短時間內用柔軟的食物填飽肚子。

就算不是每一餐，希望大家能爲孩子創造與家人一同圍繞著餐桌用餐的機會，使用口感較脆的當季食材做成菜餚，好好咀嚼。

爲了讓這個時代的孩子能學會好好咀嚼，與其用魷魚乾等較硬的食材增加咀嚼次數，鍛鍊下顎，不如讓孩子學會咬碎一口分量的蘋果，掌握用臼齒磨碎食材的感覺，利用這種做法讓孩子學會正確的攝食、咀嚼、吞嚥等方式，才是關鍵的指導重點。

（大野矯正診所 · 橋本律子）

吸手指、吐舌頭不良習慣、舌繫帶過短的案例

症例概要

初診時年齡：3歲2個月的女孩

主訴：因吸手指導致臉往右邊歪斜（圖1、2）。從乳牙長出後，家長就注意到臉歪斜的狀況。吸手指習慣從出生4個月大開始，到目前初診仍持續中。

哺乳方法：0～6個月大時爲純母乳，6～8個月大時爲混餵，8~10個月大時爲純配方奶。5個月大時開始斷母奶，6個月大時開始使用奶瓶哺餵。

家庭成員：父、母、本人。雙薪家庭。

其它：診斷出有舌繫帶過短。雖判斷有吸手指、吐舌頭不良習慣，但沒有其他不良習慣或鼻咽喉疾病。

指導目標及指導治療流程

- 初診時3歲2個月，屬於幼齡，首先把目標訂於戒除吸手指習慣，MFT指導暫不進行，先裝上矯正器幫助擴張上顎齒列（圖3），改善錯咬以解決顏面不對稱的問題。
- 裝上矯正器後不好吸手指，因此戒掉了吸手指問題。
- 診斷出有錯咬問題的患者，大多是因爲總用單邊咀嚼，造成咬肌產生左右差距。故要先用齒列擴張器改善錯咬，再用現成的矽膠咬嘴，進行咀嚼訓練，改善咬肌的平衡。
- 診斷出有吐舌頭不良習慣，因爲需要施行舌繫帶伸展手術，在手術前先進行觀察。
- 由於患者已同意接受手術，因此用了3個月的時間進行舌頭上抬訓練，並於6歲5個月實施舌繫帶伸展手術。（圖4）。
- 舌繫帶切除手術1週過後，再度開始進行舌頭上抬訓練（圖5）。
- 6歲9個月時吸手指再度發生，開始進行吸手指戒除指導。
- 在1個月後戒除吸手指，利用練習本開始進行正式的MFT指導（圖6）。
- 用了約9個月完成MFT指導，在換牙前進行定期觀察（圖7）。
- 13歲8個月，恆齒列長成後，判斷齒列、咬合、舌頭及口腔周圍肌肉功能皆已穩定，因此結束治療（圖8）。

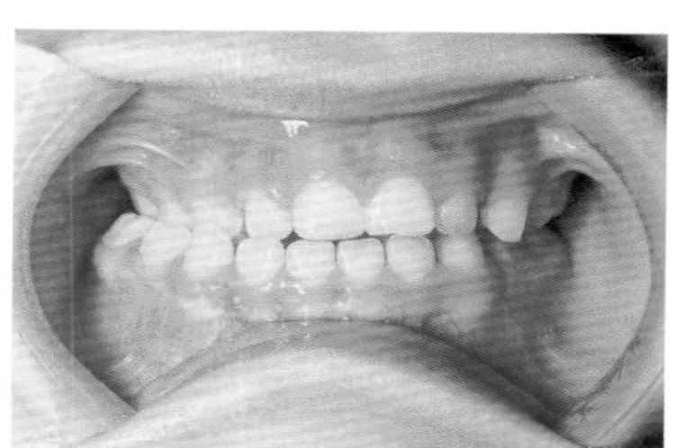
圖❶ 初診時（3歲2個月）。吸手指導致錯咬

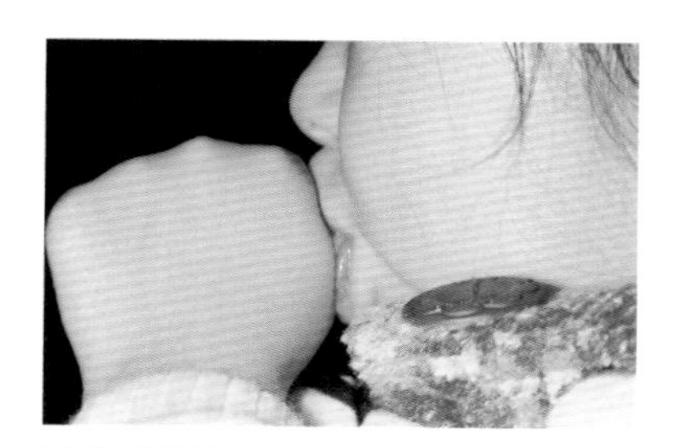
圖❷ 吸手指

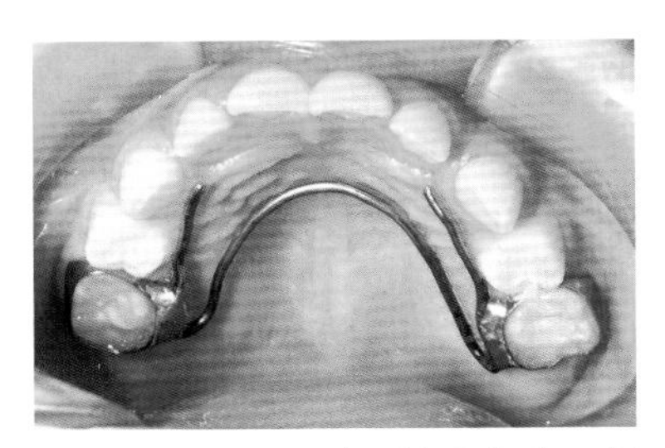

圖❸ 開始進行上顎齒列擴張（3歲10個月）。爲擴張上顎齒列而裝上矯正器

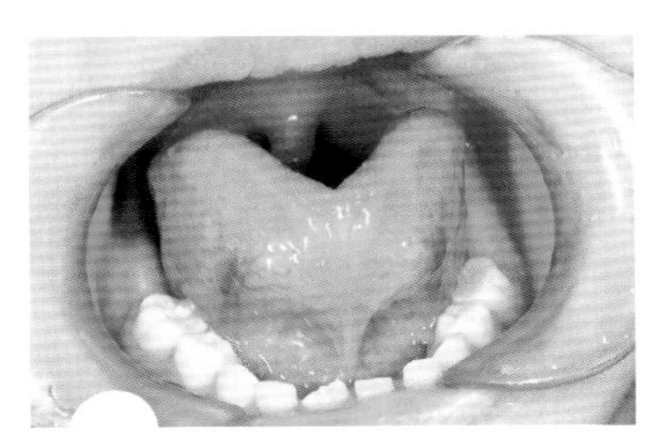

圖❹ 舌繫帶伸展手術前（6歲0個月）。舌尖上抬後呈現心形收緊狀

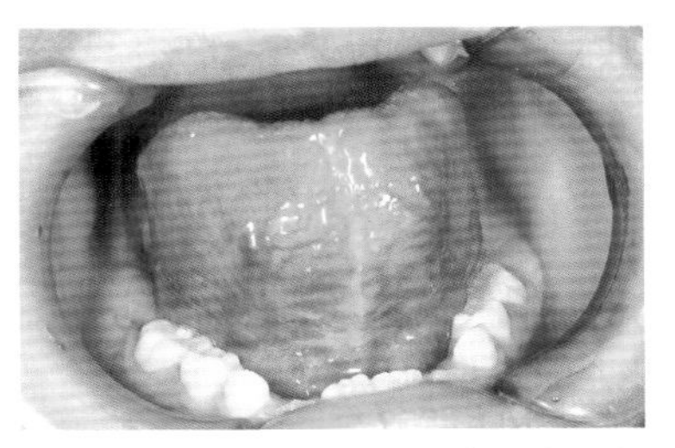

圖❺ 舌繫帶伸展手術後（6歲7個月）。舌尖上抬時不再呈現收緊狀態

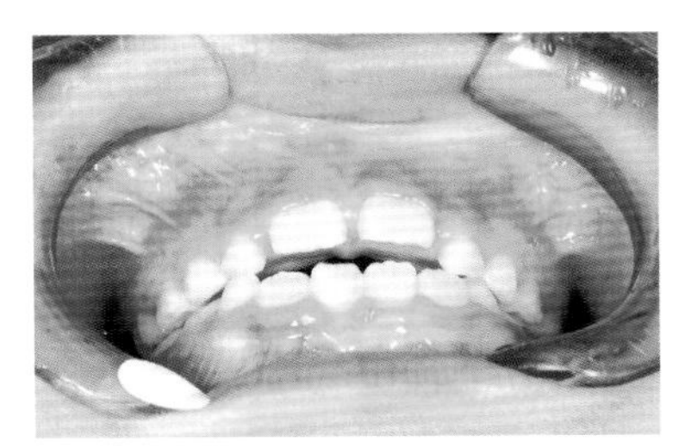

圖❻ MFT指導前（6歲11個月）。因吐舌頭不良習慣導致門牙開咬

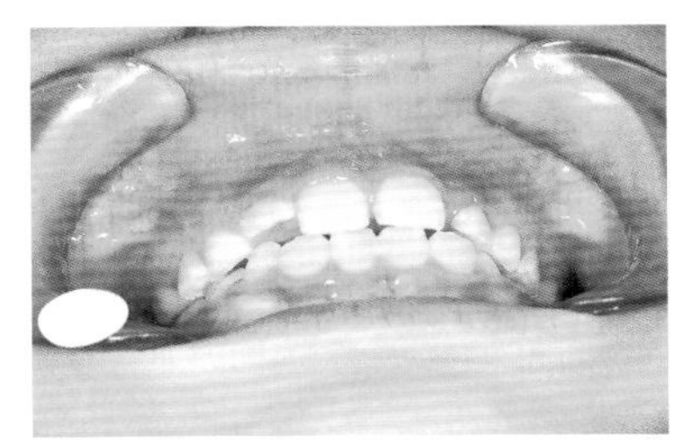

圖❼ MFT指導後（7歲7個月）。開咬狀態獲得改善

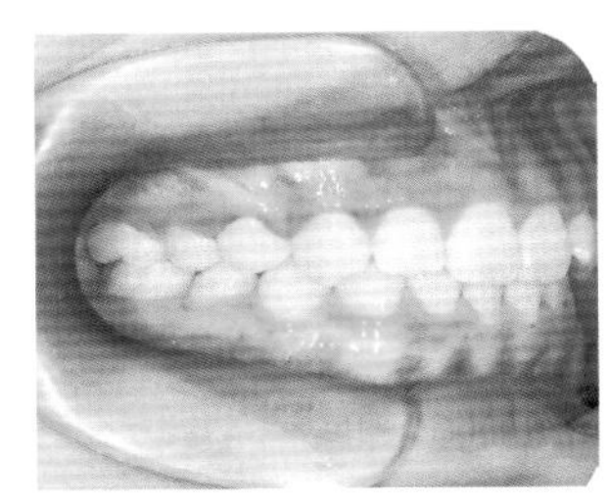
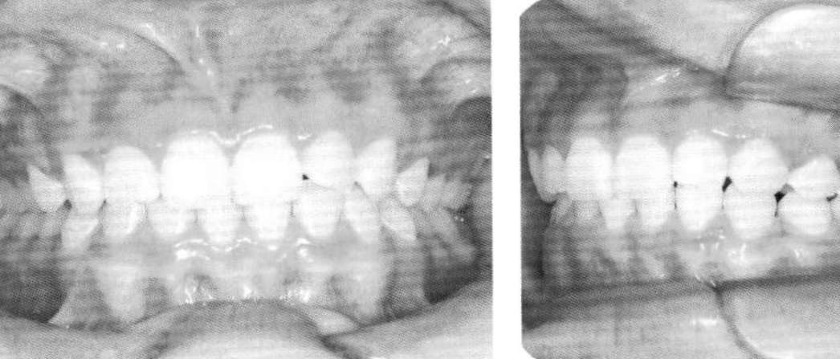
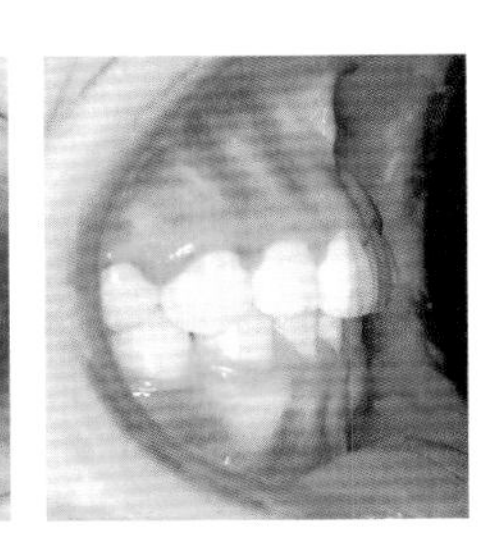

圖❽ 恆齒列完成時（13歲8個月）。咬合已十分穩定

結果與討論

- 面對同時有吸手指、錯咬、開咬、舌繫帶過短等各種問題的案例，須思考該優先處理哪一個項目，並訂定指導及治療計畫。
- 若判斷錯咬是因吸手指造成，最好早一點戒掉吸手指習慣。然而吸手指受到年齡或家庭環境的影響，有時不容易戒除。若判斷是錯咬造成顏面不對稱，則先用矯正器改善錯咬，預防下顎變形。
- 若判斷有舌繫帶過短，則需進行舌繫帶伸展手術，需要進行正式的MFT指導。手術前先進行彈舌等舌上抬訓練，待手術完成後再進行正式的MFT指導。
- 本案例因爲早期發現口腔不良習慣及咬合不正，並早期治療，因此不須再進行正式的矯正治療。由於及早去除口腔不良習慣，長出恆齒後咬合也十分穩定。不讓乳齒列期及混合齒列期的口腔不良習慣延續到恆齒列期，是相當重要的。

身障兒的指導

北澤眞佐子
Masako KITAZAWA

新潟縣・沢矯正牙科醫院
口腔衛生師

淺談身障兒

「身障者基本法」中所指的「身障者」，意指「由於身體障礙、智能障礙或是精神障礙，長期在日常生活或社會生活中受到相當限制之人士」，身障者中未滿18歲者稱爲「身障兒」。

MFT針對口腔肌肉功能發育未成熟的身障兒，是種很有效的訓練法，但MFT並不是專爲身障兒設計的特殊訓練法，配合個別患者的狀態，反覆進行基本的訓練指導，才能有效改善口腔功能。爲身障患者進行MFT指導時，要點是掌握障礙的特徵，配合每位患者訂定目標並在訓練上多下工夫。

本篇將以筆者在臨床上的經驗，解說身障兒的特徵及其因應方式。

1.自閉症的特徵

自閉症是指精神發展程度有落差，難以與他人溝通的病症。只要指導者能與其建立良好的關係，依然有機會進行MFT指導，獲得成效。自閉症患者無法理解複雜的事物，因此必須多下工夫讓指導內容單純化，利用圖片、插畫來說明。

2.皮爾羅賓症候群的特徵

此症候群患者會合併顎裂、視力障礙、語言障礙、運動障礙等問題，外顯出下顎窄小、舌根部下沉、呼吸障礙等，容易導致低位舌，因此強化舌根位置的肌力十分重要。

3.智能障礙的特徵

此類患者嘴唇肌力較弱，多半會張著口。理解力低，不易記住複雜的運動，因此平常課程要分割成多堂，累積訓練次數，指導時間也會較長。

身障兒口腔周圍功能不全的症狀

身障兒常見的口腔周圍功能不全有①嘴唇不易閉起、②舌頭經常突出於齒列外、③無意識張嘴、④口呼吸、⑤發音障礙、⑥咀嚼、吞嚥障礙。此外，顏面也會出現身障兒的特徵（圖1、2）。

訓練前諮詢的重要性

1.了解家長期望的「改善點」

家長會期望生活上如「防止流口水」，或是外觀上如「嘴型」等的改善，MFT都是以家長期望的改善點來設定目標。

2.說明現狀及目標

透過說明現狀及目標，共享問題點及改善過程。必須向家長說明改善會花不少時間，可期待的效果及困難之處等等。

3.用心讓教學更有趣

相信患者的可能性，抱持用心的心態讓訓練更有趣。

針對身障兒的MFT技巧

1.了解障礙特徵及患者狀況

為了配合患者精神年齡而非實際年齡選擇訓練方式，及依照患者狀況設定目標，指導者必須了解障礙的特徵及患者的個人狀況（性格、障礙程度、環境等）。邊與患者溝通獲得

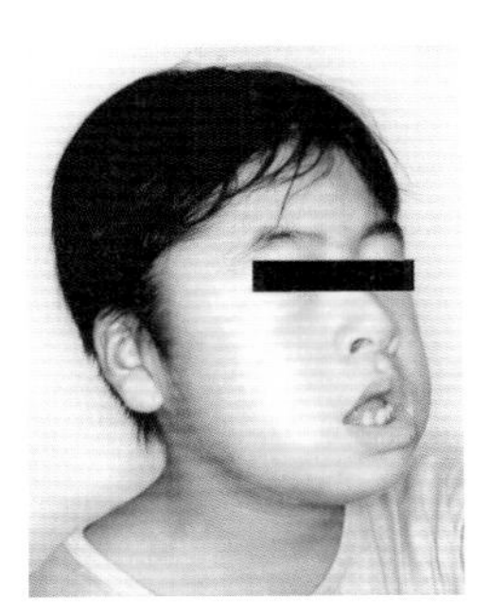

圖❶智能障礙患者的臉部樣貌

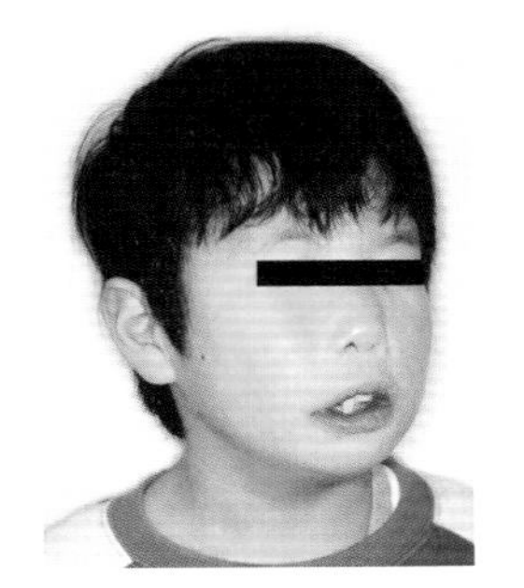

圖❷皮爾羅賓症候群患者的臉部樣貌

資訊，邊進行MFT指導，是要點所在。

2.觀察其全身狀態

口腔內部功能不全會表現在顏面、身體協調或姿勢上。

3.設定讓患者有成就感的目標

將一次課程分割成多次進行，將目標設定低一些，讓患者容易獲得成就感，會更有幹勁（圖3a、b）。

4.引發幹勁，想辦法不讓患者感到厭煩

達成目標後給予讚美，將患者喜歡或有興趣的事物融合在訓練過程中，成效會很好。若患者很努力或表現不錯，可用較誇大的語氣來誇獎。在家長面前誇獎，讓患者看到指導者開心的模樣，牙醫師或其他人員也給予讚美，效果也會很好。

5.家長的理解及協助

請家長在家擔任指導者。由於訓練會持續很長一段時間，維持家長動機很重要。向家長說明目標，活用照片或影片等資料，用視覺確認變化或改善狀況。

6.擴大患者能力所及的事

雖然訓練是針對功能不全部分進行的，但擴大患者原有的能力，幫助達成目標，能讓患者覺得「我也做得到」進而提升自信及動機。

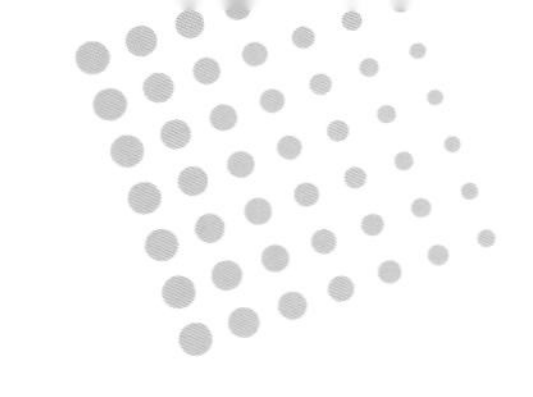

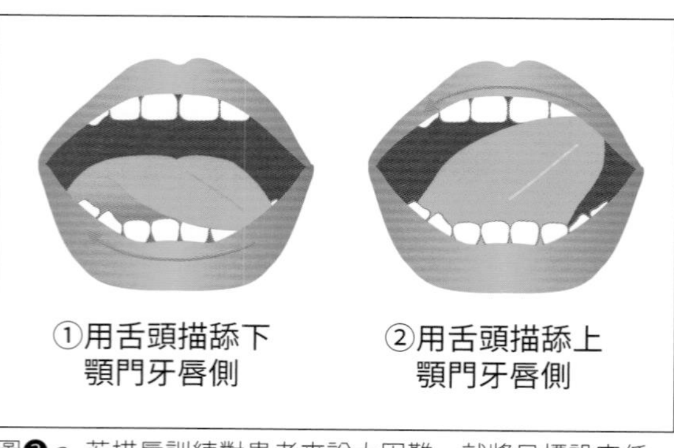

圖❸a 若描唇訓練對患者來說太困難，就將目標設定低一點，再逐漸提高。

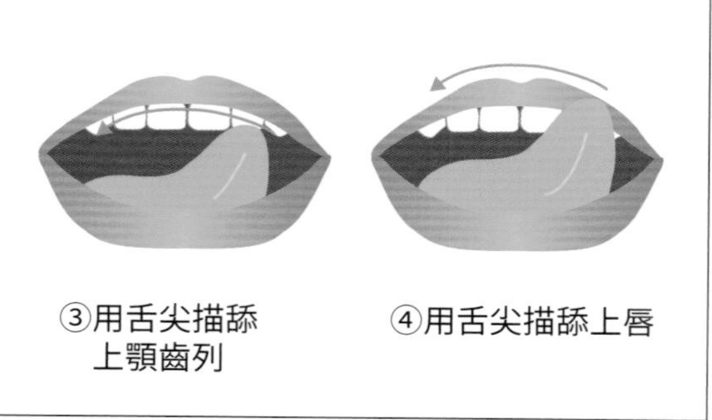

圖❸b 當①②都能做到，再提高目標，更接近正確的描唇訓練

7.指導者與患者同樂

指導者若能傳達課程十分有趣的樣子，患者不會有「被逼著上課」的感覺，能產生“只要我努力上課，老師也會感到開心”的積極想法。

MFT對身障兒的效果

身障兒的家長大多希望透過MFT達到「促使孩子開口說話」、「進食時模樣乾淨一點」、「不要一直流口水」等效果。

1.促使患者開口說話

多數身障兒開口說話的問題在於表情不足。由於表情肌活動不多，可在候診室觀察其表情並碰觸臉頰以判斷肌力是否過弱。依障礙不同，有些不容易透過MFT來促使患者開口說話，但可以透過刺激表情肌、強化嘴唇肌力、舌頭動作等，讓肌肉變得靈活，讓促使開口說話的環境變好。

①手指按摩

在表情肌及口腔內部進行手指按摩。課程一開始前先按摩，爲接下來的練習暖身，若患者無法自行按摩，可請家長協助（圖4a、b）。

②強化嘴唇肌力

強化嘴唇肌力，患者易發出ㄆ開頭音及ㄇ開頭音，對發音有改善效果。

2.正確的咀嚼、吞嚥

正常咀嚼、吞嚥是MFT的目標之一，故會利用食物進行訓練，指導對象若爲身障兒，可從喜歡的食物開始，邊觀察邊循序利用口香糖、葡萄乾及蘋果等物接續練習。初期就訓練進食方式，讓患者覺得「做訓練就能吃東西！」容易激發幹勁，易對MFT產生興趣。

3.口水

因舌突出或舌繫帶過短造成吞嚥障礙、嘴唇閉鎖不全等問題，使口腔周圍肌力不足，患者因而口水流淌，MFT能有效改善這種狀況。此時選擇學習靜止時的正確舌位，能獲得收集唾液、吞嚥、嘴唇閉鎖功能等能力的訓練。若患者有明顯的舌繫帶過短需要切開延長舌繫帶。若有導致嘴唇閉鎖不全，明顯的上顎前突或開咬症狀，也需要透過矯正治療，改善咬合。

①學會靜止時舌頭姿勢位的訓練

利用彈舌、嘴唇開合等訓練強化舌頭上抬力量，並在舌下位置放上吸管並輕咬，進行閉

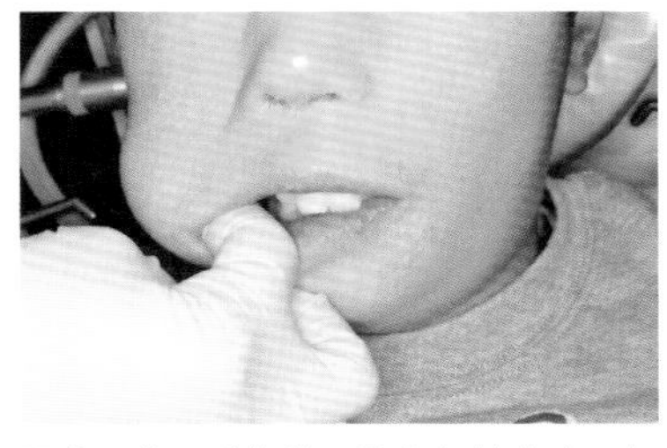
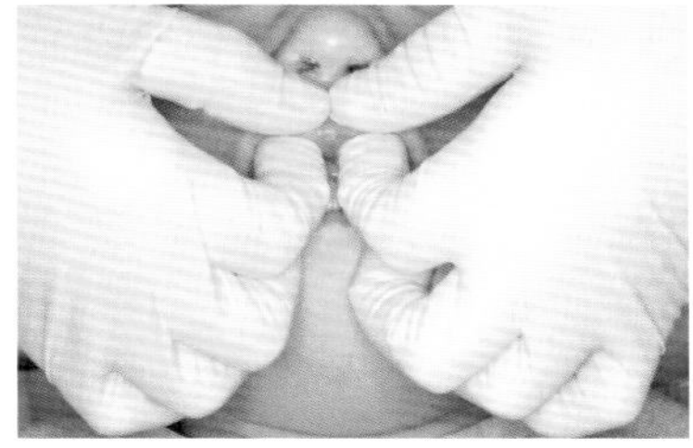
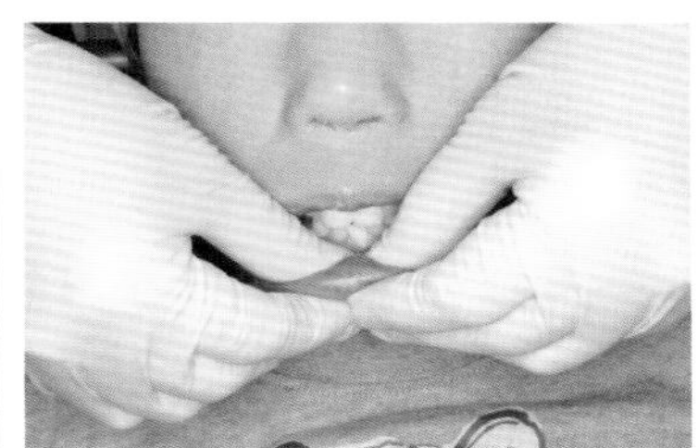

圖❹ a 使用手指做口腔內部按摩（一部分）

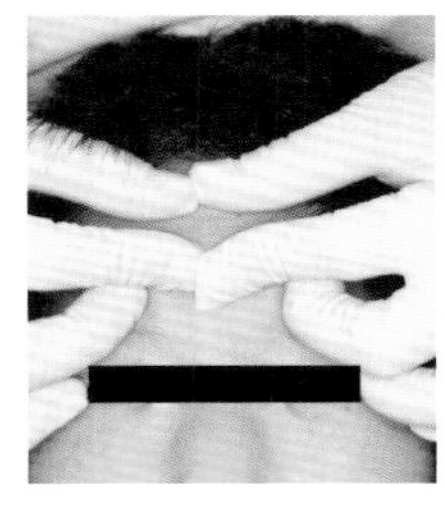
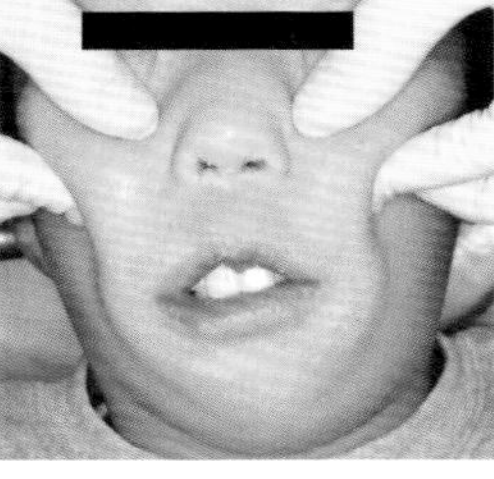
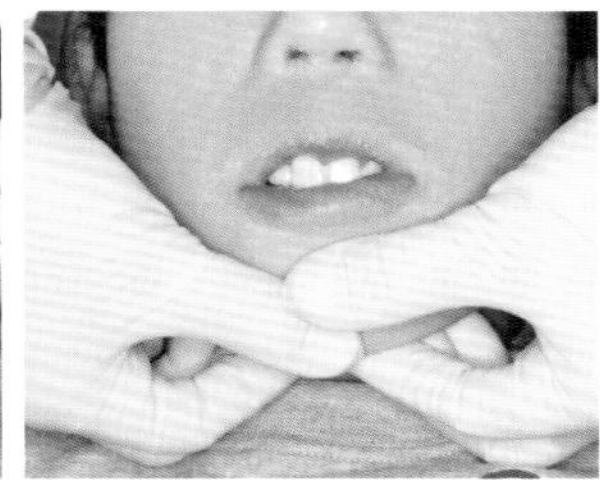
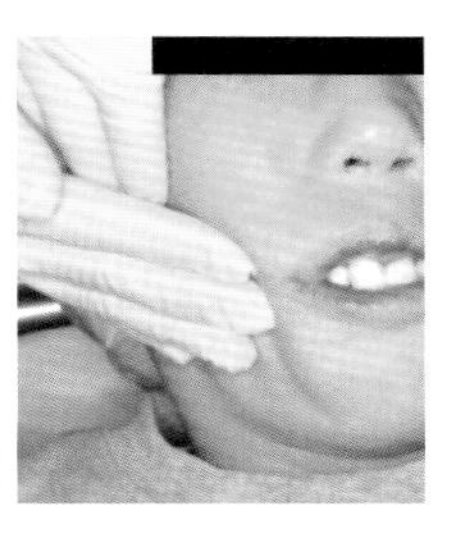

圖❹ b 回診時進行表情肌按摩（一部分）

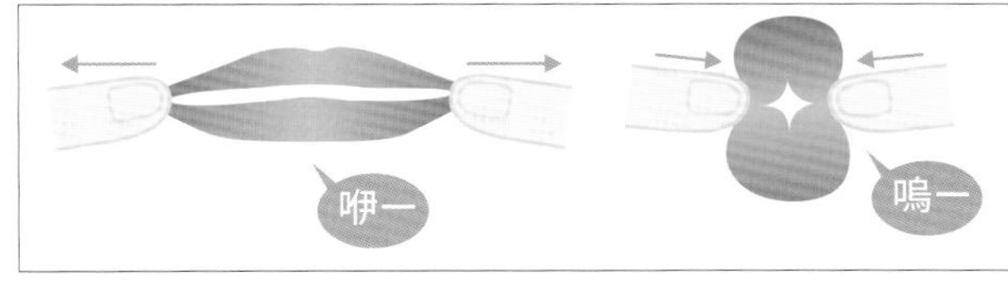

圖❺ 強化口輪匝肌鍛鍊。
發出「咿一」「嗚一」音時，無法自行出力活動嘴唇的患者，可用手指進行訓練

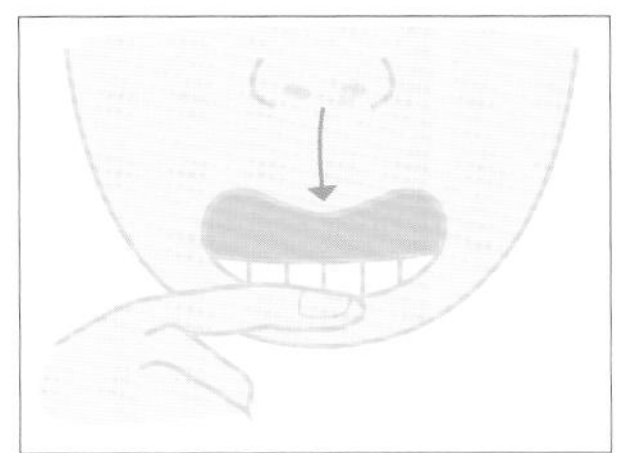

圖❻ 將上唇往上翻等訓練對上唇肌力弱的患者是很有效的。爲了不對上顎門牙造成負擔，用手指輕輕將下唇往下壓，並伸展上唇

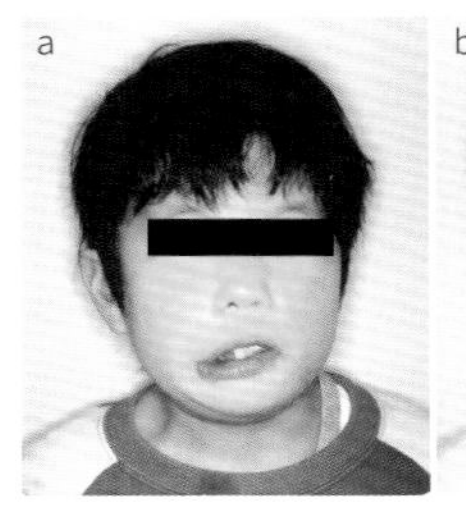

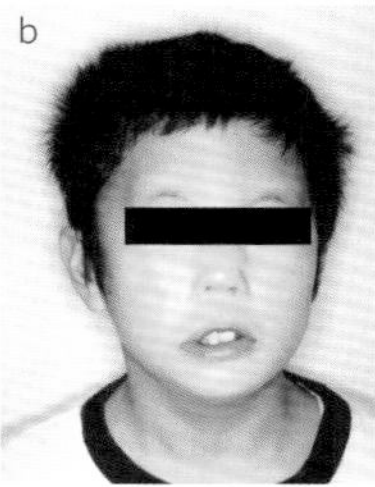

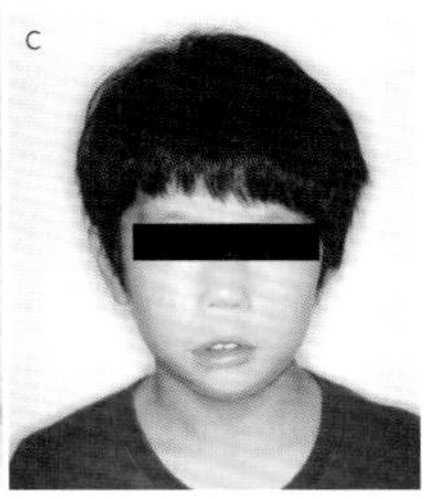

圖❼ 口水及發音問題爲主的皮爾羅賓症候群患者。透過按摩表情肌及強化口輪匝肌、舌頭上抬訓練等，減少口水，改善發音及臉部樣貌的變化（a：初診時、b：訓練開始後10 個月、c：訓練開始後1年5個月）

唇等練習。

②強化肌肉讓嘴唇閉緊

多數患者由於閉緊嘴唇的肌肉過於衰弱，須用簡單的嘴唇訓練一步一步加強（圖5、6）。不只訓練嘴唇，對刺激表情肌也有效果（圖7）。

對指導身障兒，大家或許感覺無力，「該怎麼溝通比較好呢」、「我有辦法指導身障兒嗎」、「會不會有什麼阻礙」等，面對身障兒MFT有特別的考量，爲了一項目標，要費工夫進行好幾種訓練，患者運動能力低、理解事情要花不少時間，種種狀況讓人備感困難，雖說家長的協助至關重要，也須學校老師、看診的醫療機構、語言教室的合作，來發揮效果。指導者與患者及家長一同進行訓練、一同爲成果開心、一同思考作法，就能一起跨越這些難關。

表現內向的特殊兒童開咬案例

症例概要

初診時年齡：6歲11個月、女孩（圖1）

主訴：門牙開咬、吸手指

症例概要：患者與雙親、姊姊及祖父母共6人同住。在學校乖巧，曾遭欺負，在家中也很沉默，性格內向。雖然會突然說出學校或家中的事，但無法延伸對話，詢問時大多只回答「對呀」就結束了，感覺比實際年齡還要幼稚。家長未表示有發展障礙或智能障礙等問題。

媽媽表示，孩子睡前及上學以外的時間都會吸左手大拇指，在學校或家中都常忍耐不吸手指，說不出「討厭」、「不行」等自我意見。

指導目標及指導、治療流程

指導計畫：從白天吸手指一事開始進行指導，之後進行MFT。計畫在等待停止吸手指及舌突出改善後，利用矯正裝置進行開咬、齒列擁擠的矯正治療。

指導過程：指導從白天若忍耐不吸手指時，即可在筆記本貼上貼紙開始。看診時，患者本人報告吸手指的頻率已經減少，但媽媽表示沒什麼差別。

1個月後，應媽媽要求，患者本人對訓練也有興趣，開始進行MFT。考量患者的能力，減少課程數，設定較低的目標，指導開始經過7個月後，仍難以戒除吸手指，因此向患者傳達戒除的優點，若現在不想戒也不用勉強，將來還是能治療。然後再一次確認患者想要戒除的決心，按照患者本人的要求，繼續進行筆記本貼紙計畫，偶而開始新的訓練，但卻無法持續，因此選擇患者有興趣的練習項目、以玩耍模式來進行訓練。

指導開始1年後，到了該用矯正裝置進行矯正治療的時期，但患者第一次表示抗拒，選擇要自行努力訓練戒掉吸手指。在家時將習慣吸吮的手指甲上貼貼紙來提醒自己，白天的吸手指習慣幾乎完全戒除並繼續進行MFT（圖2）。

指導經過2年3個月後，患者表示在白天只有「寂寞的時候」才會吸手指。為了戒除睡前吸手指，讓孩子戴上防止吸手指專用的手套，並告訴孩子「這是從美國來的魔法手套（圖3）所以一定可以戒得掉」，請家長在孩子自己戴手套時，同樣鼓勵孩子。

使用手套方法在經過3年5個月的指導訓練

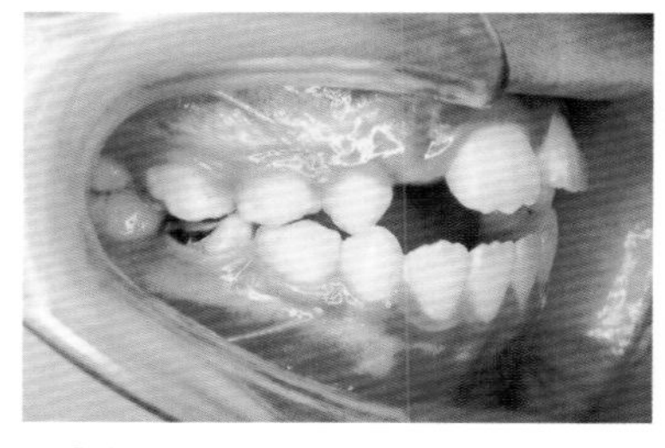
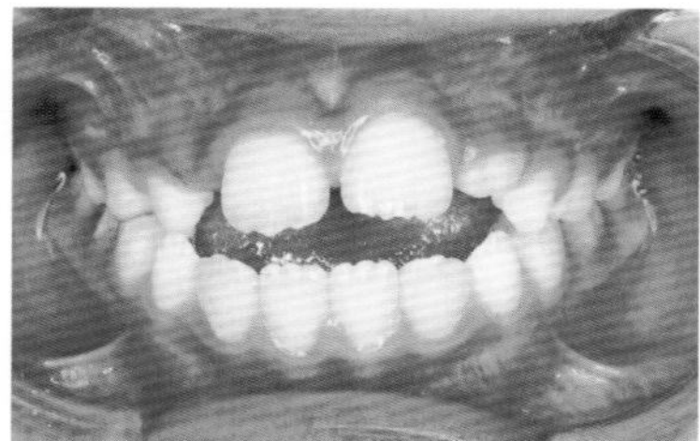
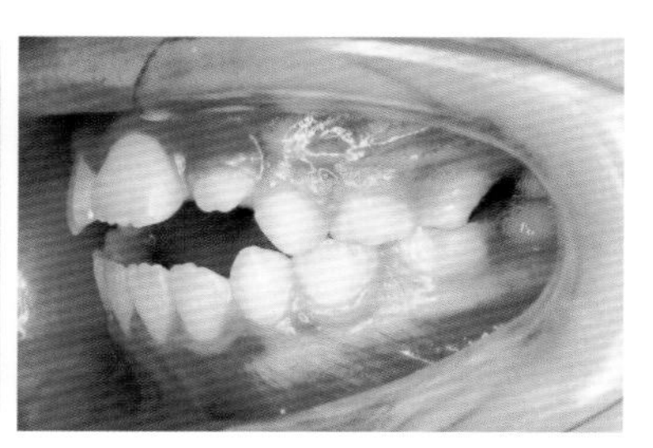

圖❶ 初診時年齡、6歲11個月。指導開始前

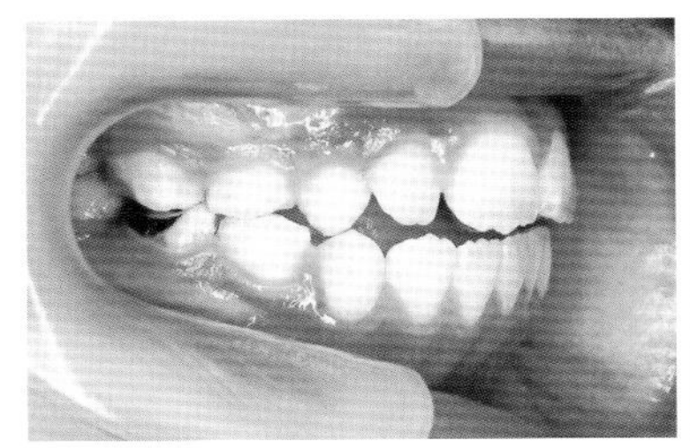
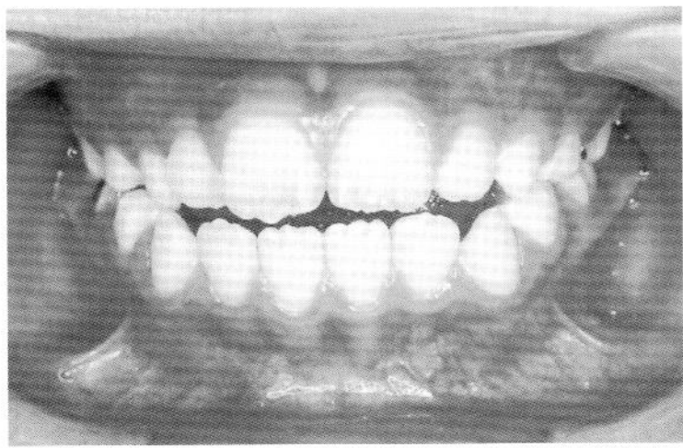
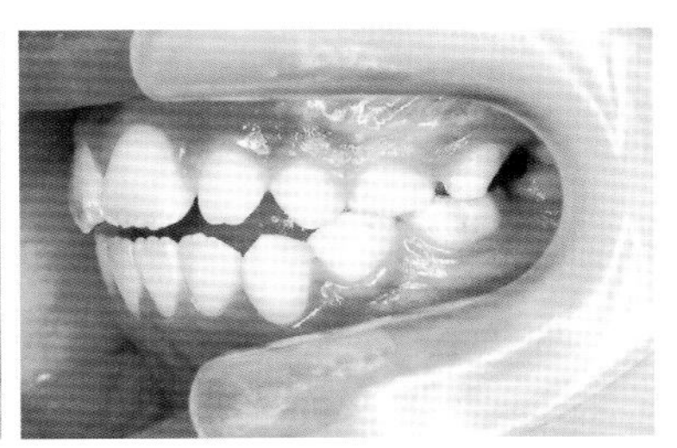

圖❷ 訓練開始後1年4個月、8歲3個月。隨著吸手指減少的咬合變化

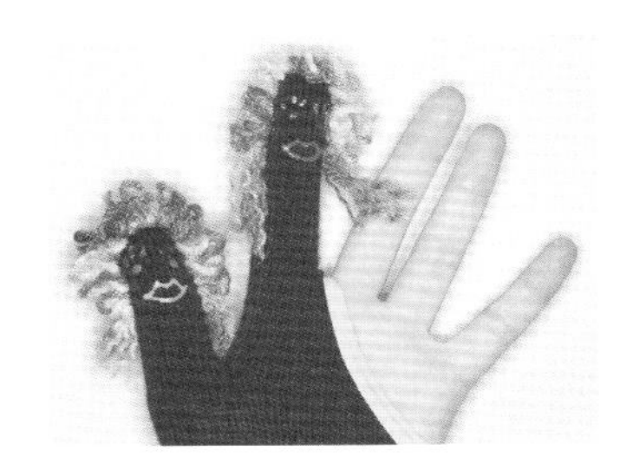

圖❸ 防止吸手指專用的手套（由Julie Zickfoose老師設計的手套）

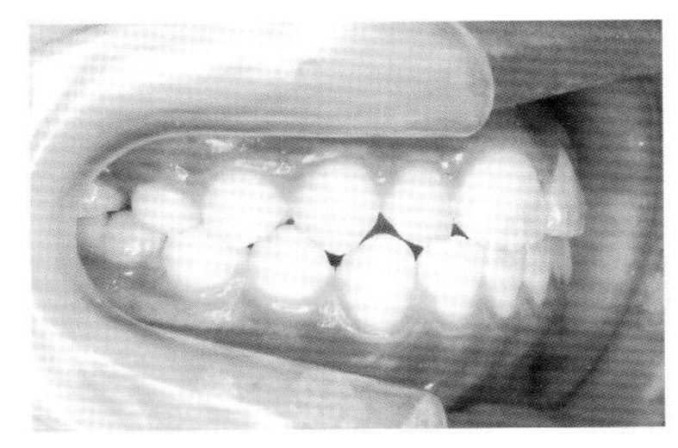
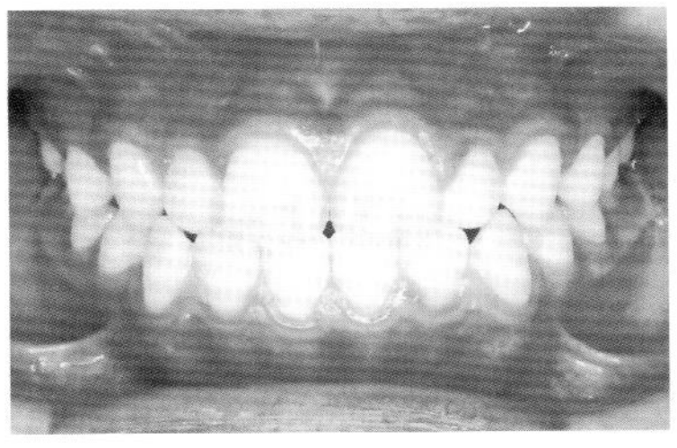
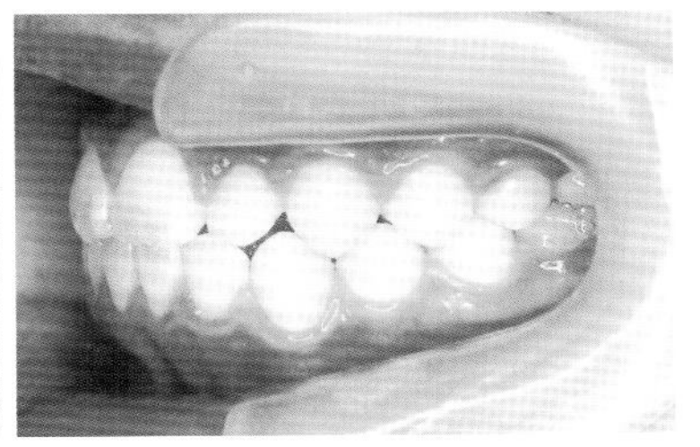

圖❹ 訓練開始後4年0個月、10歲11個月。不需進行其他積極治療即結束。

後，已經能完全戒除吸手指習慣了。

結果及討論

結果：因排除吸手指習慣，也改善舌突出，咬合獲得改善，因此不想進一步進行矯正治療，就此結束指導（圖4），此病例爲吸手指習慣戒除後再度發生，指導上耗費較多時間。

討論：身體不適便會再度吸手指，在學校有特殊活動或學期、學年變更時，患者感到壓力，又會再度吸手指。避免用「因爲會變成○○（有○○的情況）所以來戒掉吧」這類說法來進行指導，因爲這是負擔不是鼓勵，要用「做了○○會更◎◎唷」這種雙重肯定的說法，減輕患者的心理負擔。

根據母親描述，患者不善於表達自我情緒，有說謊情形，但指導者要傳達對她的信任。對患者來說，回診時除了訓練也能聊其他事情，看診時間快樂，才能長期回診進行指導。

在發現有特殊行爲及難以溝通、理解力低等機能特徵時，就與患者母親討論指導方式，由於未能確認是否有身障問題，因此要因應患者的特徵來協助指導。

本案例雖進行過一般訓練，但目標設定較低，改變訓練順序，有時回診也只有聊天而已，因此指導時間拉得較長。

如何評估MFT的機能改善效果

高橋 治
Osamu TAKAHASHI

東京都・高橋矯正牙科診所
牙醫師

MFT是用於改善口腔機能的訓練法，在判定效果時，以咀嚼、吞嚥、發音等發揮功能時的肌肉運動來進行判斷。

此外，隨著口腔機能改善，會影響齒列的口腔周圍肌肉壓力也趨於平衡，藉由觀察齒列型態變化，也能間接驗證MFT的效果。然而，以「改善開咬」這種齒列型態改善來當作判斷MFT效果的基準，容易產生誤解，必須十分注意。光靠口腔內照片及口腔模型等「靜止狀態的紀錄訊息」來判斷MFT效果，是不夠充分的，因此用肌肉本身機能來評價是很重要。

肌肉機能的評估是用紀錄診察單（圖1）來進行。也可用雷達圖或舌頭隨意活動評估法來進行評估。

紀錄肌肉機能的方式有很多，包括EMG（肌電圖）、壓力感測器、EPG

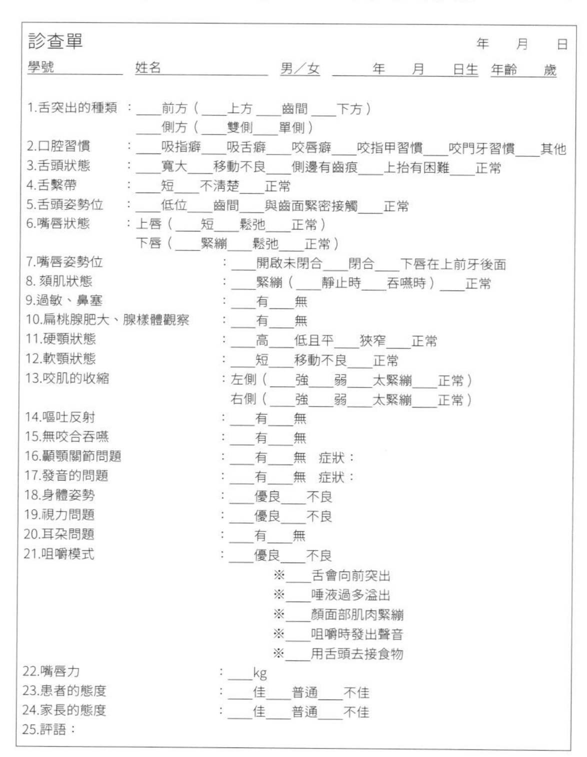
診查單　　年　月　日
學號＿＿＿　姓名＿＿＿　男／女　＿＿年　月　日生　年齡　歲

1.舌突出的種類　：___前方（___上方___齒間___下方）
　　　　　　　　　___側方（___雙側___單側）
2.口腔習慣　：___吸指癖___吸舌癖___咬唇癖___咬指甲習慣___咬門牙習慣___其他
3.舌頭狀態　：___寬大___移動不良___側邊有齒痕___上抬有困難___正常
4.舌繫帶　：___短___不清楚___正常
5.舌頭姿勢位　：___低位___齒間___與齒面緊密接觸___正常
6.嘴唇狀態　：上唇（___短___鬆弛___正常）
　　　　　　　下唇（___緊繃___鬆弛___正常）
7.嘴唇姿勢位　：___開啟未閉合___閉合___下唇在上前牙後面
8. 頦肌狀態　：___緊繃（___靜止時___吞嚥時）___正常
9.過敏、鼻塞　：___有___無
10.扁桃腺肥大、腺樣體觀察　：___有___無
11.硬顎狀態　：___高___低且平___狹窄___正常
12.軟顎狀態　：___短___移動不良___正常
13.咬肌的收縮　：左側（___強___弱___太緊繃___正常）
　　　　　　　　右側（___強___弱___太緊繃___正常）
14.嘔吐反射　：___有___無
15.無咬合吞嚥　：___有___無
16.顳顎關節問題　：___有___無　症狀：
17.發音的問題　：___有___無　症狀：
18.身體姿勢　：___優良___不良
19.視力問題　：___優良___不良
20.耳朵問題　：___有___無
21.咀嚼模式　：___優良___不良
　※___舌會向前突出
　※___唾液過多溢出
　※___顏面部肌肉緊繃
　※___咀嚼時發出聲音
　※___用舌頭去接食物
22.嘴唇力　：___kg
23.患者的態度　：___佳___普通___不佳
24.家長的態度　：___佳___普通___不佳
25.評語：

圖❶ 診察單

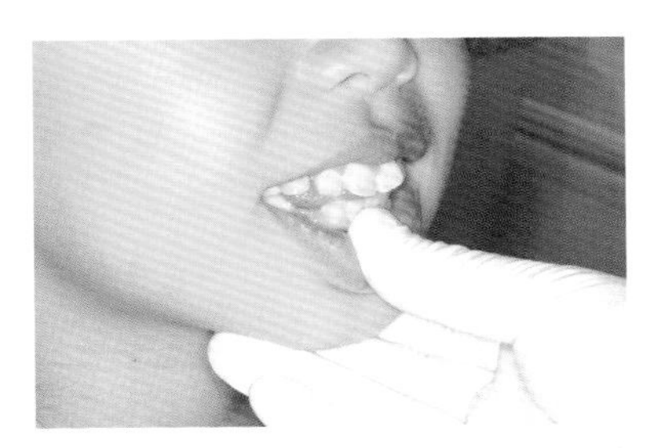

圖❷ 舌突出的觀察法。在吞嚥瞬間用手指將下唇往下壓

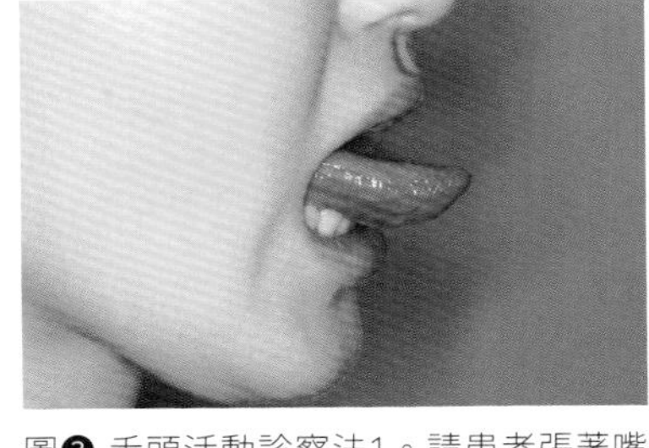

圖❸ 舌頭活動診察法1。請患者張著嘴巴，將舌頭往前

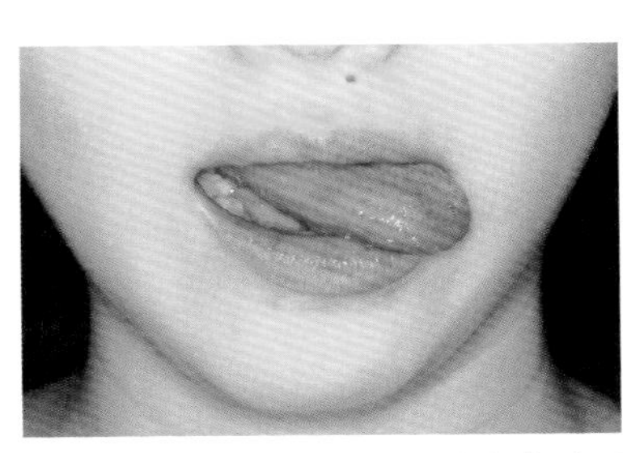

圖❹ 舌頭活動診察法2。請患者將舌頭左右擺動，確認其擺動速度

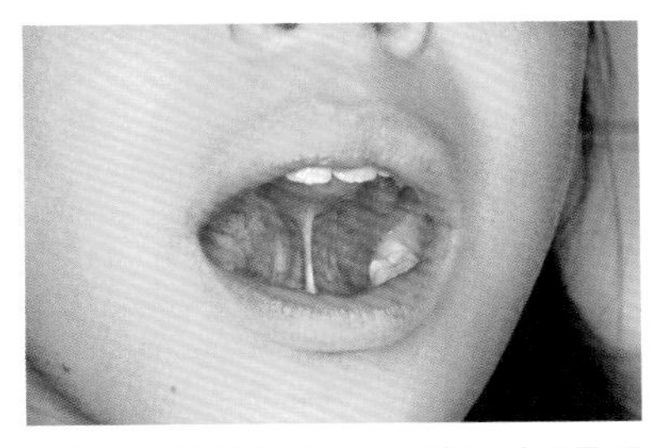

圖❺ 舌頭活動診察法3。確認舌頭是否能吸附上顎並發出咂舌音

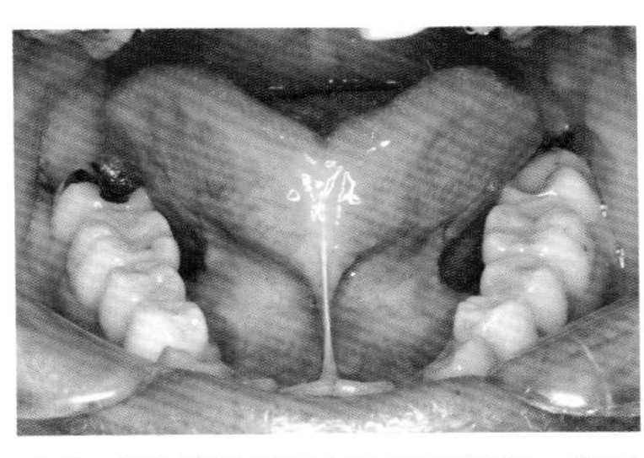

圖❻ 舌繫帶過短患者的舌頭模樣。指示患者將舌頭往前方吐，舌尖呈心形下凹

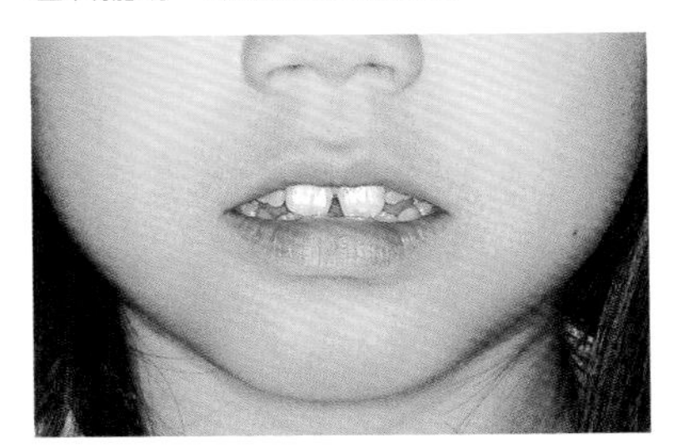

圖❼ 口呼吸患者的嘴唇靜止位置

（electropalatography；電子硬腭圖、腭電圖）、檢查吞嚥功能的VF（吞嚥內視鏡檢查）、超音波檢查、聲音波形分析等等。雖可依照需求導入這些檢查法，但錄影是臨床評估MFT效果的有效方式。以聲音或影片方式記錄患者的咀嚼、吞嚥、發音等實際情形，就能夠評估MFT的機能改善效果。

以診察單進行評估

1.舌突出的種類：在患者口腔內用噴瓶噴入水，請患者吞下。用食指及中指呈V字形抵住下顎骨下緣的前方位置，在吞下瞬間用大拇指將下唇往下壓，觀察舌頭突出的方向（圖2）。

2.口腔習慣：以視診及問診，來診察是否有口腔不良習慣。

3.舌頭狀態：進行①舌頭往前方突出（圖3）、②舌頭左右擺動（圖4）、③舌頭吸附上顎（圖5）等動作，診察舌頭活動及大小等狀況。

4.舌繫帶：診察舌繫帶的附著部位、長度、形狀等（圖6）。

5.舌頭姿勢位：診察靜止時的舌頭位置。與患者交談，同時判斷在語句發音間，舌頭所處的位置。

6.7.嘴唇狀態及姿勢位：診察嘴唇形狀及緊繃度，以及靜止時的位置（圖7）。

8.頦肌狀態：診察靜止時及吞嚥時的頦肌狀態。

9.過敏、鼻塞：利用問診進行確認。若有需要可與小兒科、耳鼻喉科、過敏科等醫師一同會診。

10.扁桃腺肥大、腺樣體觀察：用壓舌板壓住舌根部來診察上顎扁桃腺（圖8）。腺樣體則以測顱X光照片來進行確認。

11.硬顎狀態：觀察硬顎的形態。形態狹窄且較高的上顎，無法容納舌頭上抬，可能會妨礙

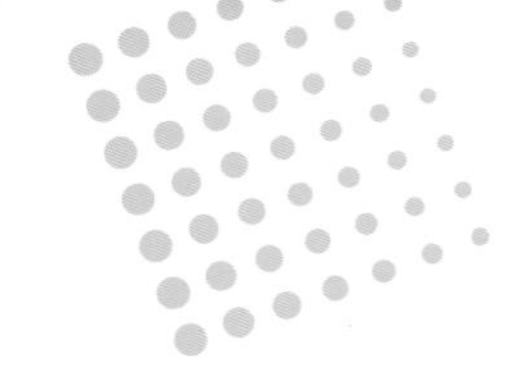

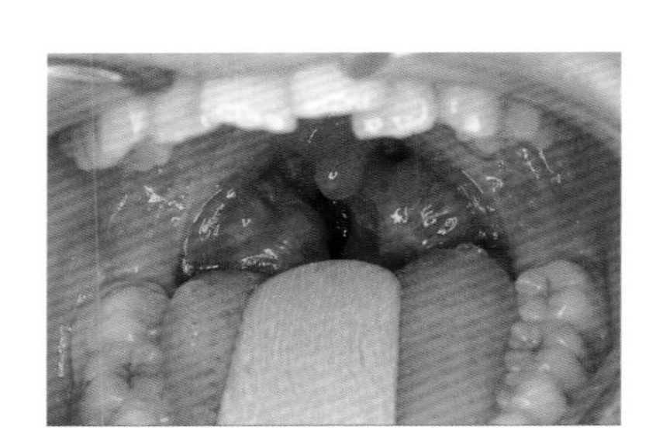

圖❽ 診察上顎扁桃。用壓舌板壓住舌根位置進行觀察

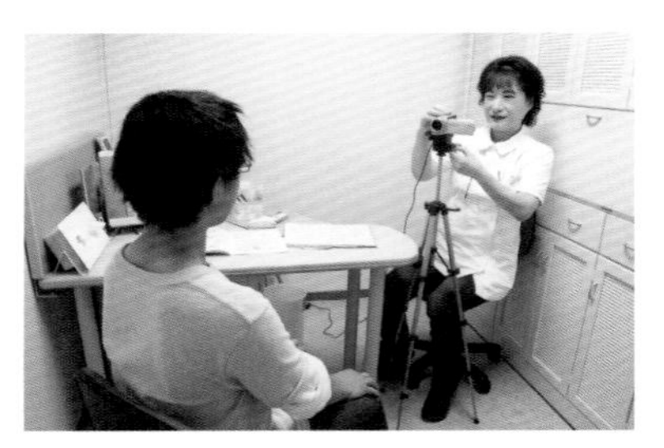

圖❾ 錄影時的景象。只要有錄影設備及腳架即可，不需特別的設備。患者坐的椅子若可以旋轉，更適合用於錄影。

MFT的效果。此外，若上顎狹窄而高，表示鼻呼吸道也較狹窄。

12.軟顎狀態：請患者將嘴巴張大，發出「啊－」的音，觀察軟顎活動。

13.咬肌的收縮：將手輕輕抵在患者下顎骨角位置，判斷咬肌收縮的強度。

14.嘔吐反射：用壓舌板輕碰軟顎位置及舌根位置，加以確認。

15.無咬合吞嚥：將手抵在患者下顎骨角位置，以觸診確認吞嚥時咬肌是否有收縮。

16.顳顎關節的問題：透過問診、視診、觸診、聽診等，診察顳顎關節疼痛、雜音、運動障礙等問題。

17.發音的問題：診察發音時嘴唇及舌頭的動作。

18.身體姿勢：診察姿勢的好壞。

19.20.視力、耳朵問題：透過問診診察。必要時徵求其他科的會診。

21.咀嚼模式：請患者進食以供觀察。可用錄影方式。

22.嘴唇力：依照需求使用測定器測量。

23.24.患者及家長的態度：實施MFT需要患者本身的配合及家人的理解及協助，因此列爲診察項目之一。

25.評語：若有其他來自患者或家長的資訊、指導者特別的感受及想法，都可記錄於此。

錄影

錄影是評估MFT機能改善的有效方式，若同時錄製聲音，也能幫助評估發音或在課程中動作產生的聲音變化。

安裝錄影設備及腳架（圖9）。可先決定好錄影內容的雛型。

1.吞嚥的紀錄：指示患者小口小口地飲用杯中的水，並錄影下來（圖10）。儘可能使用透明杯子，從正面、斜側面、正側面等各種角度進行拍攝。觀察重點在於吞嚥時的舌突出、嘴唇及頦肌的緊繃狀態、吞嚥時的頭部動作及脖子傾斜角度、咬肌的活動性、喉嚨活動、全身的姿勢等。

2.咀嚼的紀錄：用蘋果、梨子、小黃瓜等水分多的食材，及蘇打餅、餅乾等乾燥食材，以這兩種類型的食物進行拍攝（圖11）。與吞嚥紀錄一樣，要邊拍邊改變拍攝角度，觀察重點在於是否有咀嚼不平均、嘴唇閉合狀況、嘴唇動作（嘴唇是否突出，嘴角是否往後拉等）、咀嚼次數及咀嚼部位（是用大臼齒位置咀嚼，還是用小臼齒部位咀嚼）、攝食時一口的大小、是否會用舌頭去接食物、咀嚼時發出的聲音（是否發出喀擦喀擦的聲音進食）、是否能邊用鼻呼吸邊咀嚼、舌頭活動模式（往前後活

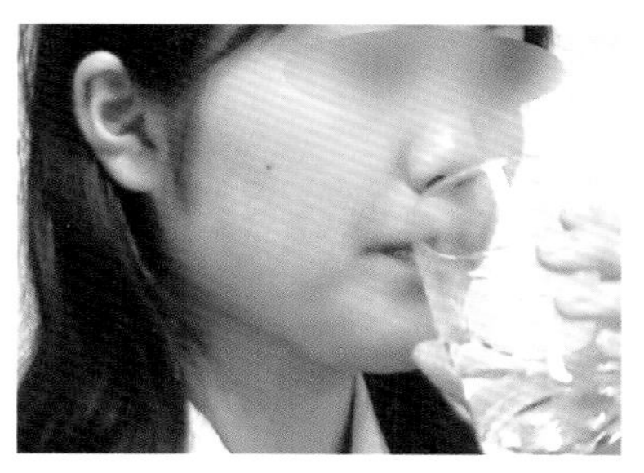

圖⑩ 吞嚥紀錄。調整拍攝範圍，上至眼睛，下至喉嚨隆起（喉結）都要能拍攝到

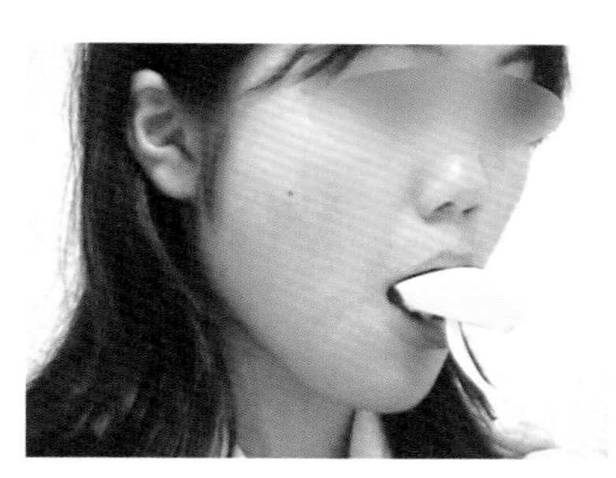

圖⑪ 咀嚼的紀錄。使用水分多及乾燥等兩種食材進行

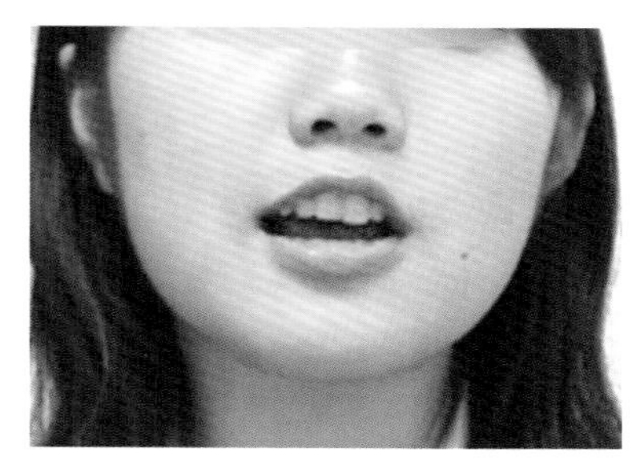

圖⑫ 發音的紀錄。充分拍攝到嘴型，調整拍攝範圍，上至鼻子中央部位，下至頦肌位置

動、往前方突出、用舌頭將食物運往臼齒位置等等）、是否唾液過多、顏面是否有過度緊張、咀嚼時的頭部活動及頸部傾斜角度、咬肌的活動性及左右差距、喉嚨的活動、全身的姿勢等等。

3.發音的紀錄：為了充分拍攝到嘴型，拍攝範圍調整成上可拍攝至鼻子中央部位、下可拍攝到頦肌（圖12）的狀態，訓練者站在攝影機後方舉著檢查發音用的短文，請患者依序唸出，也可以請患者唸出ㄙ開頭、ㄊ開頭發音的字，或從1數到20等。若與患者的對話中察覺到有點問題的發音，特別是ㄋ開頭、ㄌ開頭的音等，可在患者唸完基本短文之後，額外請患者唸出包含這些發音文字的短句，追加拍攝。

· 盛開散落的櫻花討人喜歡
· 白色熊的尾巴是白色的
· 他喝了一碗都是糖的湯
· 寧願凝視寧靜的湖面也不說話
· 兩粒涼冰冰的冰凍蕃茄
· 鬆開雙手他頭也不回地走了

錄下發音狀況的目的不只在確認聲音，更是為了評估發音時口腔周圍肌肉的活動狀況，除了聲音失真和漏音等構音方面的問題，也要記錄發音時的舌頭活動。MFT的對象，常見的問題包括發音時舌頭從上下牙齒間往前突出。發ㄊ開頭、ㄋ開頭、ㄌ開頭音時，舌尖必須上抬至上顎，發ㄎ開頭、ㄙ開頭、ㄧㄚ音時，必須舌側須上抬至上顎，但若這些動作未正確執行，則須先拍攝有問題的動作。發音時的嘴唇及下顎動作、發音間隔時嘴唇及舌頭的姿勢位等也是觀察要點。

4.其他紀錄：自然狀態下身體的姿勢、嘴唇及舌頭的姿勢位、是否有口呼吸等，這些都要趁患者不注意時拍攝紀錄。此外，駝背而使頸部前傾、姿勢不良的患者，要先在自然狀態下為其拍攝，接著給予具體的指示如「將背伸直，收下巴」後，將其模樣拍攝錄影下來。

若懷疑患者舌繫帶過短，或診斷出舌頭活動狀態不佳，可請患者往前吐舌、用舌頭舔嘴唇、張大嘴巴用舌尖碰觸上顎、做彈舌動作等等，並錄影下來，有許多患者在初期階段做不出這些動作，就先將原本的狀態錄下。

另外像牙齒排列、咬合狀態、舌頭邊緣的牙齒壓痕、頰黏膜上的白線、扁桃腺肥大、咬唇習慣、吸手指習慣等口腔不良習慣、手撐頰、外觀習慣等需要特別紀錄的狀況，也要額外進行拍攝。

影片錄影及機能評估，不只要在MFT指導前後進行，在指導過程中也可多次錄影紀錄。包括「做不到時」的狀態也要留下紀錄，對機能改善評估，大有幫助。

一般牙科的MFT做法

山口美子
Yoshiko YAMAGUCHI

東京都・山口牙科醫院
口腔衛生師

河井 聰
Satoshi KAWAI

東京都・山口牙科醫院
牙醫師

MFT是利用訓練，來改善舌頭不良習慣造成的口腔周圍肌肉不協調。這種訓練方法，主要應用於兒童牙科及矯正牙科的領域。

在一般牙科裡，會利用補綴或部分矯正等方式來處理因舌頭不良習慣造成的開咬或空隙齒列問題，但若未完全消除舌頭不良習慣，可能於治療過後再次發生開咬症狀，所以須確實改善舌頭不良習慣（例如使用MFT）。然而對一般牙科而言，導入MFT門檻太高，從零到導入臨床實屬不易。

本章節將揭露經補綴方式處理並改善門牙開咬問題後，因舌頭不良習慣導致復發的案例，並討論MFT對一般牙科的必要性。

MFT的必要性

若患者本身有舌頭低位、吞嚥或發音時舌頭往前突出等舌頭不良習慣，齒列有可能因爲被舌頭推壓而產生縫隙，也因舌頭不良習慣導致門牙位置沒有咬合接觸，造成前牙開咬並只用後方臼齒進行咬合。爲了減輕臼齒負擔或因審美考量等各種理由，將試著治療改善這些開咬症狀。

成爲MFT導入契機的案例

圖1～6爲因舌頭不良習慣導致開咬的患者，而以補綴方式連結4門牙並改善開咬的案例。在觀察期間，患者再度因舌頭不良習慣發生前牙開咬現象，讓我們感受到改善舌頭不良習慣與導入MFT的必要性。

案例的治療過程

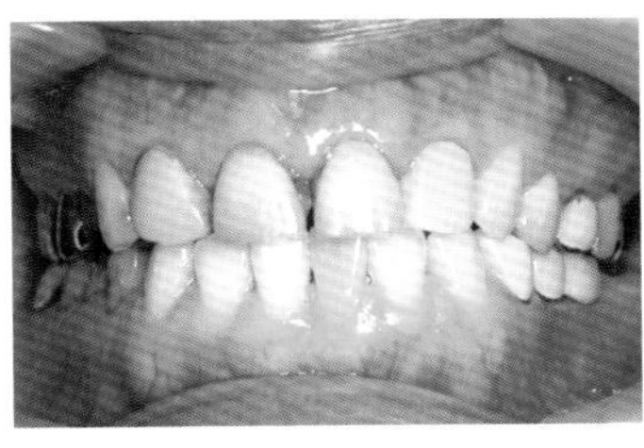
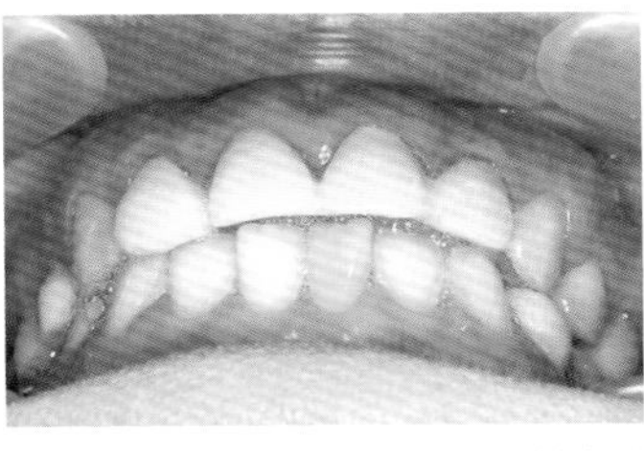
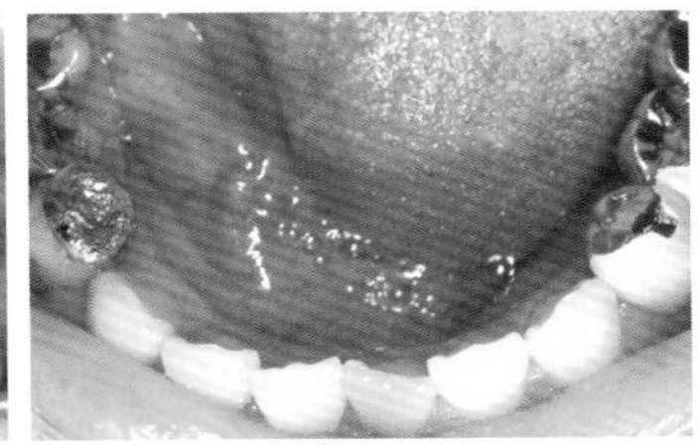

圖❶ 初診時（2002年）。患者爲52歲女性。有舌頭不良習慣，吞嚥時舌頭往前突出。臼齒位置有咬合疼痛及晃動情形。下顎前齒殘留著切緣結節（mamelon），據聞從牙齒長出開始門牙位置就沒有咬合接觸。

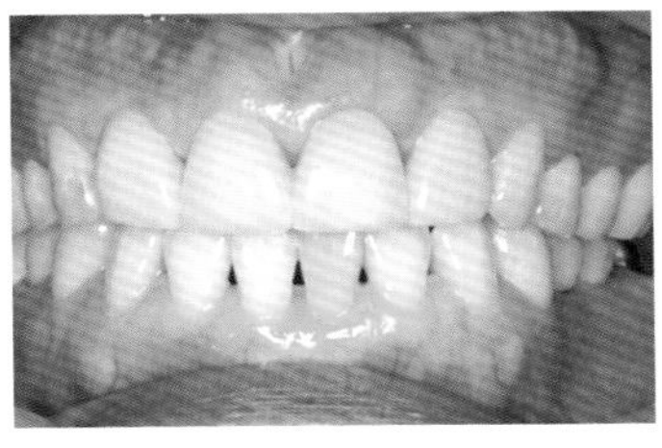
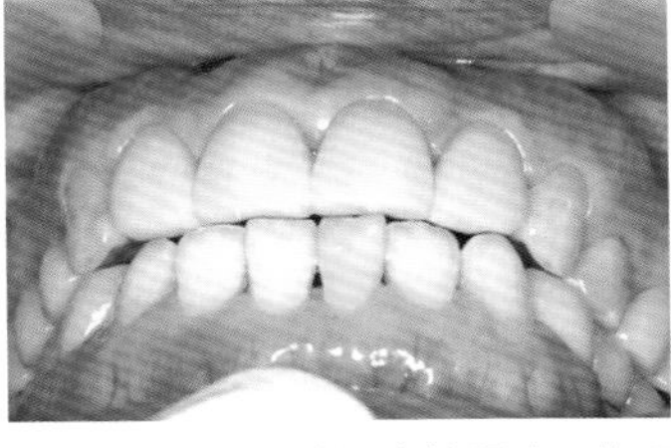
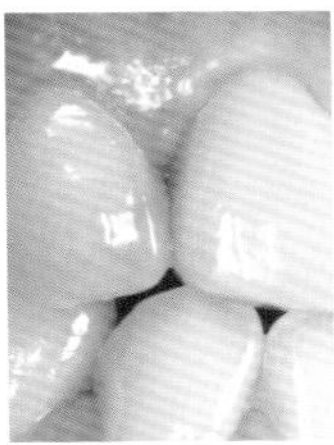
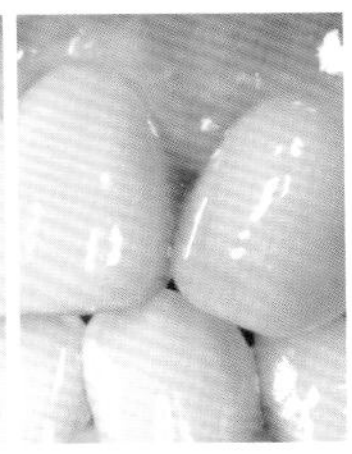

圖❷ 進行補綴時（2003年10月）。未進行MFT，以補綴改善開咬，儘可能讓全部牙齒都有咬合接觸。考慮到舌頭不良習慣，將2~2的4門牙連結固定。這時32|間與|23間的接點是有接觸的

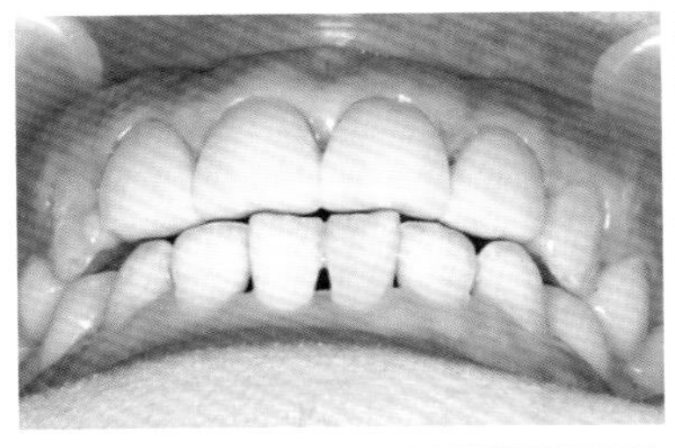
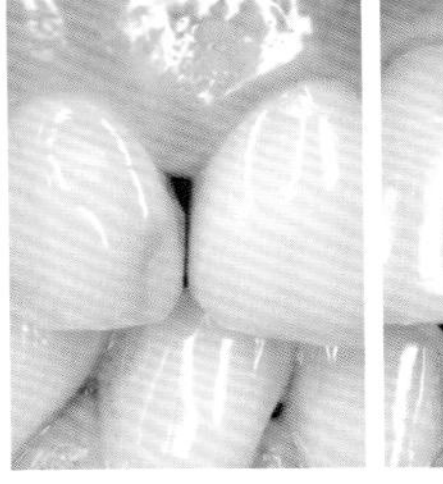
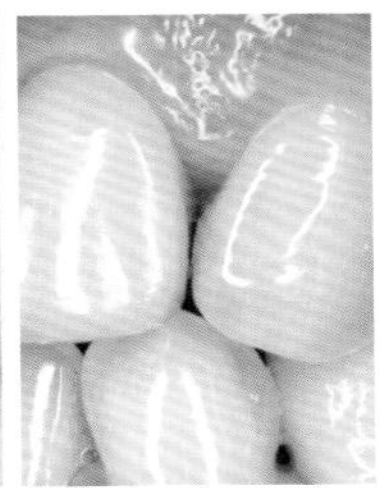

圖❸ 然而，補綴後經過1年半（定期健診：2005年7月）、4門牙雖有連結固定，但32|間與|23間出現前牙縫隙，再次出現開咬症狀。原因應爲連結好的4門牙往前移動導致門牙縫細。判斷此開咬復發的原因是舌頭不良習慣，因此導入MFT指導

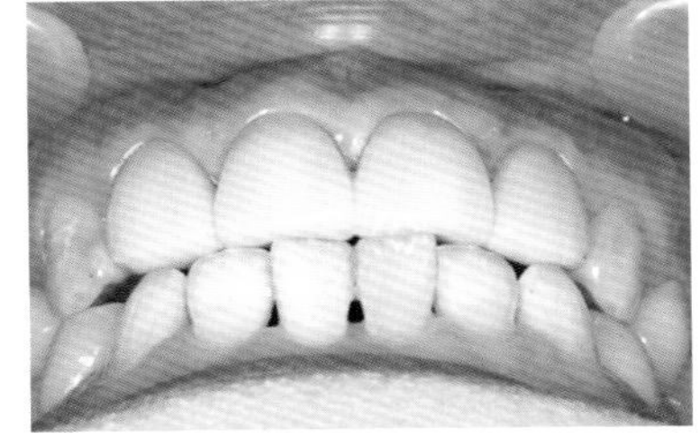
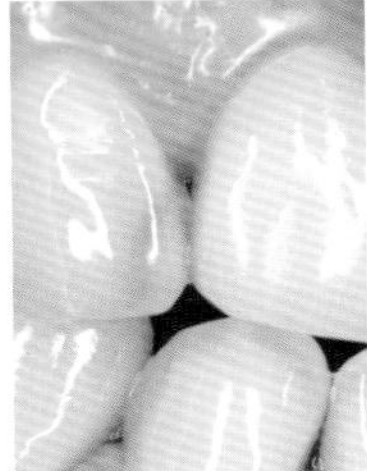
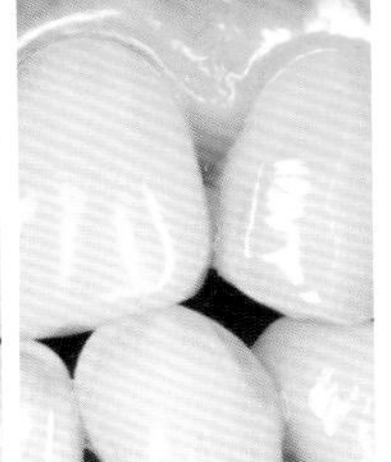
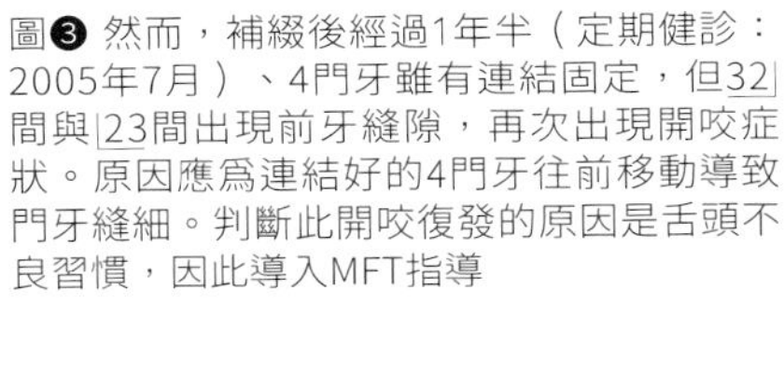

圖❹ 定期健診時（2005年12月）。花了不少時間練習讓舌頭活動或吞嚥時不往前突出，半年後接觸點的縫隙有所改善

舌頭不良習慣的可能性

曾考量到有舌頭不良習慣，將4門牙補綴連結固定並改善開咬，但補綴處理1年半後，定期健康檢查時，發現32|間與|23間有齒縫變大及門牙位置開咬。由連結的4門牙各自往前方移動的可能性來判斷，應該是舌頭不良習慣造成，此時第一次感受到納入MFT指導的必要性。

開始進行MFT的初期，患者感覺自己的舌頭太大、不知如何運用。舌頭位於低位，很難靠自我意識控制，且舌背顏色暗沉，附著髒汙。

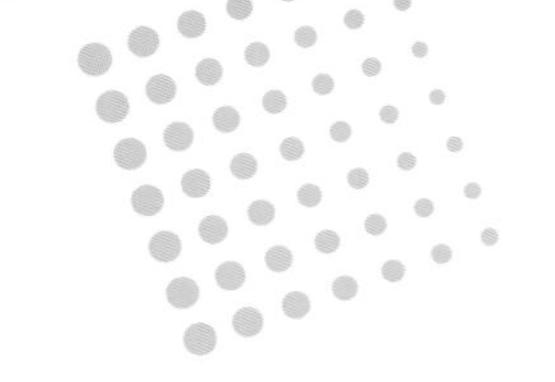

病例的治療過程

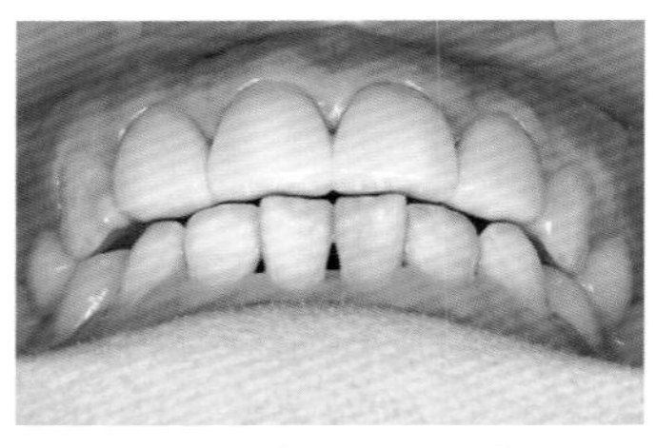
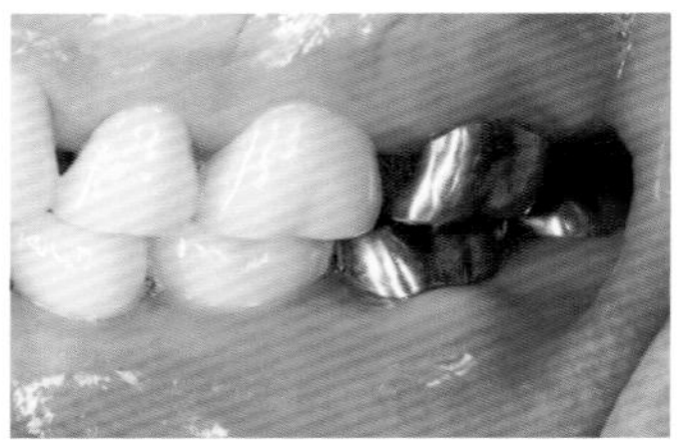

a：過程觀察（2006年6月）

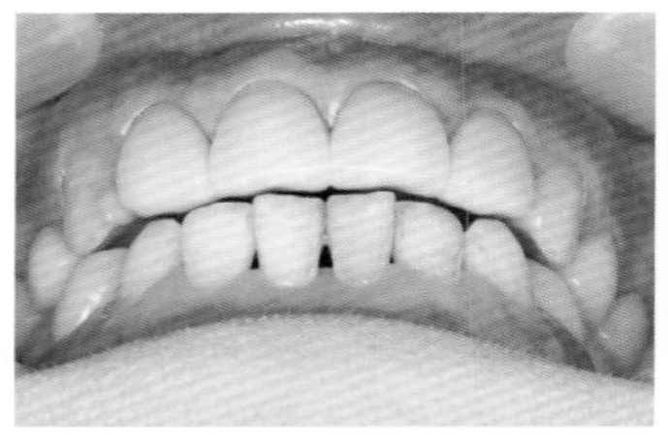
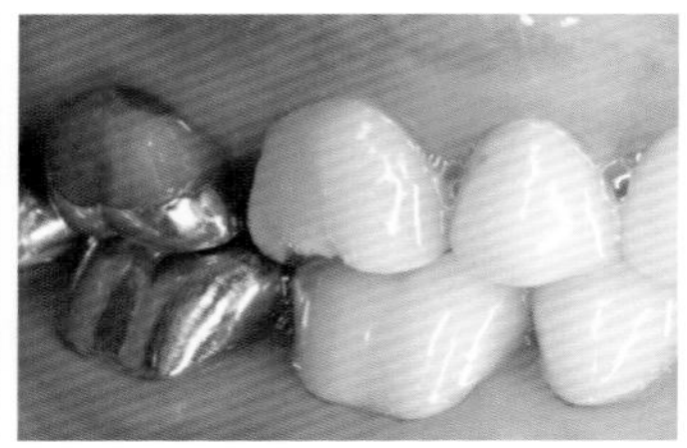

b：過程觀察（2007年7月）

圖❺ a、b 在接下來的追蹤觀察中，前牙開咬再度復發，或許是巧合，左下6牙周病突然發作、右上6假牙瓷冠碎裂等問題都發生在前牙開咬復發的時機。我們認爲這可能是由於舌頭不良習慣導致前牙開咬，這也給大臼齒帶來了更大負擔；因那時候，他仍無法控制自己的舌頭與習慣，問題出現的時間恰逢開咬的時間，我覺得有必要利用MFT改善舌頭不良習慣，以維持前牙之間的咬合接觸。

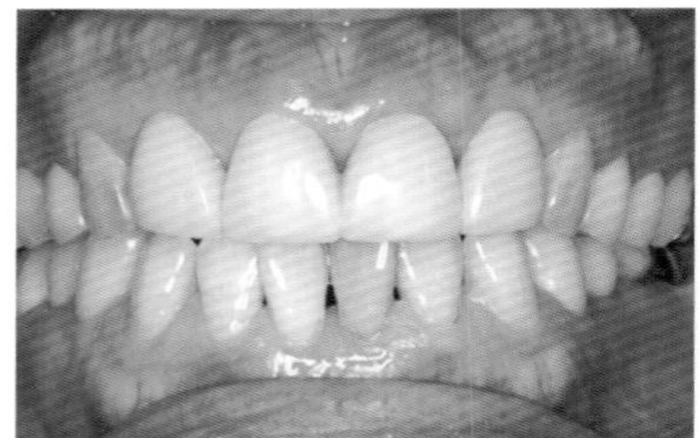
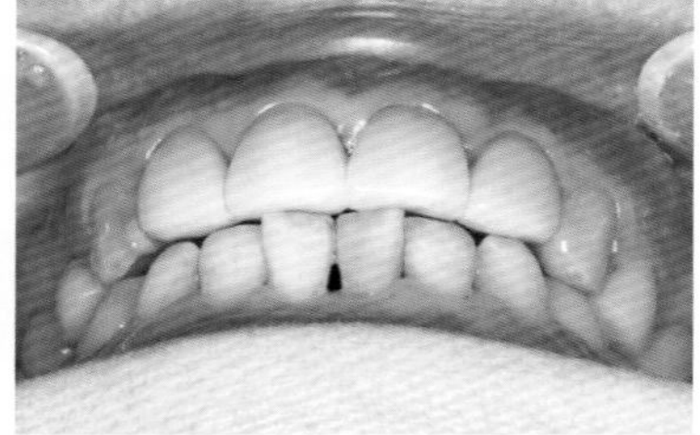
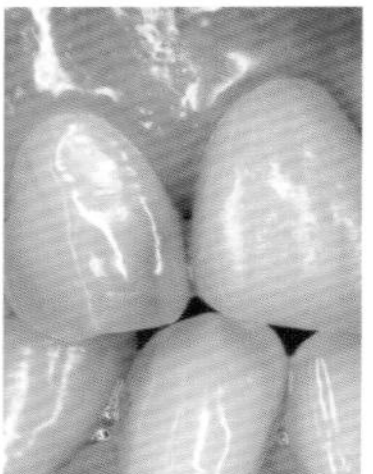
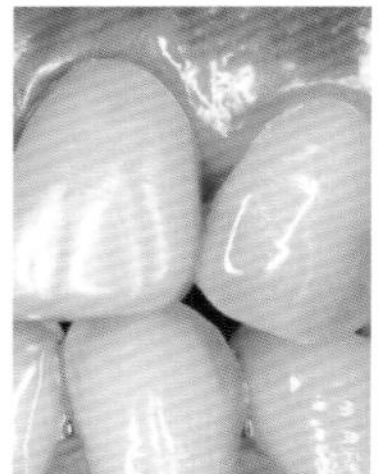

圖❻ 2014年3月。門牙位置咬合接觸， 32|間與|23間的齒縫問題也獲得改善，但因開咬問題仍可能會出現，在維持期間仍必須繼續進行MFT

舌頭訓練內容

因舌頭肌力不足，開始進行增進舌頭肌力的訓練（圖7～12）。當患者已經能將舌尖抵在碰觸點後，則進行用舌頭將口香糖抵在上顎的訓練，增強整體舌頭的肌力。利用「彈舌」或「吐舌訓練」等方式訓練舌中央的上抬能力後，再追加將舌頭上抬至上顎後再往後伸的「正舌位訓練」。增進舌頭肌力，也能提升控制力，連帶改善了舌背顏色暗沉的問題，患者自身也感受到舌頭的變化，發音變得更順暢。

該名患者也有嘴唇鬆弛的問題。要維持牙齒的正確位置，來自嘴唇的外壓及來自舌頭的內壓，這兩者之間的平衡很重要。因此我們導入增進嘴唇力量的訓練器材（巴拉康達パタカラ・口腔肌力訓練器），來協助患者提升嘴唇閉合力（圖13）。

利用MFT改善了牙齒縫隙問題，也讓連結固定的門牙再度擁有咬合接觸。雖然在MFT指導期間，患者一直維持高度意願，但進入定期健診後，練習動力會下降，很難讓患者持續察覺舌頭不良習慣的存在。雖然本案例暫時獲得改善，但偶爾還是會反覆出現開咬症狀。

訓練帶來的舌頭變化

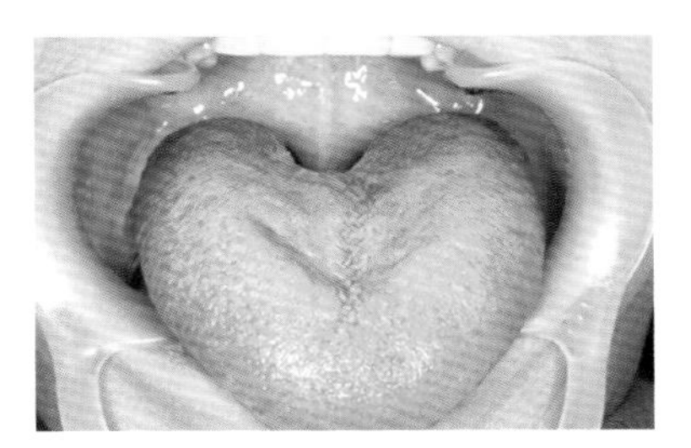

圖❼ 舌頭肥厚，訓練初期一開口舌頭便會從口腔溢出的樣子

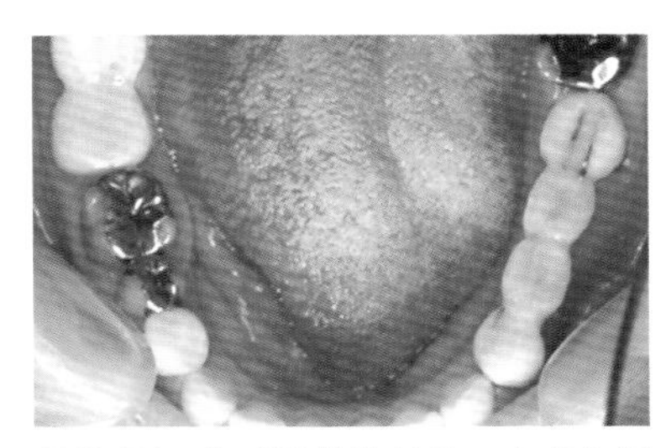

圖❽ 開口後舌頭位於低位，有茶色輕微髒汙附著。舌尖前端下凹，經常呈現波浪狀

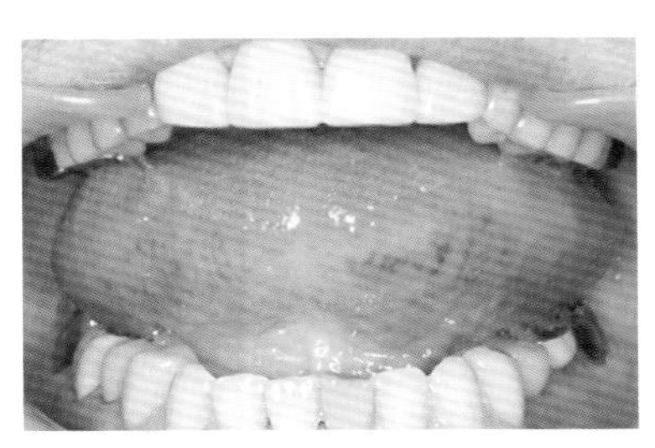

圖❾ 位於低位的舌頭，即使上抬，也因力量不足而難以維持吸附於上顎的狀態，而浮在半空中

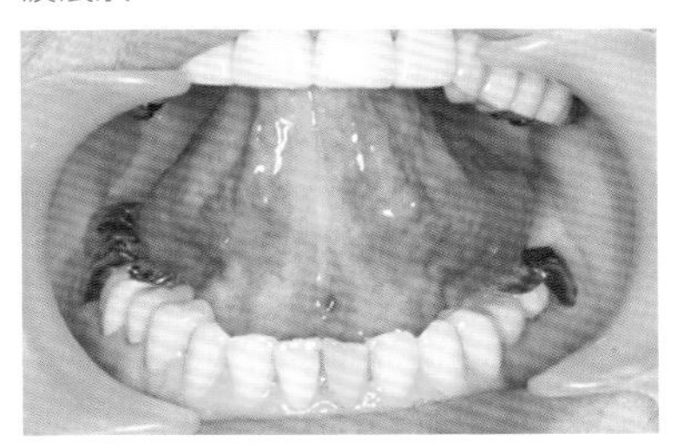

圖❿ 訓練初期，為了記住正確的舌頭位置，請患者養成習慣將舌尖置於碰觸點

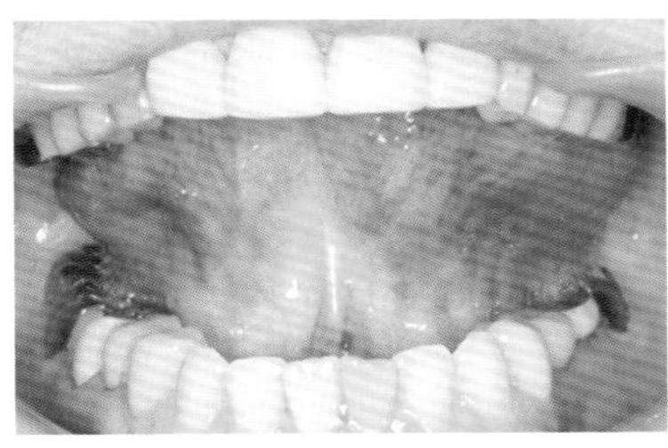

圖⓫ 隨著舌頭肌力提升，舌頭逐漸可整個往上抬，能持續碰觸上顎

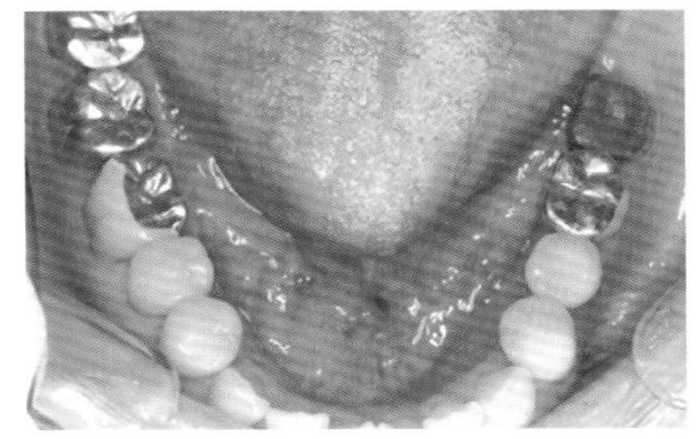

圖⓬ 目前患者已有能力控制舌頭，舌頭呈現健康顏色，形狀也左右均等，能往後方伸展

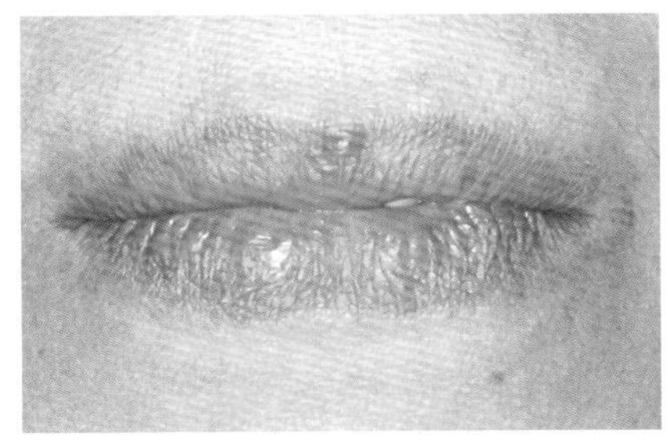

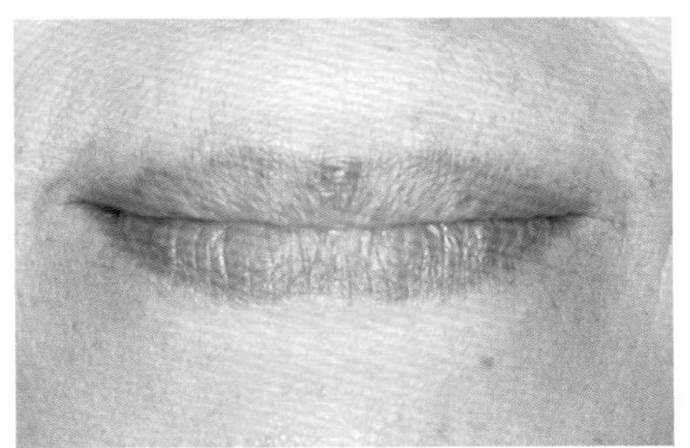

圖⓭ 嘴唇的變化。訓練初期即使閉上嘴，仍能從嘴唇縫隙看見牙齒，嘴角下垂鬆弛（左）。隨著嘴唇閉鎖力提升，嘴角也變緊實，能自然閉緊。此外，嘴唇厚度收縮變得薄而窄，嘴角也能上揚，鬆弛的狀況獲得改善（右）

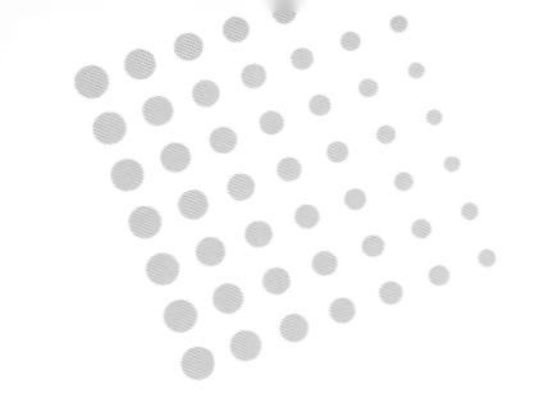

之後，雖然爲了治療而持續回診，並保持對舌頭的注意，但進入定期回診觀察階段後，開咬問題復發，對臼齒增加額外壓力，位置產生變化因而接連發生各種問題。由於經歷急性牙周病等問題，患者的理解及意識產生改變，提高對牙齒的注意力，也能積極進行MFT，目前狀況終於趨於穩定。定期健診時，我們會要求患者進行日常牙菌斑控制及清潔，提醒注意舌頭控制。

納入MFT指導法時的注意事項

要改善舌頭不良習慣，必須讓患者自覺本身有這種不良習慣，接著學會舌頭正確位置及動作，控制舌頭並加以維持。

進行MFT時，須檢查出並瞭解造成舌頭不良習慣的原因。每位患者養成舌頭不良習慣的原因不盡相同，例如「舌繫帶過短，舌頭難以上抬／舌頭肌力太弱／有異常吞嚥習慣／口輪匝肌太弱」等。必須先判斷目前舌頭肌力是否足夠，是否具有舌頭控制能力，接著再從『MFT入門從頭開始學口腔肌肉機能療法』（若葉出版）[2)]一書中，選擇因應各種問題點所需的訓練方法。

雖然只要說明進行MFT的重要性，就能讓患者理解，但要改善舌頭不良習慣，就有必要改善患者的意識及日常生活，這點非常困難。再者，隨著時間的推移舌頭不良習慣也有可能復發，故持續進行MFT，十分重要。雖說治療期間容易感受到舌頭肌力及形態上的變化，嘴唇閉鎖力的測量數值提升，這些都有助於維持患者的關注及動力，然而一旦進入定期健診階段，患者的關注力容易降低，特別是訓練高齡的患者，隨著年齡增長，口腔周圍肌力變弱的可能性提高，維持肌力及練習動力可能會比進行牙菌斑控制還要困難。

因此在定期健診時，可積極地透過舌頭及嘴唇的照片，比較訓練前後狀況，並測量嘴唇閉合力，確認肌力是否有維持住，向患者傳達MFT的必要性，必須努力利用MFT維持舌頭控制及訓練動力，其重要性等同於牙菌斑控制。要想長期維持透過補綴處理及矯正治療獲得的良好咬合關係，MFT至關重要。

前面提到透過補綴處理改善咬合接觸關係的案例，瞭解到MFT對維持咬合關係是很有效果。由於舌頭不良習慣復發可能造成開咬再度發生，定期的健診回診，進行口腔牙菌斑控制同時也持續進行MFT，十分重要。

CASE PRESENTATION

症狀案例 7

透過MFT與補綴處理，改善開咬的牙周病案例

案例概要

2003年10月初診的38歲女性。主訴臼齒部位咬合疼痛及搖晃而前來就診。年齡38歲，但已有牙周病，上下臼齒部位有垂直性骨缺損及將近3級的搖晃狀況。因舌頭不良習慣導致前牙開咬，門牙部位無咬合接觸，有前後磨牙的情況，可能是因開咬而將負擔集中於臼齒部位的緣故（圖1～4）。

治療目標及指導概要

牙周病的患者中，有些是因爲舌頭不良習慣導致開咬，門牙部位沒有咬合接觸，可能對臼齒部位造成過度負擔。一般認爲過大力量會造成牙周病惡化，如本案例，研判爲舌頭不良習慣導致的開咬對臼齒造成過度負擔，應在控制發炎的同時，讓包括門牙的所有牙齒能夠咬合接觸，減緩後牙咬合時的負擔，目標在確立前側方運動時，建立前牙導引。爲了讓全部齒列都能有咬合接觸，必須利用補綴處理或矯正治療讓門牙部位能夠有咬合接觸，並用MFT戒除造成開咬的舌頭不良習慣，努力維持門牙部位的咬合關係。本案例也是將既有的補綴物去除，以臨時牙冠給予咬合接觸，使舌頭不容易伸出，並進行MFT訓練，目標是讓所有牙齒都有咬合接觸（圖5、6）。

在MFT指導中，即使舌繫帶過短而使舌位處於低位，但舌頭擁有肌力，仍可能做出「彈

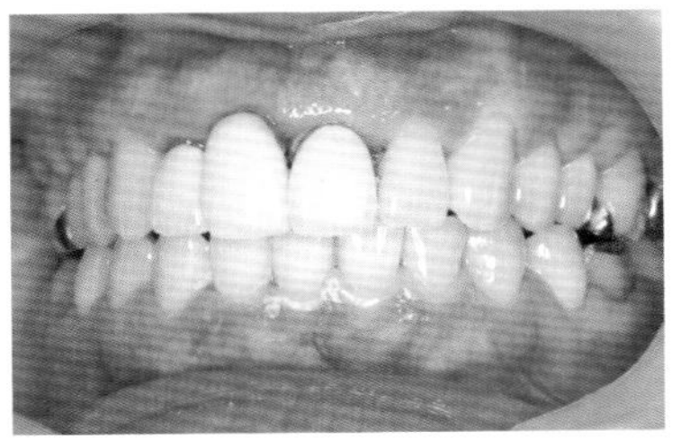

圖❶ 正面圖

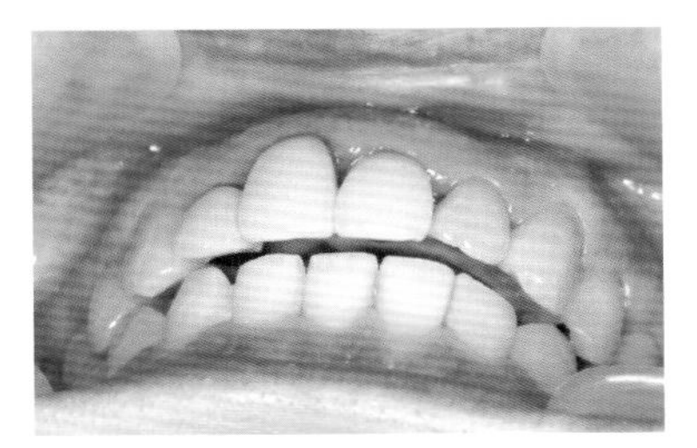

圖❷ 門牙部位咬合狀態

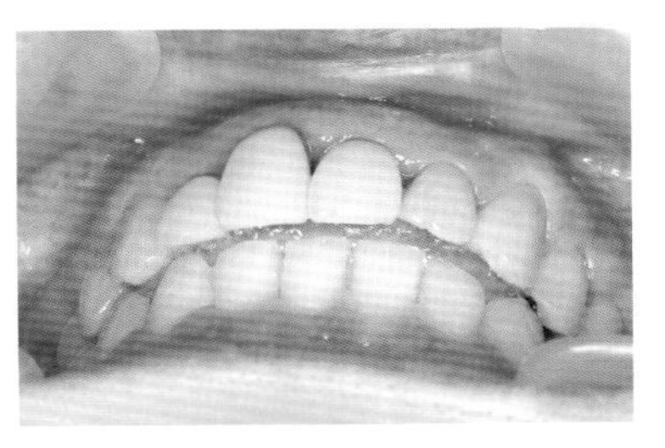

圖❸ 異常吞嚥習慣

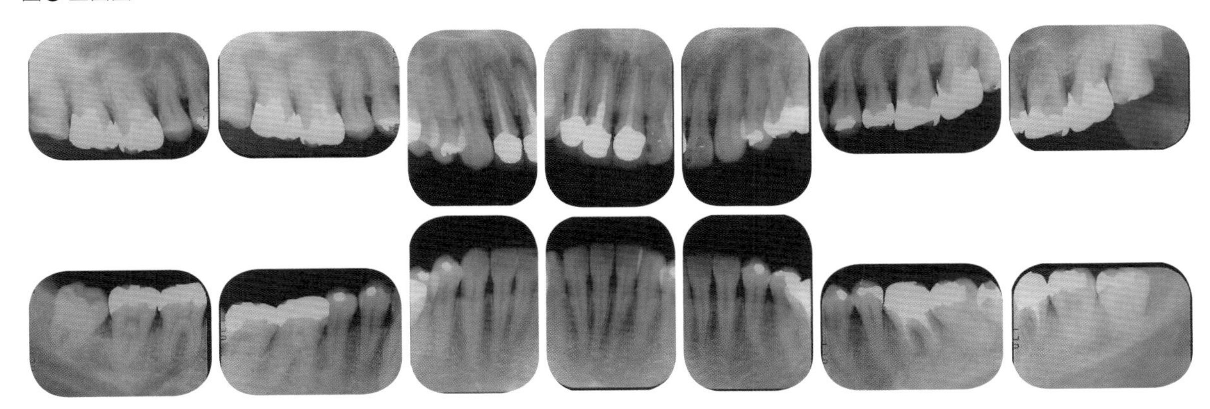

圖❹ 初診時X光照片

圖❶～❹ 初診時（2003年10月）。因舌頭不良習慣導致門牙開咬，只有臼齒部位有咬合。可能對臼齒位置產生過度負擔，87|78、87|78之間有6mm以上的牙周囊袋，發展爲牙周病

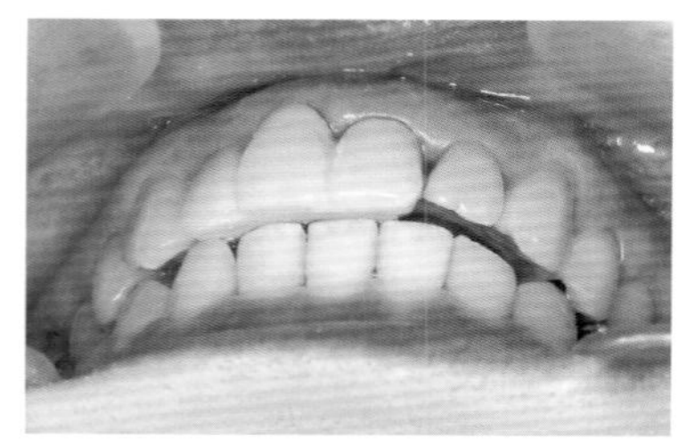

圖❺ 導入MFT

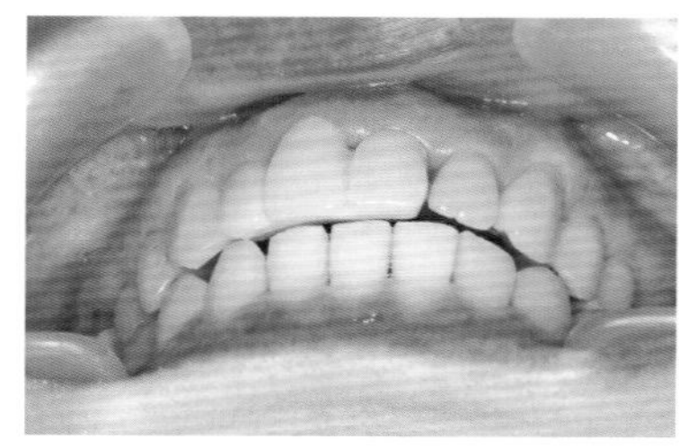

圖❻ 導入MFT後

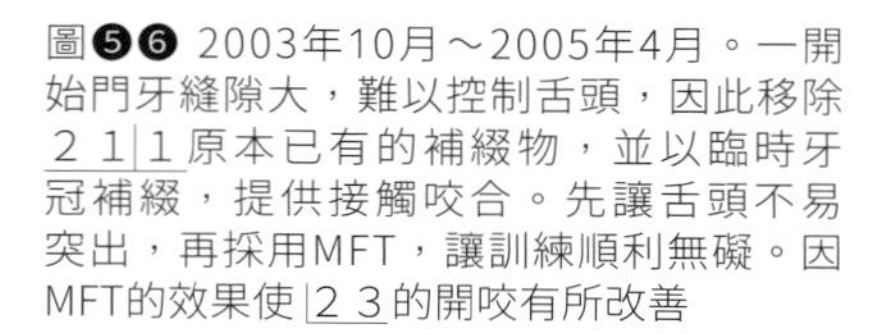

圖❺❻ 2003年10月～2005年4月。一開始門牙縫隙大，難以控制舌頭，因此移除2 1|1原本已有的補綴物，並以臨時牙冠補綴，提供接觸咬合。先讓舌頭不易突出，再採用MFT，讓訓練順利無礙。因MFT的效果使|2 3的開咬有所改善

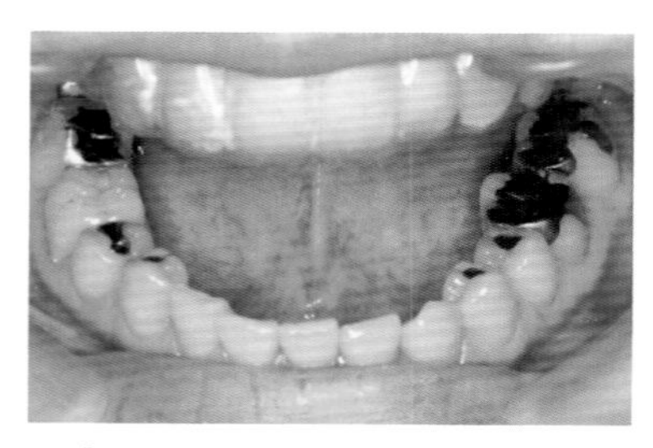

圖❼ 短而粗的舌繫帶

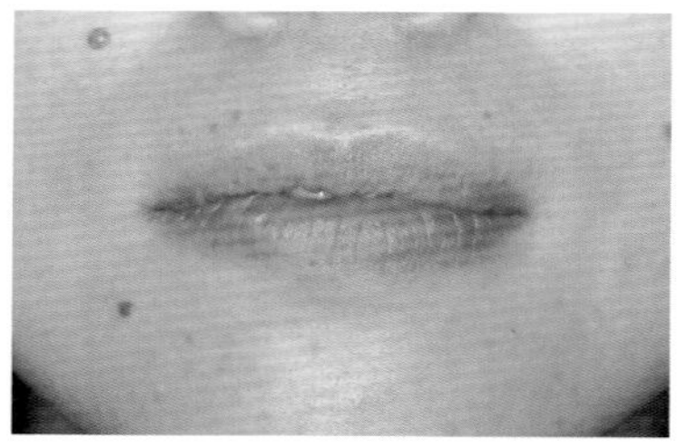

圖❽ 鬆弛的嘴角

圖❼❽ 2003年10月～2005年4月。舌繫帶粗而短，舌頭容易處於低位，因此進行舌繫帶伸展課程，指導患者將舌頭置於碰觸點，避免磨牙。訓練初期嘴角鬆弛，即使閉上嘴唇仍能看見牙齒

舌」動作，因此進行伸展舌繫帶並上舉的課程，請患者以整個舌頭撐住上顎的感覺將舌頭置於碰觸點，為了學會正確吞嚥方式、改善鬆弛的嘴型，故導入能增進嘴唇閉鎖能力的裝置「Patakara」（パタカラ.牙科用嘴唇肌力固定裝置／㈱）（圖7、8）。

治療內容

透過MFT及臨時牙冠的調整，讓所有牙齒都獲得咬合接觸，確立前側方運動時的前牙導引。考慮到復發問題，將2 1|1的3顆門牙連結固定並裝上補綴物，靠牙周刮除及牙根整平，改善了臼齒部位的垂直性骨缺損，牙周囊袋整體降為4㎜以下。一開始也有嘴唇閉鎖不全問題，嘴唇閉鎖不全會造成口呼吸或口腔內乾燥，口乾會抑制唾液的自淨作用，導致牙結石沉積，造成牙周病惡化。利用MFT鍛鍊口腔周圍肌肉獲得嘴唇閉鎖力提升，能有效改善牙周病（圖9～11）。

治療過程

在定期回診觀察中，有維持咬合接觸，牙周病也漸趨穩定，但補綴治療的2年半後，在2007年10月～2014年2月為止約7年間，很長一段時間都未曾回診。再度回診時，原本應該因補綴而擁有的門牙部位咬合接觸已經消失，再度變回開咬狀態。臼齒部位搖晃，嘴唇閉鎖力也變弱。向患者說明咬合接觸的必要性及控制舌頭不良習慣的重要性，並再次進行發炎控制及MFT訓練，半年後門牙位置幾乎都獲得咬合接觸，臼齒部位的牙周囊袋也有所改善（圖12～16）。

日後的注意事項

在回診觀察中發現，因舌頭不良習慣復發導致牙齒再度呈現開咬，使臼齒部位的牙周病惡化，由此得知，要維持咬合接觸並減輕臼齒位置的過度負擔，就必須持續進行MFT。

目前，在控制牙菌斑的同時，持續進行MFT，透過長期的定期健診，維持門牙部位的咬合接觸，是十分重要。

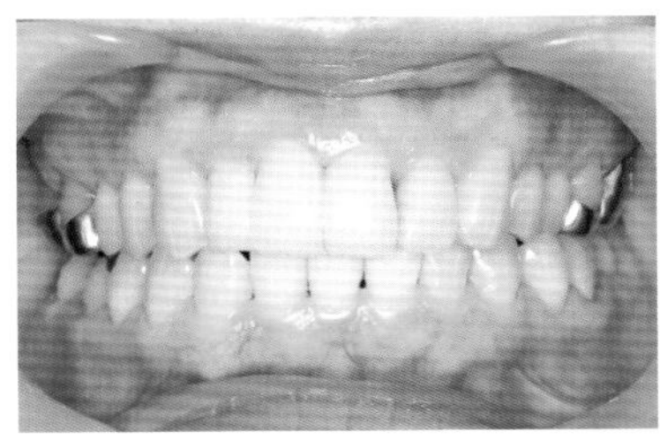

圖❾ 補綴時的正面圖

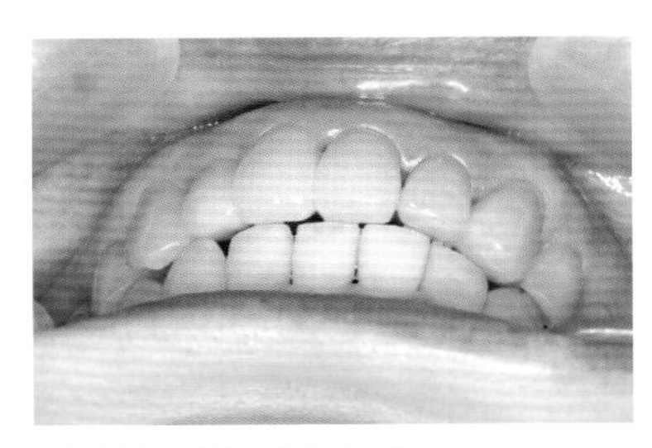

圖❿ 門牙部位咬合接觸

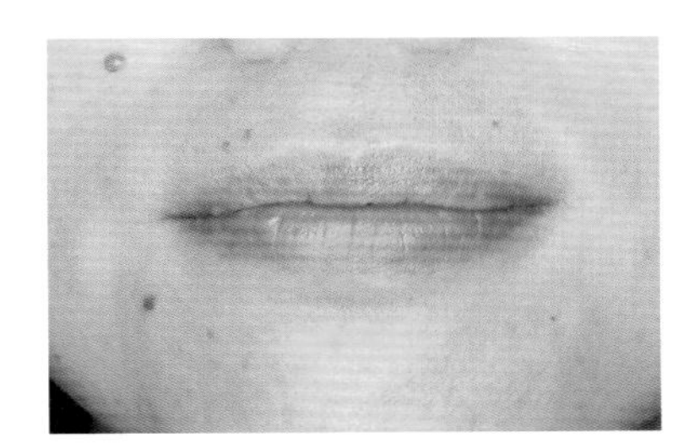

圖⓫ 緊實的嘴角

圖❾～⓫ 補綴時（2005年4月）。2 1|1 連結固定。包括門牙部位的所有牙齒都獲得咬合接觸。改善了臼齒部位的垂直性骨缺損，臼齒的搖晃也獲得大幅改善。透過MFT的治療效果，改善嘴角鬆弛，閉口時嘴角呈現緊實狀態

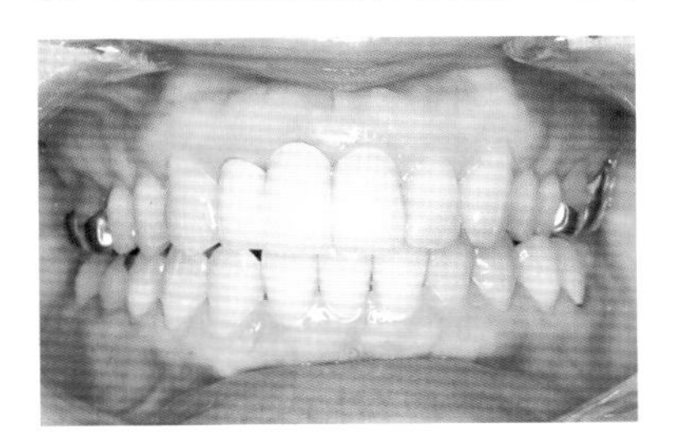

圖⓬ 正面圖

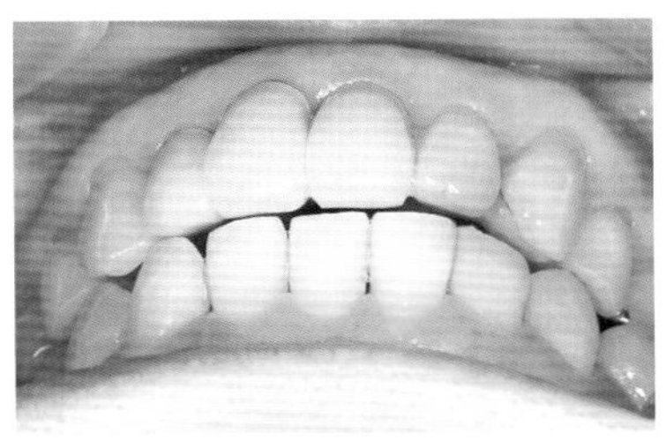

圖⓭ 門牙部位接觸狀況

圖⓬～⓮ 再次回診時（2014年2月）。治療結束後約9年。雖從正面圖看較不明顯，但門牙部位咬合接觸幾乎消失。由於對臼齒部位產生過度負擔，又有了些微的搖晃狀況。X光照片也可看到臼齒根部的牙周膜間隙再度擴大

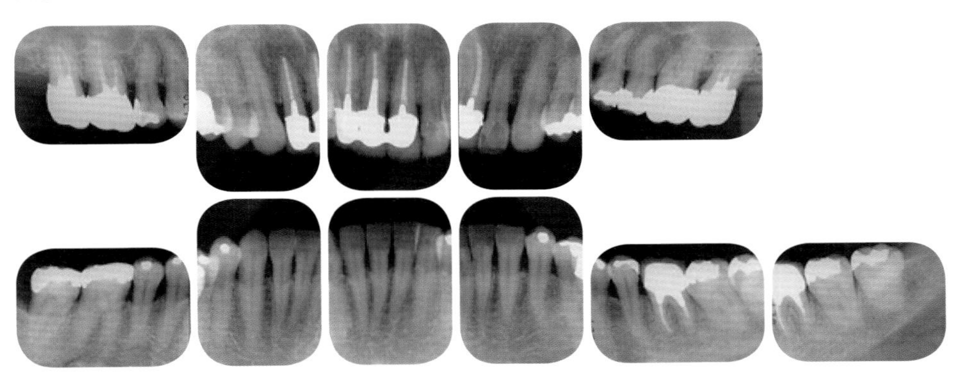

圖⓮ 再次回診時的X光照片

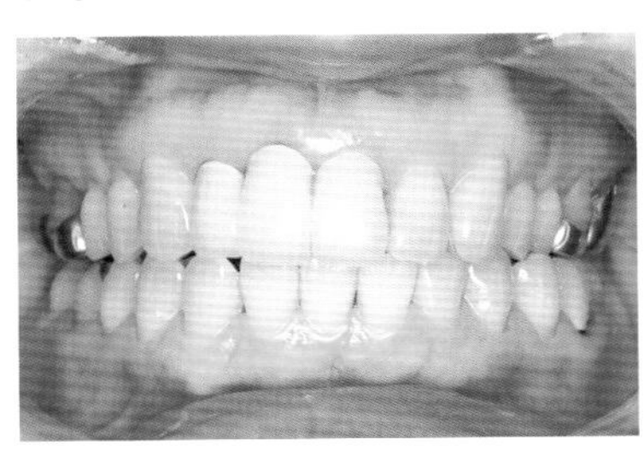

圖⓯ 正面圖

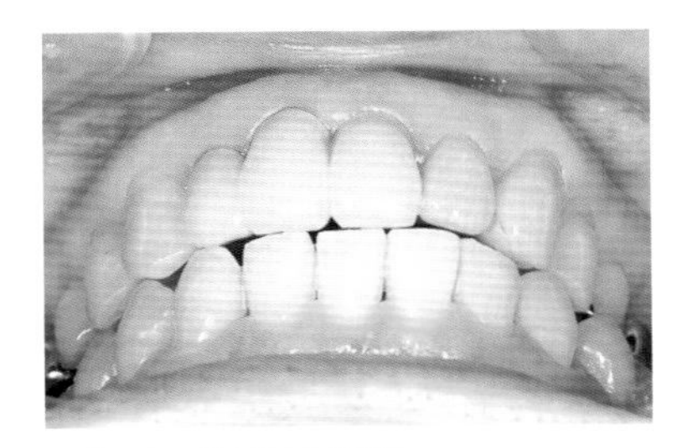

圖⓰ 門牙位置接觸狀態

圖⓯⓰ 患者回診時（2015年4月）。自2014年4月以後，持續每半年請患者回診一次。發炎獲得控制，透過MFT再次獲得門牙部位的咬合接觸，減輕臼齒的過度負擔，搖晃問題也獲得改善

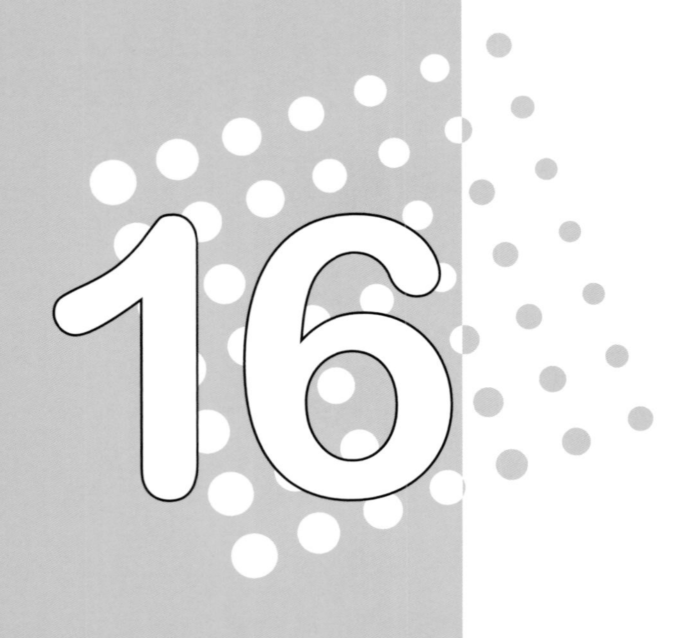

「創造美貌」表情肌訓練與MFT

石野由美子
Yumiko ISHINO

東京都．二子玉川花園矯正牙科
口腔衛生師表情肌訓練公認講師

MFT的美容效果

在矯正牙科領域進行的MFT，主要是針對口腔不良習慣造成口腔周圍肌肉不協調而導致咬合不正的患者，進行舌頭及嘴唇、臉頰等口腔周圍肌肉的訓練。這些訓練不只是用在咬合不正的患者身上，從幼兒到高齡人士等各種患者，都能用MFT來進行機能訓練，且伴隨著MFT改善口腔功能，同時也有美化面貌的功效。這種效果會從嘴巴四周放射延伸到多數的表情肌（圖1），因此這種效果被認爲是透過MFT達成的口腔周圍肌肉運動，影響了嘴型印象及表情。

本章節將介紹MFT對美麗嘴型及表情肌所帶來的效果。

矯正牙科對面貌的評估

矯正牙科臨床的診察項目中，會針對顏面外型、面部輪廓、對稱性、嘴部型形態等做整體性評估。在治療前及治療後，也會針對上下唇的突出程度或分離程度、頦肌位置緊繃、有無下唇溝等形態上的問題進行評估。接著MFT指導時，也會評估嘴唇閉鎖時、靜止時及微笑時的嘴型形態。

比方，評估當嘴唇閉鎖、靜止時，是否有「嘴唇閉鎖不全」、「口輪匝肌過度緊繃」、「嘴唇鬆弛」、「嘴角下垂呈現へ字形」、「頦肌位置緊繃」等狀況，微笑時是否有「嘴角無法上揚」、「上顎牙齒未露出」等狀況，另外「無表情、表情少」等與溝通有關的表情、印象方面問題，也會列爲評估項目。

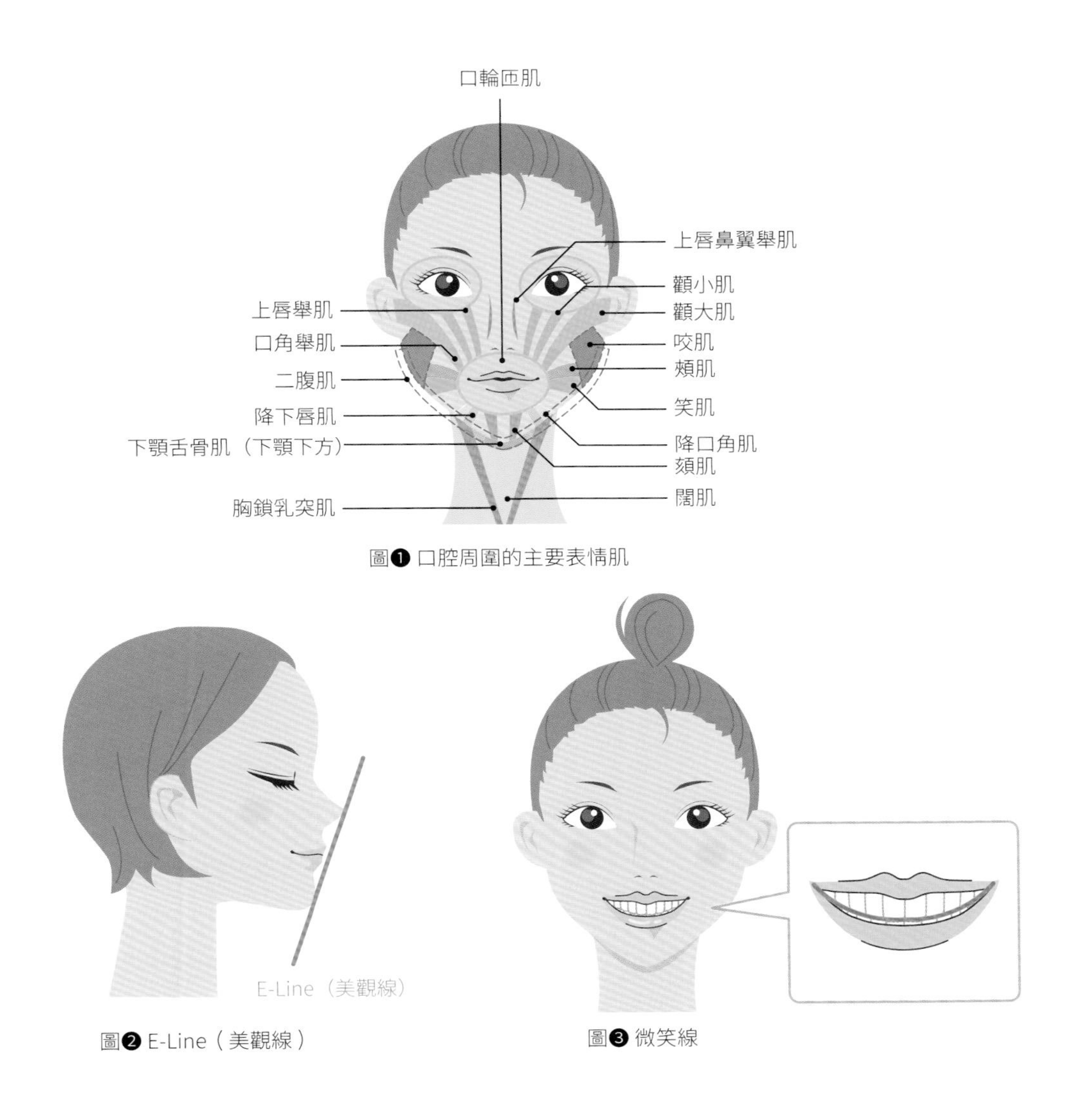

圖❶ 口腔周圍的主要表情肌

圖❷ E-Line（美觀線）

圖❸ 微笑線

好看的嘴型及笑容的基準

1.E-Line（美觀線）

「E-Line」指的是側臉從鼻頭到下巴尖端連成的一線（圖2）。當嘴唇閉緊時，如果上下唇位於該線稍偏內側處，即可稱是「好看的側臉」。這種平衡會受到鼻子及頦肌的形態、門牙的排列及突出度、骨骼等方面的影響，但我們可以透過鍛鍊口腔周圍肌肉來改善上下唇均衡度，讓臉型更趨近於「好看的側臉」。

2.微笑線

「微笑線」是指微笑時可見的上方牙齒前端連結線（圖3）。若這條線能完美貼近下唇上緣，笑容就顯得美麗。微笑時嘴角上揚，讓嘴角在微笑時沿著「微笑線」使上顎牙齒看起來更美觀，就是擁有美麗笑容的關鍵。

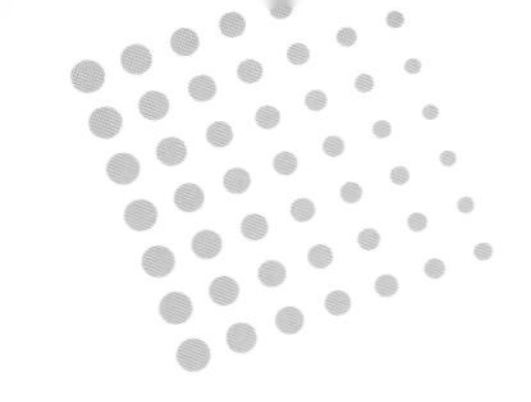

嘴型、表情帶來的印象

口腔周圍肌肉不協調或活動不佳，會給人「缺乏表情、無表情」的印象，嘴角朝下的「へ字嘴」或頦肌緊張造成的俗稱「酸梅嘴」等表情，也會給人心情不好的印象。對牙齒或嘴型、笑容沒有自信，常用手遮口、不敢活動嘴部肌肉，這些都會使肌肉衰退，活動更困難，陷入惡性循環。

針對這些狀況，MFT能成爲有效的解決方案，活動訓練口腔肌肉，邁向「美麗的側臉」、「美麗的笑容」的目標，自信地顯露出自然美麗的嘴型、表情與笑容，給人帶來良好印象。

表情肌訓練與MFT

一般而言，日常生活約運用到20～30%的表情肌，少活動的肌肉會變僵硬、活動不順暢，且會因重力而難以維持形態，導致下垂，這些變化呈現出的結果就是臉部的皺紋、鬆弛等。

因此，世間多提倡以各種表情肌訓練法來維持顏面年輕不衰老。一般的表情肌訓練，首先要伸展肌肉使肌肉柔軟，活動起來順暢，接著增強意識活動每一條行經顏面的表情肌。提高表情肌的柔軟性，讓表情變得柔和且變得豐富。透過促進血液循環也能賦予肌膚彈性，預防細紋與鬆弛的效果。

另一方面，經由MFT的口腔周圍肌肉訓練，能平衡口腔周圍肌肉、鍛鍊表情肌。進行MFT時，加入表情肌訓練，理解每一條口腔周圍肌肉的走向及動作，意識每一條肌肉並進行訓練，則效果會更好。在日常生活中，習慣性地意識到整個表情肌並進行訓練生活化，更是效果極佳。

在MFT中加入表情肌肉訓練，也有助提高患者及家長的動機。隨著口腔機能及型態的改善，嘴型及表情、笑容的變化，能爲患者帶來自信。患者及家長實際感受到如此的訓練效果，提高進行MFT的動機，有助於矯正成功及治療後的維持穩定。

面貌的變化

以下介紹包含表情肌肉訓練的MFT指導後，患者面貌（嘴型）的變化（圖4）。

患者有吐舌不良習慣的開咬症狀男孩（10歲），初診時觀察到，嘴唇閉緊時口輪匝肌明顯鬆弛，下唇肥厚外翻（圖4a），口角朝下呈現へ字嘴，頦肌有過度緊張的狀況。微笑時嘴角無法上揚（圖4b），幾乎看不見上顎牙齒，下唇內側無法沿著微笑線，呈現整體表情不佳的面貌。

在矯正治療之前，即開始進行MFT，在嘴唇訓練、舌頭上抬訓練時，請患者注意讓口角上揚的表情肌群。另外在咀嚼訓練時，指導患者在閉著嘴唇的同時收緊嘴角位置，邊注意臉頰肌群的表現邊充分咀嚼。

經過10個月的訓練之後，強化了嘴唇力，改善口輪匝肌的鬆弛問題（圖4c），頦肌位置的緊繃也消失，口腔周圍肌肉更加協調，嘴唇能充分閉緊。此外，口腔周圍肌肉變得柔軟，

初診時

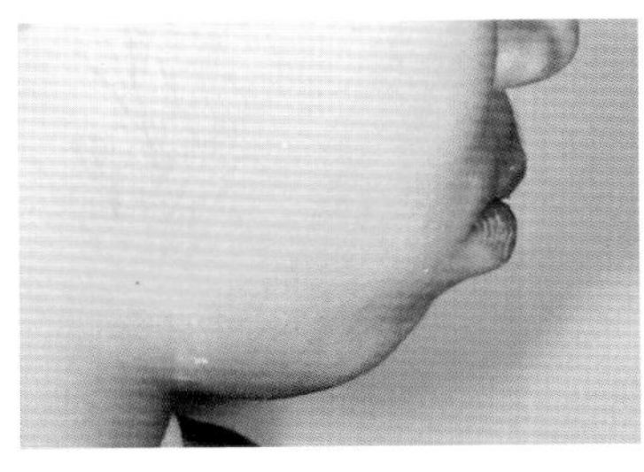

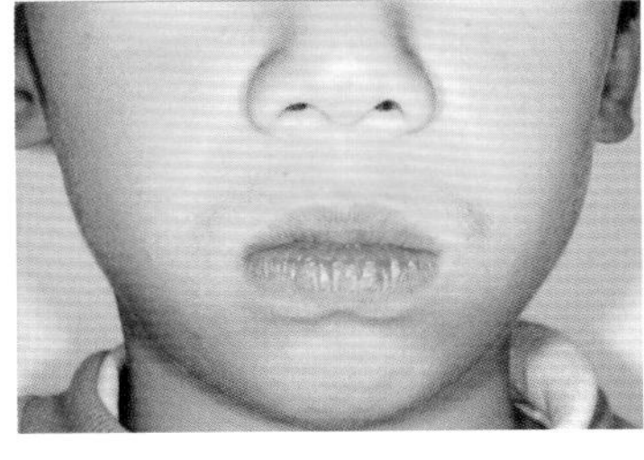

a：閉緊嘴唇時(左：側臉、右：正臉)
口輪匝肌明顯鬆弛，下唇肥厚外翻，嘴角朝下呈「ㄟ字嘴」，頦肌位置過度緊繃，缺乏表情。

b：微笑時
嘴角無法上揚，幾乎看不見上顎前齒

訓練10個月後

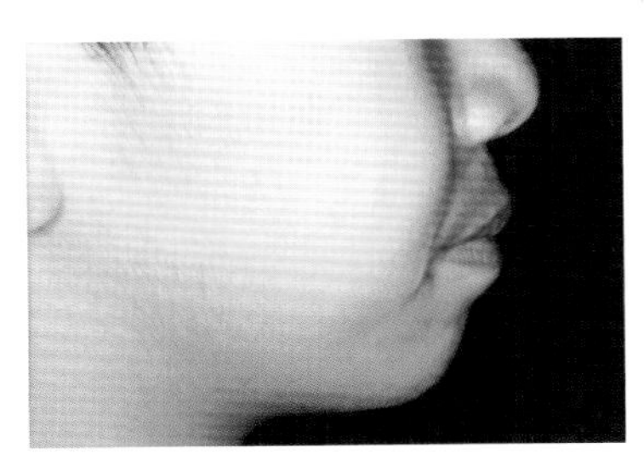

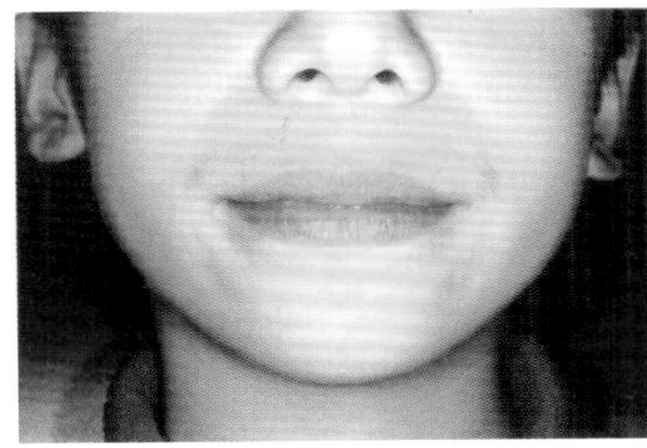

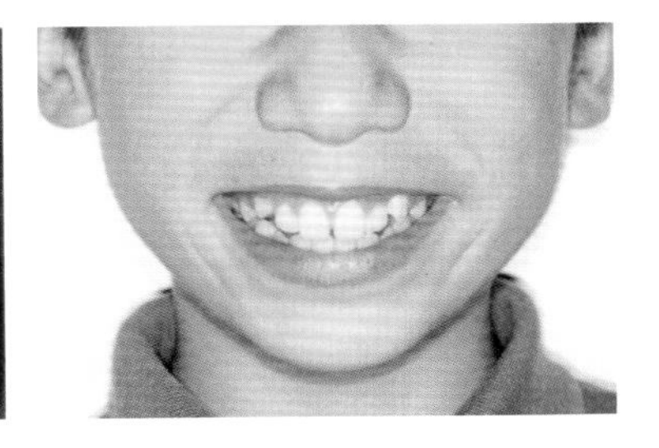

c：嘴唇閉緊時(左：側臉、右：正臉)
強化嘴唇閉鎖力，改善口輪匝肌的鬆弛問題，頦肌過度緊繃的問題也消失。
嘴角及臉頰等表情都獲得改善

d：微笑時
嘴角能自然上揚，
整體表情肌都獲得改善

圖❹ 訓練前後面貌變化

嘴角也能順暢地上揚，包括微笑的整體表情都獲得改善（圖4d）。

本案例改善了吐舌不良習慣，原先前牙開咬，也獲得正面改善，經過觀察定期回診，在第2大臼齒長出後，進入全口固定式矯正裝置第二期矯正治療。

如上述過程，在MFT訓練時理解每一條口腔周圍肌肉的走向及活動，注意每條表情肌肉並進行訓練，就能得到更好的效果。

最後，將介紹幾個表情肌肉的鍛鍊方式，儘量配合患者的意願，好好運用這些鍛鍊法（圖5～7）。

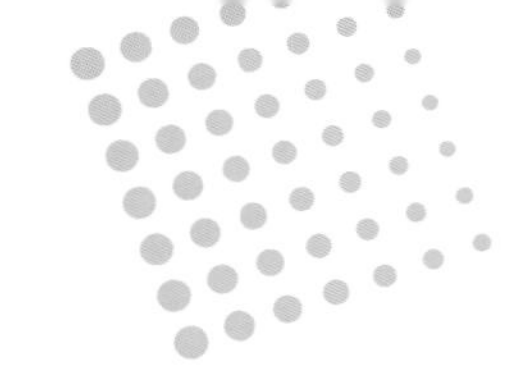

從內而外伸展口腔周圍肌肉，鍛鍊嘴唇力

1

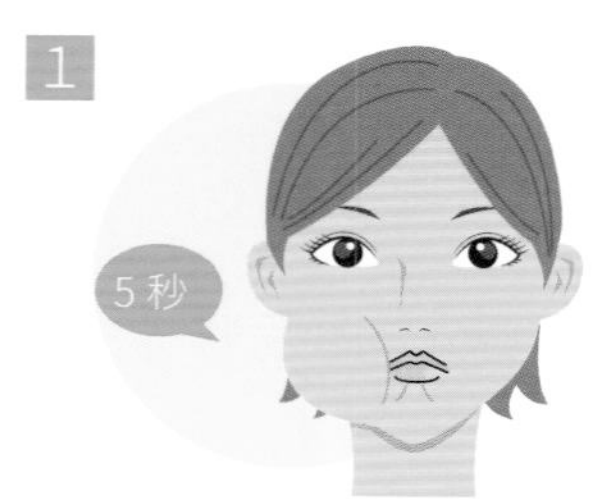

POINT
閉緊嘴唇不讓空氣從口中漏出，讓臉頰內側膨起至緊繃狀態！

充分閉緊上下唇，在右臉頰含入大量空氣並膨起，維持 5 秒

2

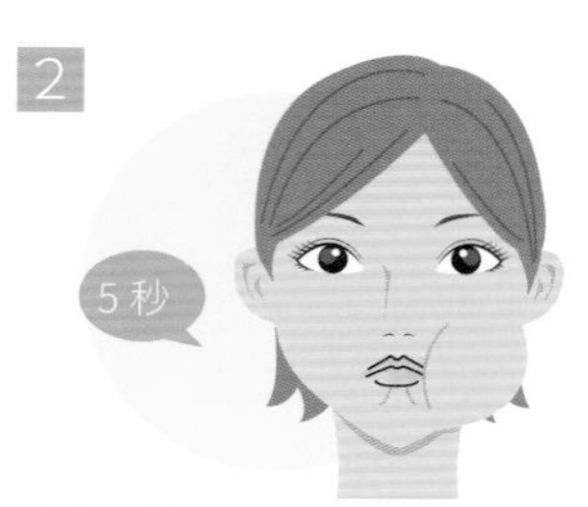

接著同樣在左臉頰含入大量空氣並膨起，維持 5 秒

3

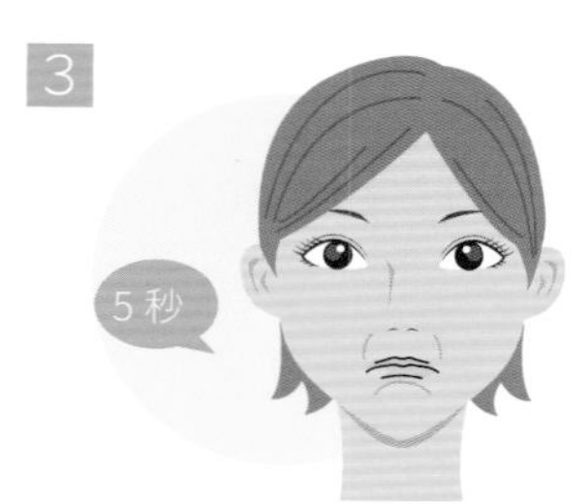

閉緊嘴唇，如伸展人中般含入空氣並維持 5 秒膨起

4

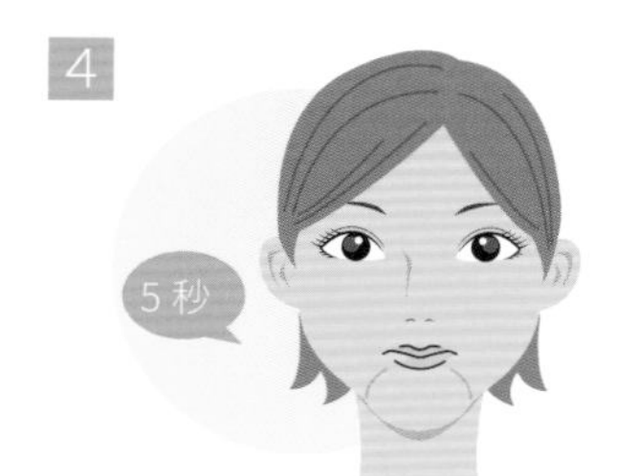

閉緊嘴唇，將空氣含入下唇下方（頦肌位置）並維持5秒膨起

5

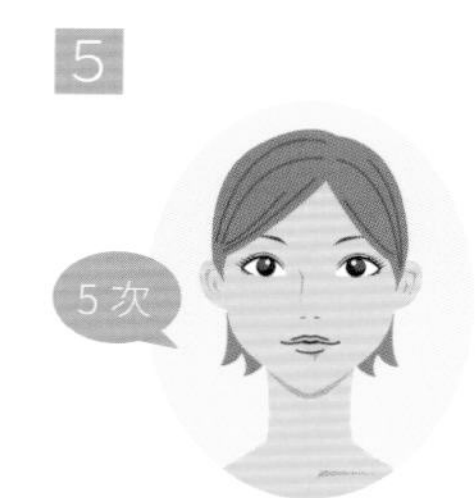

先恢復平時的表情，再反覆進行 5 次步驟 1 ～ 4

POINT ※若臉頰內側無法膨脹到變硬，則先從內側以手指按摩後，再進行練習！
※口腔周圍軟化後，活動也會變柔軟，有助於改善法令紋！

圖❺ 訓練 1

臉頰活動順暢，嘴角上揚，給人更好的印象

1

閉緊上下嘴唇。確認嘴角未下垂並閉上嘴唇

2

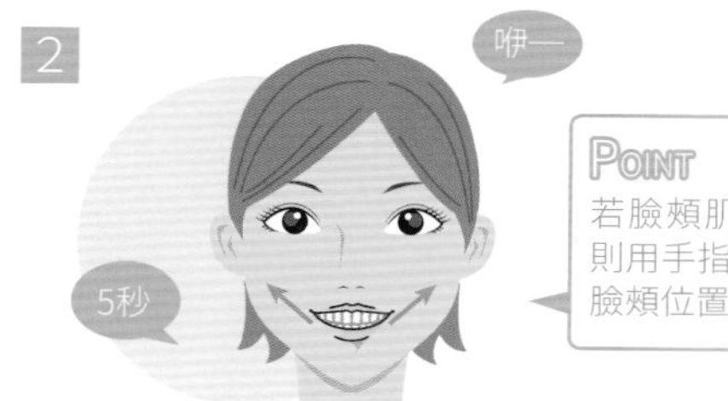

POINT
若臉頰肌肉難以上揚，則用手指將嘴角上提至臉頰位置！

將嘴唇打開至「咿ー」的形狀，邊注意微笑線，邊花 5 秒慢慢活動臉頰肌肉讓上排牙齒露出，上揚嘴角使臉頰變高，並維持 5 秒不動

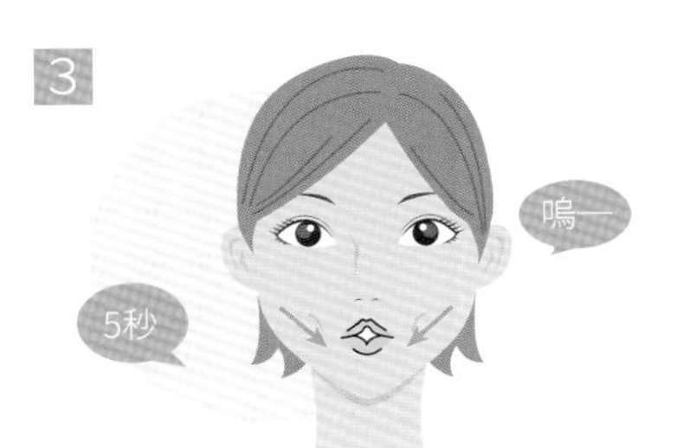

如同要伸展已提高的臉頰般，嘴唇慢慢做出「嗚一」的形狀，用 5 秒的時間往前突出，並維持 5 秒不動。

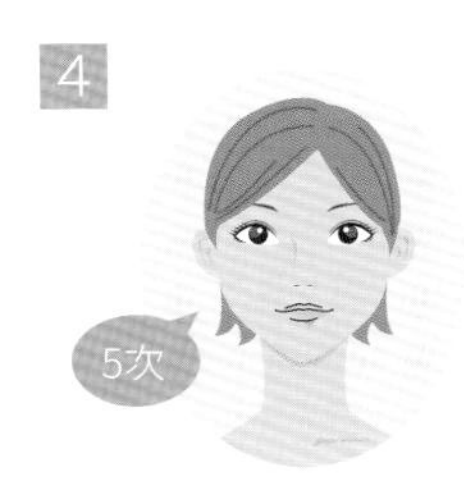

慢慢回復至步驟 1
重複進行 5 次

POINT ※經由反覆上揚、伸展顴大肌，讓笑容的動作更柔軟，同時改善臉頰鬆弛，讓法令紋消失！
※抬高臉頰做出笑容，不只嘴角，連眼角也能充滿笑意！

圖❻ 訓練 2

利用咀嚼口香糖鍛鍊法，讓進食也能訓練美麗嘴型

POINT
閉著嘴唇，像要伸展人中般，邊注意充分活動口腔周圍的肌肉，邊用臼齒咀嚼口香糖，這不只能幫助肌肉變柔軟，也能促進唾液分泌

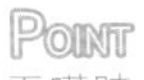

POINT
吞嚥時，邊注意咕嚕一聲用力抬高喉嚨、邊吞下食物

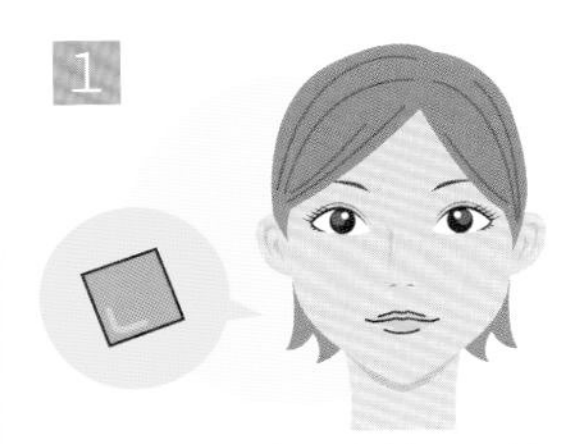

擺好姿勢，在口中放入一粒口香糖，嘴角上揚並閉上嘴巴

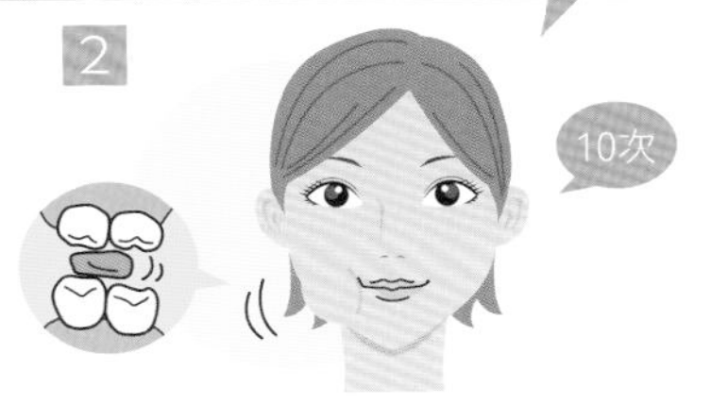

邊用舌頭將口香糖送到右邊臼齒，邊保持嘴唇閉緊，用臼齒充分咀嚼 10 次

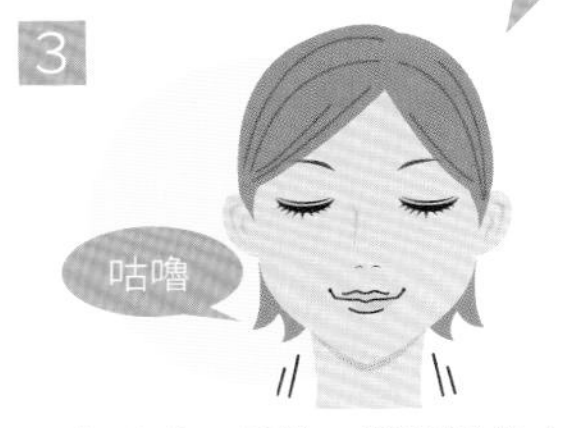

用力咀嚼口香糖，邊讓嘴角上揚邊將唾液堆積於舌頭上方，咕嚕一聲吞下

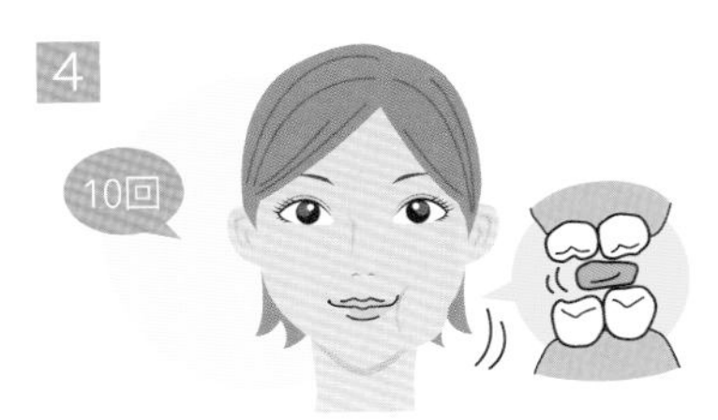

用舌頭將口香糖送到左邊臼齒，一樣充分咀嚼10次

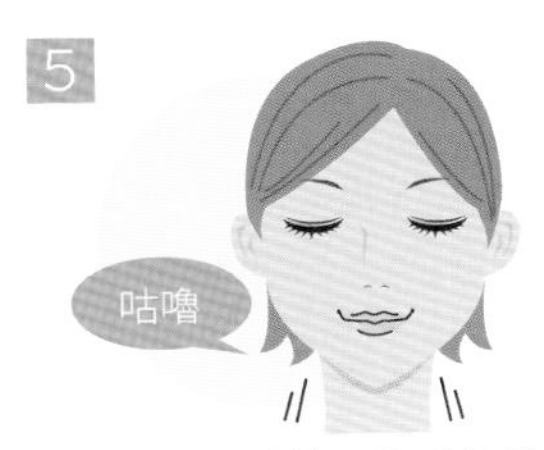

用力咀嚼口香糖，將唾液堆積於舌頭上方，咕嚕一聲吞下

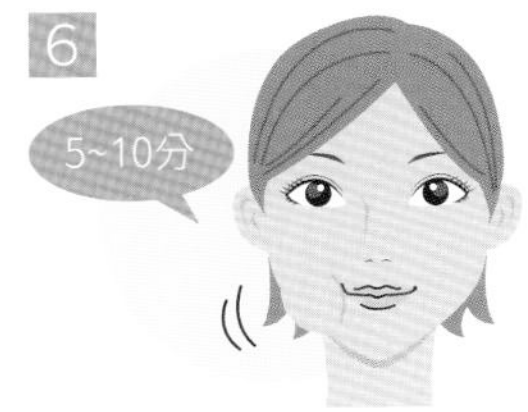

閉著嘴唇，左右交互並反覆進行 5~10分鐘左右

POINT ※利用該練習，能鍛鍊左右肌肉均勻，同時鍛鍊到口輪匝肌、頰肌、舌肌、咬肌、下顎舌骨肌等，讓嘴型更美觀，進食方式也更好看。
※若能注意並正確使用咀嚼、吞嚥時所運用的肌肉，則每次進食都等同於在進行訓練，對養成正確咀嚼吞嚥習慣來說是十分重要的。
※鍛鍊時使用牙科專用的100%木糖醇口香糖（品牌：Oral Care）。不只爲了預防蛀牙，因爲比一般的口香糖更大，更有嚼感，因此很適合用於鍛鍊。

圖❼ 訓練 3

有吐舌頭不良習慣且牙齒擁擠與前牙開咬的成年女性案例

案例概要

患者爲22歲成年女性。主訴「咬合不佳」、「發ㄙ、ㄒ開頭音時不淸楚」前來就診。

初診時面貌外觀所見，閉唇時上下嘴唇鬆弛且外翻，口輪匝肌及頦肌位置有緊繃現象，診斷出口腔周圍肌肉不協調、門牙擁擠與前突，導致嘴唇閉鎖不全（圖1a、b）。

此外，嘴型突出於「E-Line」，特別是下唇突出。微笑時嘴角雖然上揚，但被降口角肌牽扯而往下，下唇內緣並未位於「微笑線」上（圖1c）。

MFT的診察所見，認定有低位舌及往前吐舌不良習慣，主訴發音含糊，在發「ㄙ開頭、ㄒ開頭、ㄊ開頭、ㄑ開頭」等舌尖音時，有明顯的舌前突狀況，聽起來變得像齒間音。攝食評估方面，咀嚼時嘴唇無法閉緊，且以齒列偏向前方位置咀嚼，不太活動到咬肌、頰肌、口輪匝肌等。吞嚥時口輪匝肌、頦肌周圍又過度緊張。嘴唇閉合力的測量，也因門牙擁擠等問題，進行拉鈕扣時難以咬住拉動，因此無法測量。

矯正診斷上，由於患者爲有吐舌不良習慣、牙齒擁擠與開咬症狀之成年女性，決定以拔掉4顆小臼齒的全口固定式齒顎矯正裝置進行矯正及MFT。

治療目標及指導概要

訓練內容方面，上唇伸展訓練（拉唇）從內側伸展口腔周圍肌肉以鍛鍊嘴唇力（P.100：訓練1）。首先，軟化口腔周圍肌肉十分重要，因此邊注意伸展口腔周圍肌肉邊進行指導。舌頭上抬訓練（嘴唇開合訓練）時，請患者抬起整個舌頭，並指示患者要在咬合時做上揚嘴角的表情肌運動。

由於患者意識高配合好，很快就能進行咀嚼口香糖訓練（P.101：訓練3）來養成日常習慣。指示患者在進行鍛鍊、咀嚼口香糖時，要一邊吞嚥唾液，一邊注意咬肌、口輪匝肌、頰肌、舌肌、下顎舌骨肌等肌肉。

結果及討論

圖2a～c即爲MFT訓練3個月後的狀態。患者已經可伸展上唇，閉緊嘴唇，嘴角也能夠上揚。口腔周圍肌肉變軟，同時強化嘴唇力，口腔周圍的肌肉能夠更協調地把嘴唇閉緊，改善嘴型（圖2a、b）。微笑時嘴角能柔軟地上揚，呈現出微笑線（圖2c）。

由於患者在接受訓練時，能正確理解訓練的目的，在訓練1個月後，表情已經有所變化，患者本身對此有實際感受，故能維持正向動機與高昂鬥志。

於本訓練開始3個月後，接著進行矯正治療，並持續MFT訓練。圖3a～c爲矯正治療結束後的狀態。隨著形態的改善，嘴唇閉緊時及微笑時的嘴型都更爲柔軟靈活，口腔功能趨於正常與漸漸習慣正常的口腔功能。

之後，患者的預後狀況也十分穩定。

初診時

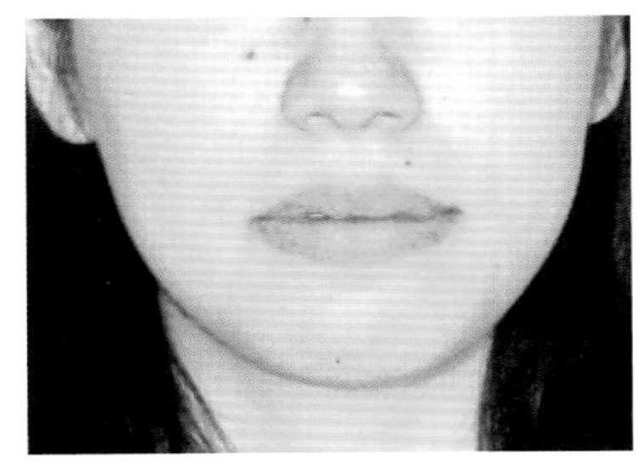
圖❶a 正面容貌

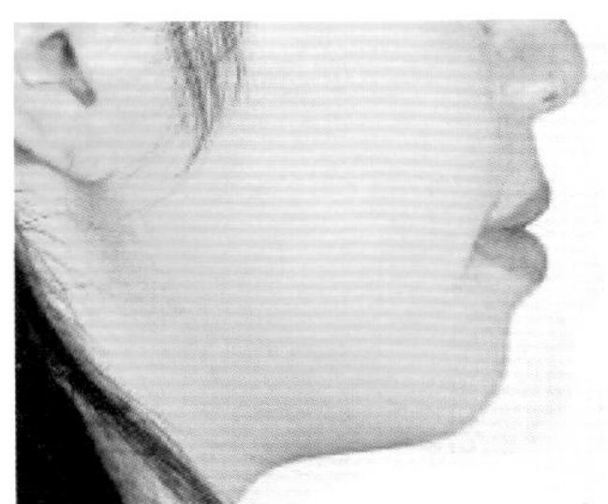
圖❶b 側面容貌

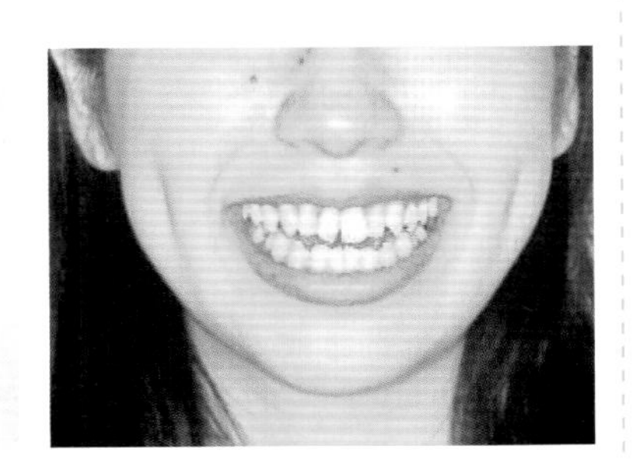
圖❶c 笑容

訓練3個月後

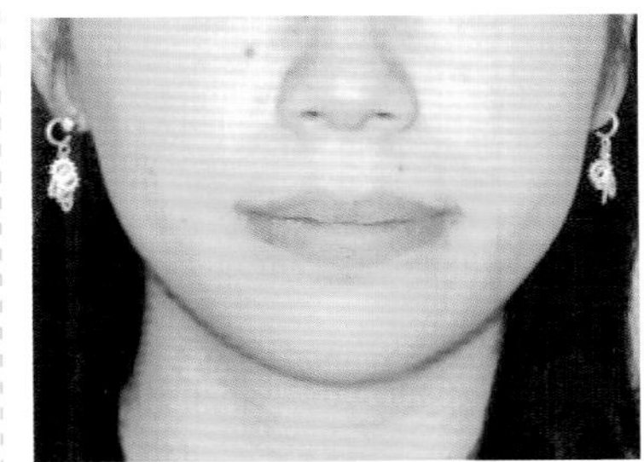
圖❷a 正面容貌

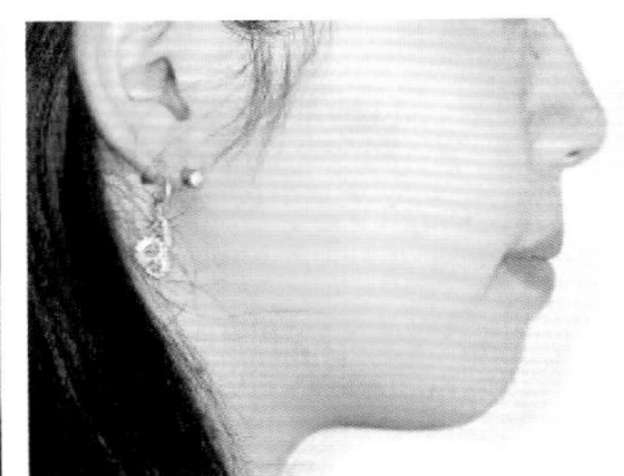
圖❷b 側面容貌

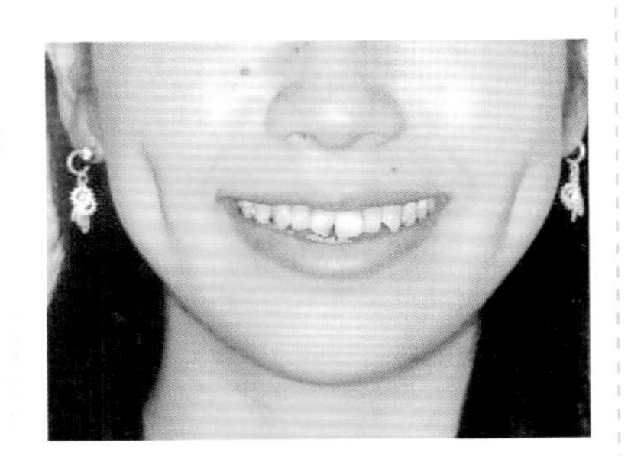
圖❷c 笑容

治療結束後

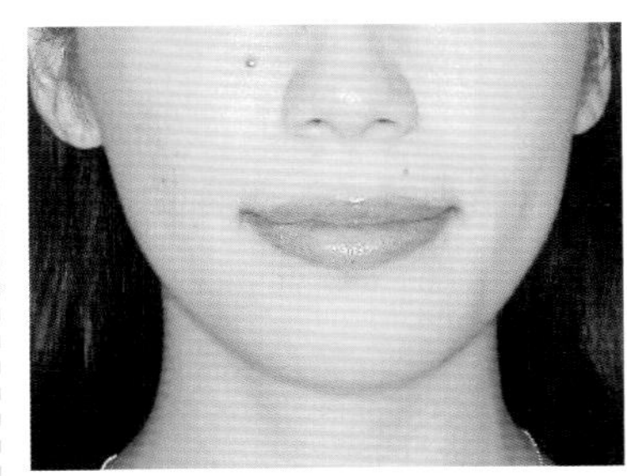
圖❸a 正面容貌

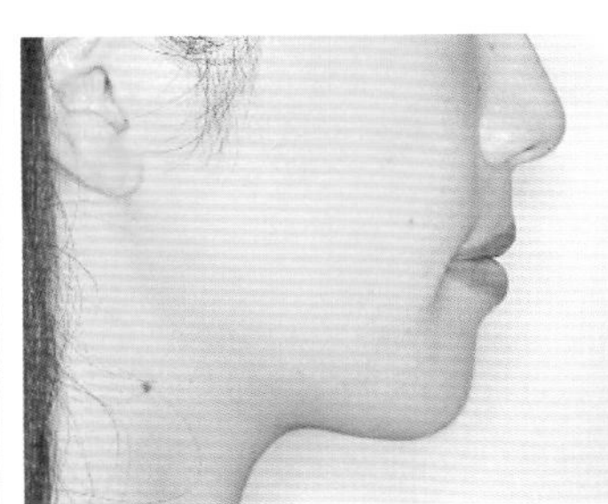
圖❸b 側面容貌

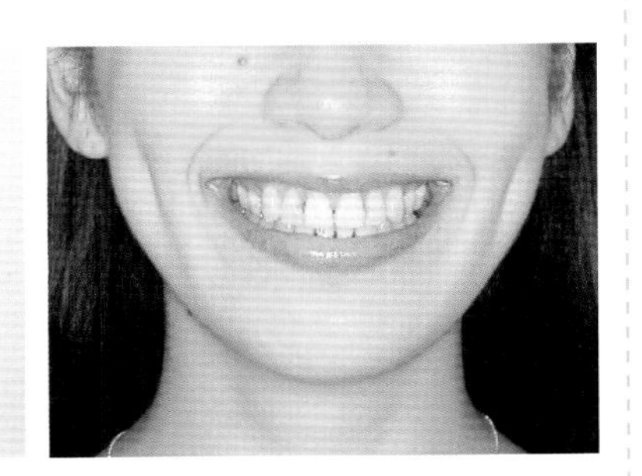
圖❸c 笑容

防止矯正治療後再度復發

山口秀晴
Hideharu YAMAGUCHI
東京都・山口牙科・矯正牙科
牙醫師

矯正治療後的咬合狀態

矯正治療分爲從乳牙齒列或混合齒列期開始的第一期治療，與從恆齒齒列期開始的第二期治療。第一期治療時需考慮上下顎的生長，調整兩者的平衡，並透過換牙來改善咬合。第二期治療則必須改善恆齒齒列，以達到正確的咬合。在本章節，我們將討論如何維持第二期治療完成後的牙齒狀態。

當矯正治療完成時，患者的上下顎閉合時處於正常咬合狀態、牙弓整齊、排列正常、咬合緊實、面貌勻稱協調。雙唇閉合時的側面容貌，從E-Line（美觀線）判斷，上下唇的突出減少（圖1），正面容貌顯示均衡的正中線與和諧外觀。在咬合方面，門牙位置的覆蓋約在2～3mm的正常範圍內（圖2），臼齒位置的1齒對2齒咬合（圖3）、上下齒列咬頭密合（嵌合），都處於令人滿意的狀態。

因此，在治療結束後，會製作平行模型、拍攝口腔內及面部照片等，比較治療前後及檢討，向患者和家長說明治療成果。

但是，如果治療結束即放任不管，有可能復發或發生其他異常，最終走向不正常狀態。因此必須使用名爲維持器的維持裝置（圖4），保持矯正治療後的良好狀態。此外，爲了穩定咬合，也必須讓口腔機能適應矯正治療後的狀態。

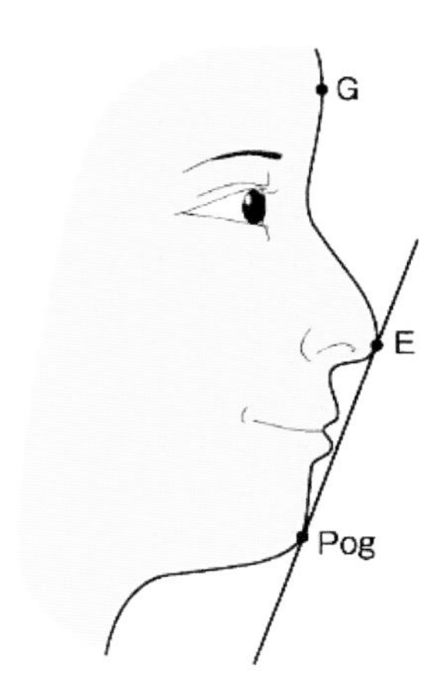

圖❶ 側面容貌形態的 E-Line（美觀線）

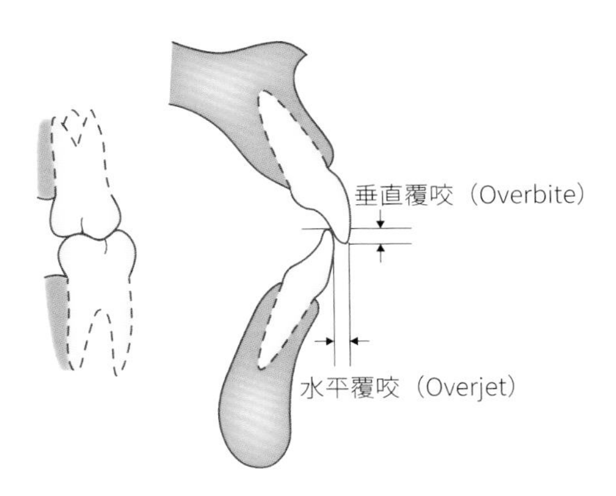

圖❷ 門牙覆咬

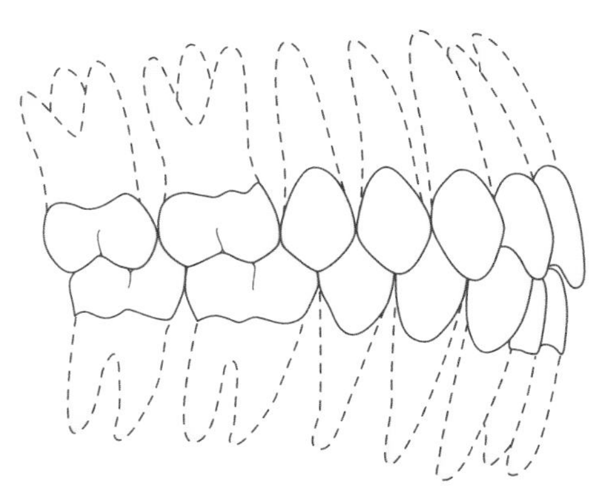

圖❸ 咬頭嵌合、1齒對2齒咬合

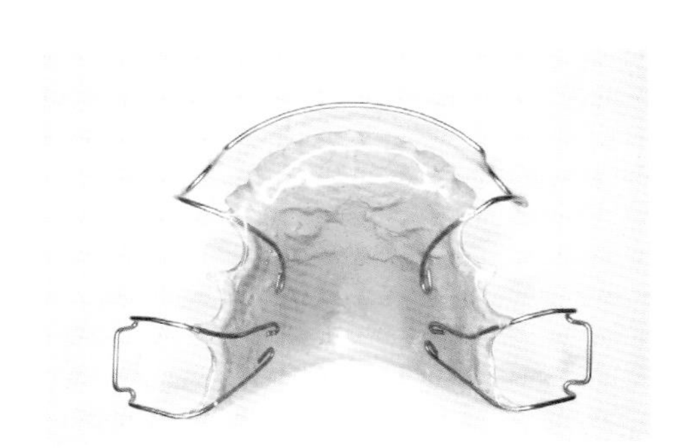

圖❹ a 上顎活動式維持器

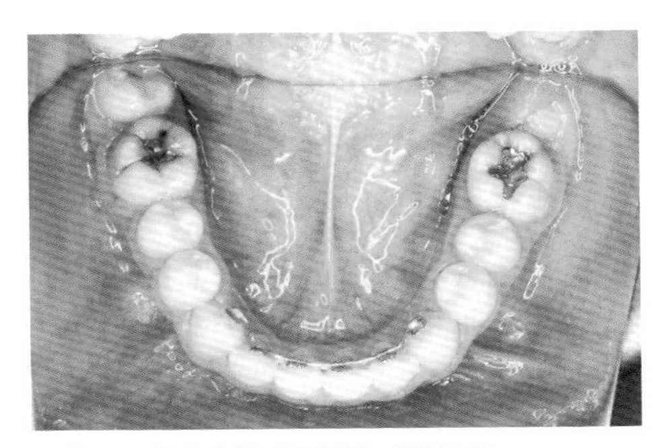

圖❹ b 下顎犬齒間舌面固定式維持器

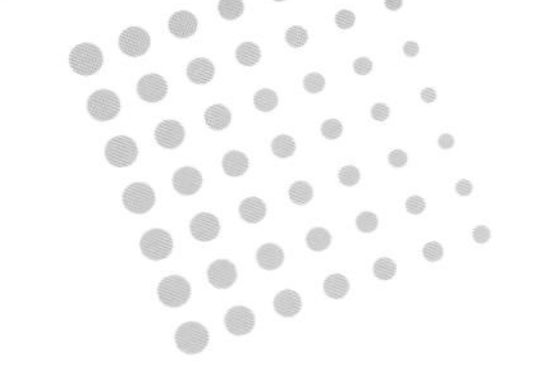

MFT的必要性

維持矯正成果，分爲器具維持及自然維持這兩種方式。使用維持器來保持穩定稱爲器具維持，利用口腔周圍肌肉的力量來保持穩定，叫做自然維持。

MFT是一種能有效進行自然維持的手段。這也代表矯正治療後的機能診察相當重要，觀察下顎靜止位置及口腔習慣，若發現異常，即想辦法改善生活習慣。在維持期間也要確認口腔功能狀態，定期觀察在日常生活習慣中是否出現異常狀態。

在確認有舌頭不良習慣等異常狀態時，不只需要患者本人配合，也要有家長的協助幫忙進行訓練，學習到正確的狀態以防止異常功能出現，維持矯正所得的正常咬合。

發音

口腔機能是根據其形態發揮作用，有必要讓口腔的發音、呼吸、吞嚥、咀嚼等功能運作正常化。

發音涉及喉部的發聲器官、口腔的構音器官和使用節奏，透過嘴唇和舌頭的運動來表達單詞語句。要提高語句清晰度，須注意正確的移動嘴唇並在正確的位置用舌頭清楚地說話。發音時若有吐舌頭的習慣，在進行MFT指導發音訓練時，戒掉吐舌的不良習慣。

呼吸

嘴唇和舌頭的位置與呼吸息息相關，若因鼻炎而鼻子堵塞，會導致以口呼吸，靜止時嘴巴張開，有此狀況須接受耳鼻喉科治療，恢復用鼻呼吸。若靜止時張開嘴唇並以口呼吸，嘴唇易乾燥、成低舌位，舌頭容易往前突出。應注意讓患者舌尖接觸碰觸點，輕輕閉上嘴唇，讓舌頭及嘴唇位於正確位置，保持鼻呼吸狀態。

吞嚥

正確吞嚥食物包括在舌頭背面收集食物，用舌頭接觸上顎並將食物向後運送，在食物接觸咽頭黏膜時反射性地吞下。此時，軟腭會升起，阻塞住通往鼻腔的通道，關閉喉部的入口，防止食物進入氣管，食物由此依序從咽頭流入食道。

若有低位舌或往前吐舌的不良習慣，吞嚥時下顎會被稍往前推壓，舌頭擠入上下門牙間，使門牙無法相互接觸，口腔周圍肌肉，特別是下巴的肌肉，會出現緊張的表現。

喝水時的正確吞嚥方式是輕輕接觸上下顎的牙齒，將舌背上的水向後送，用喉嚨吞嚥，此時，舌尖置於碰觸點，輕輕閉唇以緩解緊張，然後從舌後方位置慢慢將水送到咽頭位置並吞下。

咀嚼

對發音、呼吸、吞嚥、咀嚼來說，舌頭或嘴唇等口腔周圍肌肉的控制與活動非常重要，這些活動是從幼兒時期反覆學習而逐漸學會與習慣，在長大成人後要馬上改善，不是那麼容易。必須有毅力的反覆練習，才能養成正確習慣。

定期觀察期間的注意事項

在定期觀察期間，觀察口腔習慣很重要。若患者在專注於某事時會不自覺地咬緊牙關、張開嘴、或者有把嘴唇吸進嘴裡的吸唇習慣，可能會導致復發，必須特別注意。

特別是口輪匝肌較弱的人，可以使用拉鈕扣或唇咬盤等方式來訓練閉合嘴唇。若有舔嘴唇的習慣，可以塗上藥用潤唇膏，提醒患者注意不要舔拭嘴唇。在提高患者自覺同時進行訓練，直到患者學會自然閉上嘴唇，用鼻子呼吸爲止。此外，若患者有吸唇習慣，會導致門牙向舌側傾斜，進而引發開咬及錯咬，應儘早戒除。

維持正常咬合

爲維持正常咬合，必須讓牙齒及牙弓承受均衡的力量。上下牙弓受到來自口輪匝肌及頰肌等肌群的外側壓力、來自舌頭的內側壓力、咀嚼肌的咬合力以及其他側壓和長牙的萌出壓力，這些力量都稱爲咬合維持力，重要的是在口腔機能和習慣姿勢之間平衡這些力量，來維持正常咬合。爲此，利用MFT指導來調整形式、改善功能並讓患者學會正確姿勢位，若找到日常生活習慣中影響上下顎關係的不良習慣，例如手撐頰或不良睡眠習慣等，就必須提醒患者自己注意並進行改善。

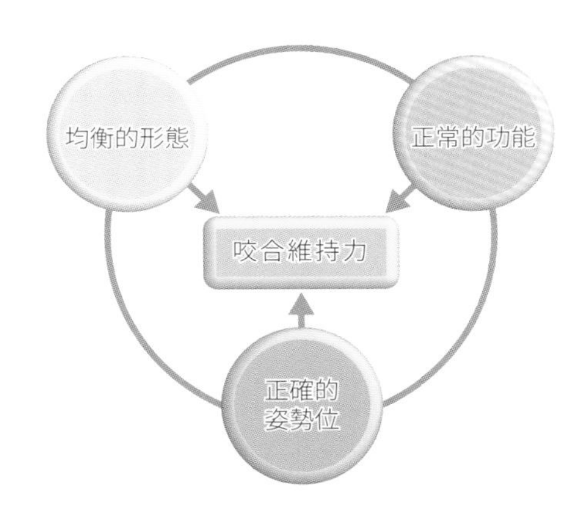

圖❺ 咬合狀況的維持

如上所述，要想保持矯正治療後的穩定，需要平衡協調的形態、正常的功能和正確的姿勢位（圖5），最關鍵的便是讓咬合維持力正常運作，長期維持治療後的咬合狀態。

MFT的激勵方式及持續技巧

花田三典
Minori HANADA
神奈川縣・大野矯正診所
口腔衛生師

決定去做卻無法持續……

各位是否曾經歷過“開始減肥但卻失敗了”、“因爲太忙所以放棄了學習事物”、“加入了健身房卻無法持續去運動”。好不容易下定決心卻無法持續，誰都可能有過一兩次這種經驗。

口腔衛生師在日常臨床進行口腔衛生指導中，也會遇見無法適當控制牙菌斑的患者，MFT訓練也有這樣的情形。

在本章節中，將探討MFT指導對象中許多低齡患者之所以無法持續進行MFT的原因，並介紹能有效激勵患者的解決方式及媒介。

包容無法持續進行訓練的患者

即使是成年人也很難嚴以律己，更遑論年幼的孩子容易被輕鬆的事物吸引。與先了解MFT的必要性後才開始進行訓練的成年人不同，被家長帶來的孩子從一開始就有“被強迫感”，年幼的孩子通常無法理解口腔習慣是自己本身的問題。

在『持續一生的技術』（ACHIEVEMENT出版）[44]這本書中，提及作者感覺自己所做的事很有趣並持續下去的理由，作者如此表示：「最重要的是“獨立性”。若能嘗試“靠自己進行”，品嚐小小的成就感、接受到來自身邊人士的鼓勵及感謝，這些是產生持續動力的能量來源。」在MFT道理亦同，“本人若有幹勁就能呈現出成果”。指導者必須努力貼近患者的感受，配合患者的性格和生活環境設計出不

患者的問題

- 因學習才藝忙碌，沒有多餘時間
- 無法集中注意力進行練習
- 優先去做打電動等輕鬆好玩的事
- 對父母有反抗意識
- 意志薄弱，習慣拖延
- 要父母說了才勉強去做

家長的問題

- 全部交給指導者負責
- 太忙碌，沒有時間陪小孩
- 家中有成員不認同MFT
- 無法理解MFT的必要性

指導者的問題

- 指導者本身知識、技術不足
- 無法與患者之間建立互信關係
- 指導方式一成不變(練習方式沒有樂趣)
- 患者無法想像達成後的目標

醫院的問題

- 沒有能讓患者集中精神練習的環境
- 沒有足夠的指導時間
- 無法參加研習會
- 全部交給口腔衛生師負責

圖❶ 無法持續的原因

過度勉強的練習方式，給予鼓勵、激發勇氣與自身的幹勁。

無法持續的原因

接著，我們將從患者、家長、指導者、醫院環境等這4個角度來思考，無法持續進行MFT的原因。

圖1統整了無法持續的原因。患者方面的問題大多在於缺乏幹勁。即使患者內心了解自己必須練習，但往往會因各種原因而拖延，反覆出現這些情形後會導致動力消失而無法持續。

家長方面的問題則在於將事情全盤交給指導者，不管患者在家中是否有進行練習，無法提供協助或是協助不足。

指導者方面的問題則大多在於知識、技術不足或教學方式缺乏獨創性等。

醫院方面的問題在於，無法確保教學場地及時間是否合適充足，院長無法提供工作人員技術及知識、學習態度方面的協助。

MFT之所以難以持續，不僅是患者的問題，是加上家長、指導者、醫院環境等4大因素的影響。不只檢視個別要因，更需互相統整考量。

回顧過去成功的指導案例，發現因孩子的性格和配合出現問題，縱使指導過程中失去了動力，也常在媽媽的熱情支持和重新審視指導計畫之下，恢復鬥志，獲得良好的效果。

要如何解決問題

如圖2所示，從4方面的立場來思考解決方案，就能理解自己所在醫院的不足之處及其原因。首先必須激勵患者，讓患者覺得「練習很有趣，不會無聊」、「很有成就感」等。

至於家長，必須告知「請您成爲孩子在家裡的監督者」、「對努力練習的孩子，請給予稱讚、賦予他勇氣」等支援協助。

指導者而言，「下功夫創造愉快的練習氣氛」讓患者不感到厭煩，能愉快地繼續回診。用制式化的單一模式進行指導，無法讓患者產生要努力練習的心情。指導者必須下點功夫讓

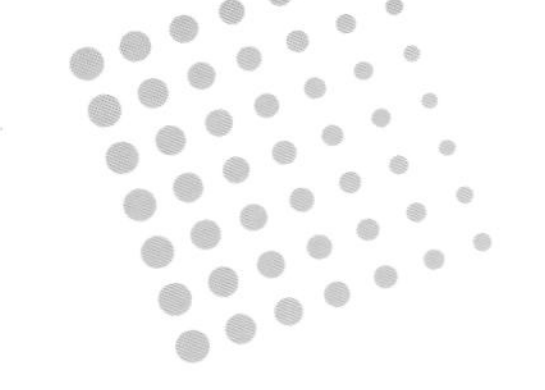

對患者

- 請想像齒列改善、嘴型變漂亮的自己
- 訂定1天的行動模式，以免忘記練習
- 訂定達成時的獎勵
- 讓患者感受到達成小小目標的成就感

對家長（父母）

- 理解MFT，與孩子並肩邁向目標
- 幫忙激勵孩子持續練習
- 讚美在家中努力練習的孩子
- 協助監督孩子是否有進行練習、方法是否正確

對指導者

- 想辦法以孩子的角度讓課程更加有趣
- 依照患者的配合度，設定較易達成的目標
- 參加研習提升自己的技能
- 提高自己的溝通能力

改善醫院環境

- 讓包括院長在內的診所人員加深對MFT的理解
- 創造易於集中精神指導的環境
- 協助醫院人員參與研習會及相關會議
- Dr與DH組成醫療團隊進行MFT

圖❷ 讓練習順利進行的解決方式

患者感受到「只要努力就能有結果」、「MFT好像真的有效」。透過鼓勵產生自信，激勵患者繼續進行練習是很重要的。另外，院長更需要了解MFT，營造適合進行教學的環境。

要順利進行MFT，必須讓患者知道最終的理想目標是什麼，MFT的最終目標是學會及透過正確的舌頭及嘴唇位置、正確的吞嚥模式，來維持齒列、咬合的狀態。若覺得目標遙不可及，會使患者失去動力。在到達終點線前，先建立階段性的小目標，讓患者感受到成就感。將努力的練習成果視覺化，製成寫真集或以媒體展示結果回饋給患者與家長。以齒列、咬合獲得改善的照片、進食方式及說話方式改善後的影片、功能評估等媒介作爲成果發表，這是激勵患者持續進行MFT的極大動力。

如何運用媒介激勵患者

來矯正牙科醫院的患者及家長，大多數是主訴咬合不正。很少人能自我察覺到其原因出在口腔不良習慣上，也大多是初次聽到MFT指導法及舌頭不良習慣等名詞。

因此我們必須使用各種媒介，針對口腔不良習慣將會對齒列、咬合所造成的影響，向需要進行MFT的患者說明。讓患者看錄下來的影片，指出問題所在，說明如何進行改善。讓患者及家長充分了解MFT的必要性，產生想要配合治療的心情。在開始進行MFT之前，充分激勵患者，「引發幹勁」、「支持患者持續下去」是讓MFT成功進行的關鍵所在（圖3）。

以下介紹本院激勵患者所使用的媒介。

1.MFT說明用相簿（圖4）

在本院製作的MFT說明手冊中，有各種口腔不良習慣的種類及吐舌頭不良習慣對齒列與咬合造成影響的照片。也包括「正常吞嚥及錯誤吞嚥模式」、「MFT與矯正治療之間的關聯」、「口腔不良習慣的指導範例」等內容。首先，最重要的是讓患者理解造成口腔不良習慣的原因以及其影響，利用照片或插圖等視覺媒介，效果十分顯著，我們在初診或指導開始時就會使用這些媒介。

2.指定繪本

針對年幼患者，儘可能讓他們對MFT產生興趣，利用可用眼睛看又可用手觸摸，富有趣

Start
Goal
初診時、指導開始前
指導中
結束
●激發幹勁●
在開始指導前提升患者動機
需要準備
・牙醫師的說明
・MFT 說明用相簿
・指定繪本
・影片拍攝
・功能評估表
在這個時期要做的是…
・讓患者體認到自己有口腔不良習慣理解 MFT 的必要性
・理解 MFT 的目標在於改善功能
●支持患者持續●
指導結束後讓動機持續
需要準備
・牙醫師與指導者的談話
・影片拍攝
・功能評估表
・進步紀錄
在這個時期要做的是…
・讓患者理解無法在短時間見效，及每天持續進行的重要性
・評估功能方面的改善狀況，並連結下一個階段

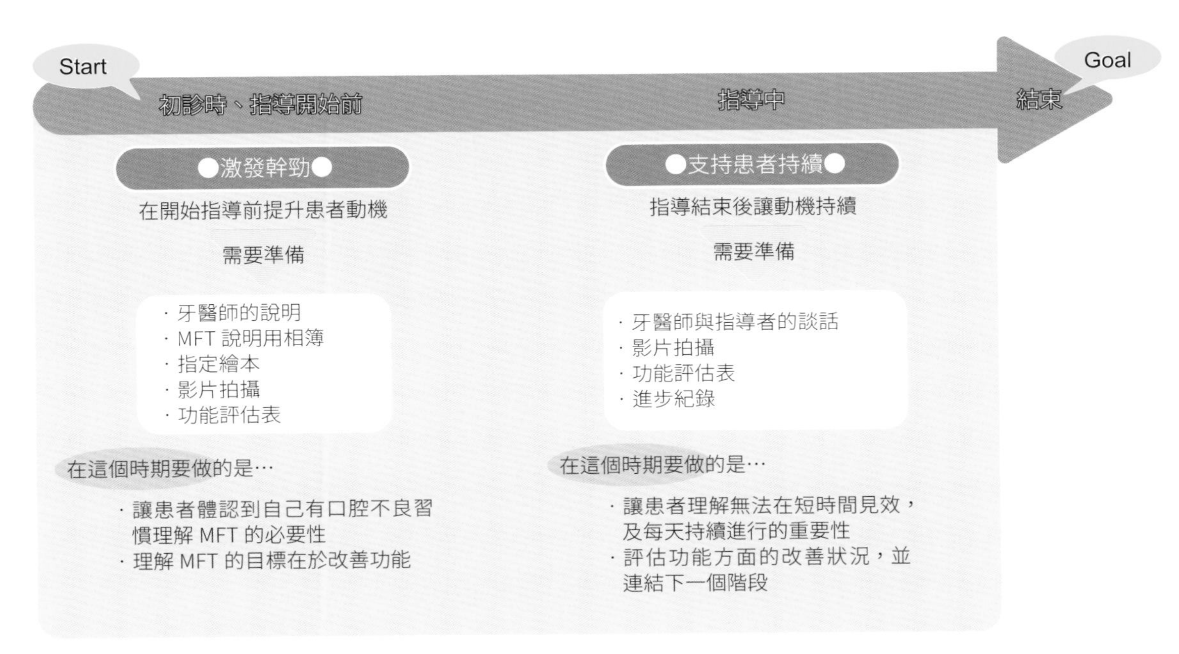

圖❸ 指導前引發患者動機，指導期間給予持續的動力

味教學意義的「互動繪本」。圖5設計爲可移動的圖片，讓孩子理解舌壓及唇壓對齒列與咬合造成的影響。底座上上貼有磁鐵片，上面放著嘴唇、舌頭、牙齒形狀的磁鐵。指導者可依據患者的齒列與咬合狀態，用手指移動磁鐵對孩子說明講解。

其他如圖6，可用手移動以羊毛氈製成的舌頭，教導患者正確的舌頭姿勢位。或是將兒童臉部插圖的嘴巴部分設計成拉鍊，利用拉起拉鍊讓孩子感受到嘴唇閉緊的含意。本院製作的「互動繪本」下了許多功夫讓孩子能一邊玩樂一邊提高意識。

3.影片拍攝（圖7）

我們以動態方式記錄咀嚼、吞嚥模式、發音時的舌頭及嘴型活動、姿勢及表情等。透過觀看紀錄影片，能讓患者察覺自己的問題，讓患者及家長理解MFT的必要性。透過影片客觀觀察自己進食的姿態及說話時的嘴型，能激勵

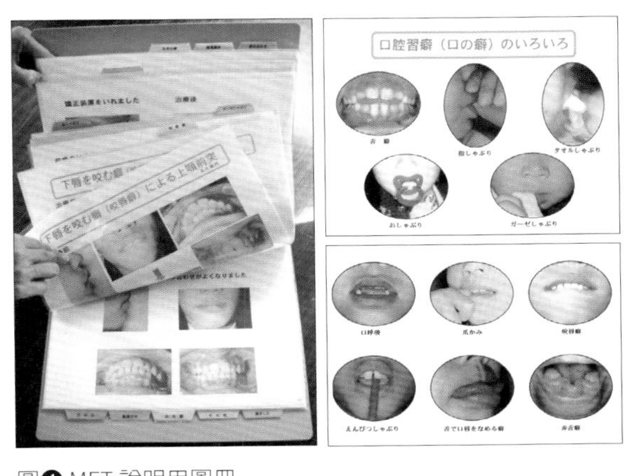

圖❹ MFT 說明用圖冊

患者戒除口腔不良習慣與提高動機。

在指導開始前、指導過程中、指導結束後進行影片拍攝，有助於確認訓練成果及訂定新目標。

4.功能評估表（圖8～10）

爲了充分了解患者的口腔周圍肌肉機能處於何種程度，本院製作了評估基準，客觀地進行口腔機能評估。

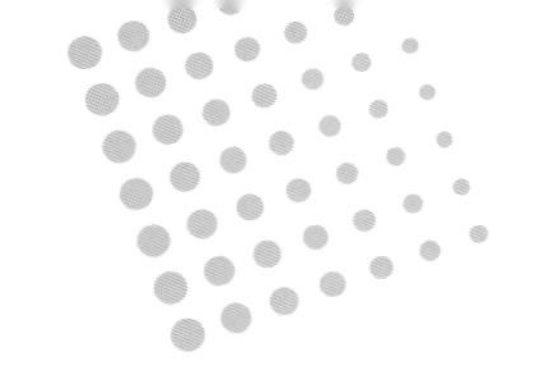

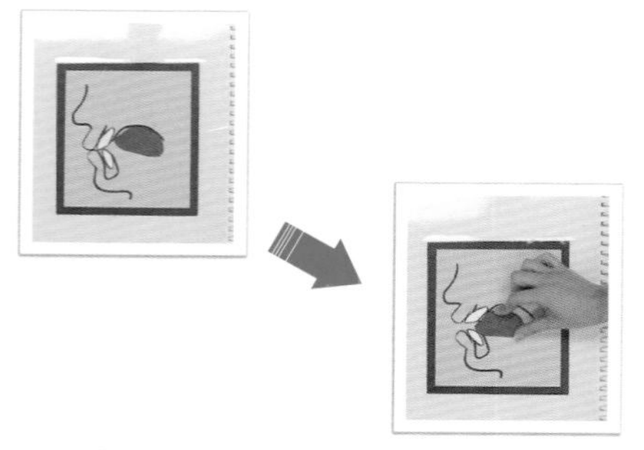

圖❺「指定互動繪本」的其中1頁，能幫助患者理解舌壓、唇壓對嘴型、齒列的影響

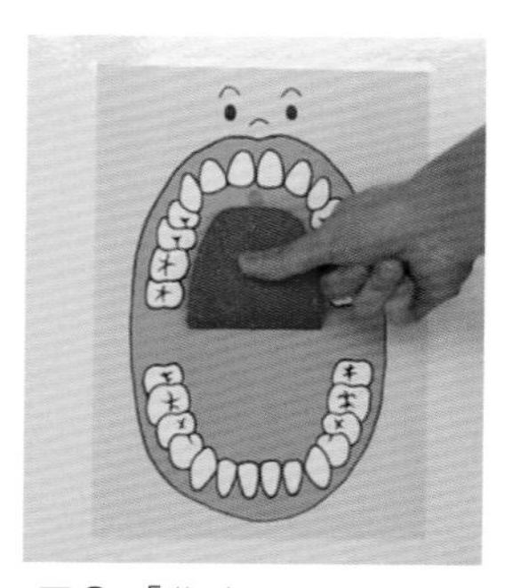

圖❻「指定互動繪本」的其中１頁，讓患者注意舌頭正確位置

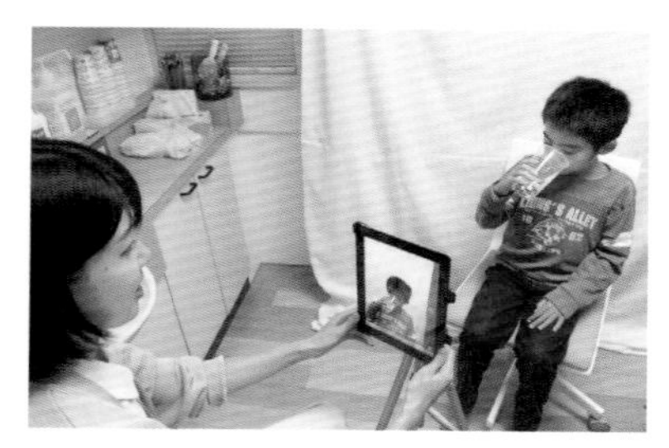

圖❼使用平板電腦拍攝影片的情形

在評估基準方面，將鍛鍊的目的分爲「控制舌頭」、「舌頭上抬能力」、「咀嚼肌」、「咀嚼與吞嚥」、「舌頭側邊位置控制」、「口輪匝肌與養成習慣」等6個項目，每個項目又分5階段進行評估，以雷達圖記錄。將指導開始前、指導過程中、指導結束後的狀況綜合起來進行評估，讓患者明確了解自己的口腔機狀態及MFT的效果。另外，若在患者動機降低時進行機能評估，由於可實際看見MFT的效果，能激勵患者「再努力一點好了」的心情。

5．進步紀錄（圖11）

針對無法每天持續進行練習的患者，可以使用進步紀錄。在MFT課程指導後把目標記錄下來，下次回診時若能達成目標，可在紀錄本上貼上喜歡的貼紙，目標可爲「1天練習1次」、「看著鏡子練習」等，與指導者商量制定只要努力就能完成的目標。如此一個接一個達成目標，能成爲持續練習的原動力。進步紀錄愈做愈多，達成目標與所有進步一目了然，成就感油然而生。

近年來，市面上有許多「持續的習慣」、「持續的技術」等勵志類書籍。顯示對多數人而言「持續做某件事」是很困難的。

「持續做某件事」並不簡單，指導者、患者、家長和醫院之間的溝通和合作，非常重要。探索患者感興趣的內容，以此爲聊天話題，能有效讓患者敞開心胸並期待每次回診，此外，如本章節介紹的那些手工製作的媒體書籍，患者和家長表現出超乎想像的興趣。爲讓MFT產生成效，指導者必須用心配合每位患者的需求，設計出令患者「想要繼續練習」的指導方式。

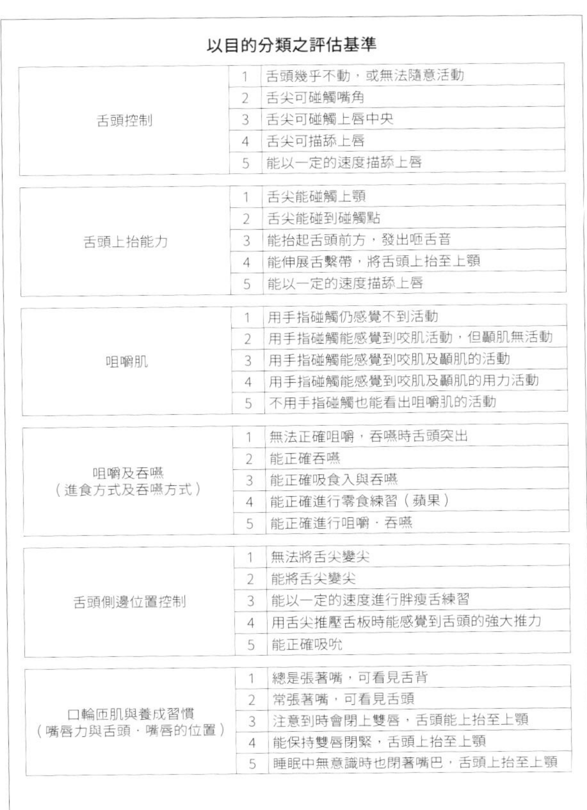

以目的分類之評估基準

分類		
舌頭控制	1	舌頭幾乎不動，或無法隨意活動
	2	舌尖可碰觸嘴角
	3	舌尖可碰觸上唇中央
	4	舌尖可描舔上唇
	5	能以一定的速度描舔上唇
舌頭上抬能力	1	舌尖能碰觸上顎
	2	舌尖能碰到碰觸點
	3	能抬起舌頭前方，發出咂舌音
	4	能伸展舌繫帶，將舌頭上抬至上顎
	5	能以一定的速度描舔上唇
咀嚼肌	1	用手指碰觸仍感覺不到活動
	2	用手指碰觸能感覺到咬肌活動，但顳肌無活動
	3	用手指碰觸能感覺到咬肌及顳肌的活動
	4	用手指碰觸能感覺到咬肌及顳肌的用力活動
	5	不用手指碰觸也能看出咀嚼肌的活動
咀嚼及吞嚥 （進食方式及吞嚥方式）	1	無法正確咀嚼，吞嚥時舌頭突出
	2	能正確吞嚥
	3	能正確吸食入與吞嚥
	4	能正確進行零食練習（蘋果）
	5	能正確進行咀嚼・吞嚥
舌頭側邊位置控制	1	無法將舌尖變尖
	2	能將舌尖變尖
	3	能以一定的速度進行胖瘦舌練習
	4	用舌尖推壓舌板時能感覺到舌頭的強大推力
	5	能正確吸吮
口輪匝肌與養成習慣 （嘴唇力與舌頭・嘴唇的位置）	1	總是張著嘴，可看見舌背
	2	常張著嘴，可看見舌頭
	3	注意到時會閉上雙唇，舌頭能上抬至上顎
	4	能保持雙唇閉緊，舌頭上抬至上顎
	5	睡眠中無意識時也閉著嘴巴，舌頭上抬至上顎

圖❽ 以目的分類之評估基準 (參考文獻[10]引用)

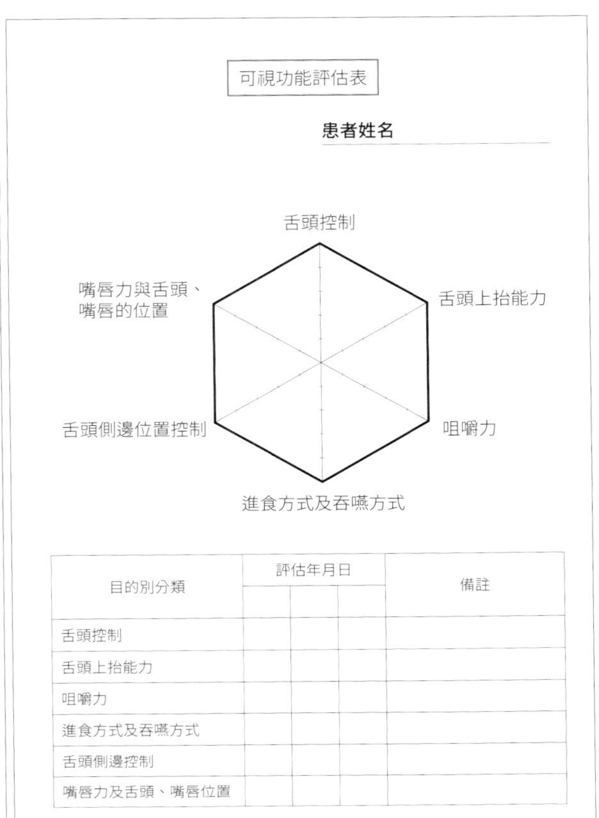

可視功能評估表

患者姓名

目的別分類	評估年月日			備註
舌頭控制				
舌頭上抬能力				
咀嚼力				
進食方式及吞嚥方式				
舌頭側邊控制				
嘴唇力及舌頭、嘴唇位置				

圖❾ 功能評估表

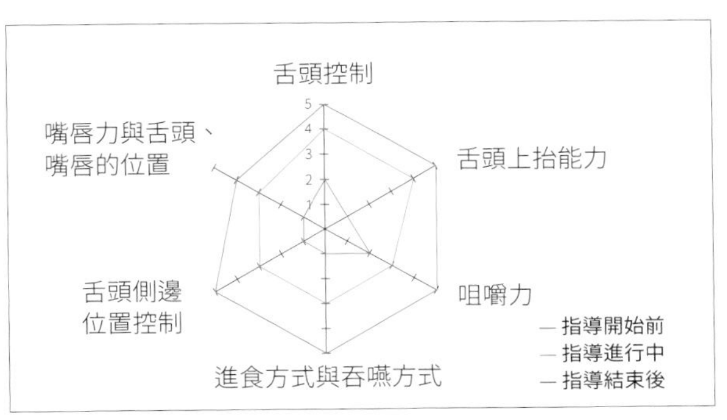

圖❿ 將指導開始前（紅）、指導進行中（藍）、指導結束後（綠）的口腔功能評估結果寫在功能評估表中

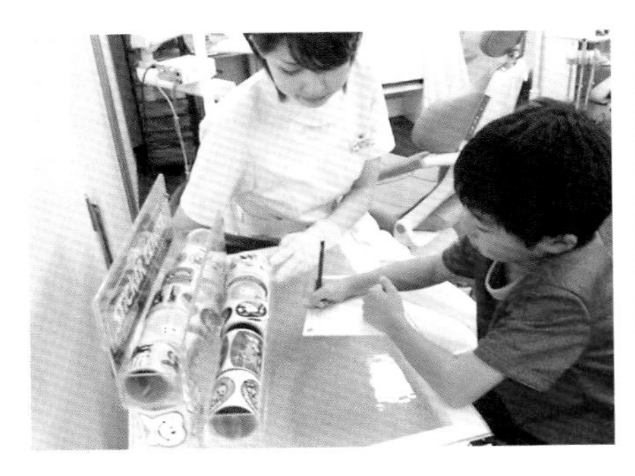

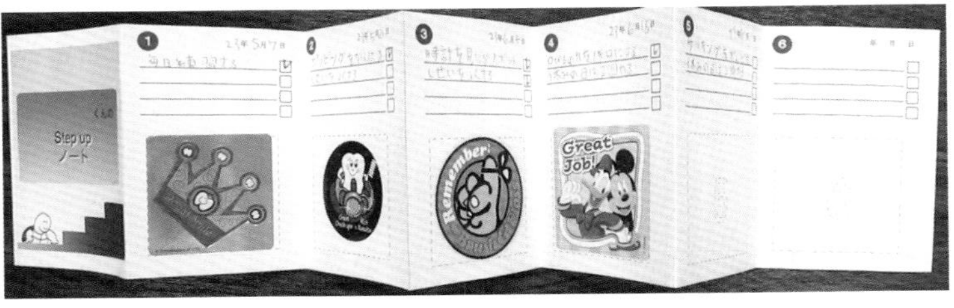

圖⓫ 左：讓患者自行在進步紀錄本上寫上目標。右：展開進步紀錄。達成目標就可貼上貼紙

患者動機低落的成功案例

案例概要

患者爲8歲6個月的男孩。因有門牙咬合問題到本院就診。在口腔不良習慣方面，有包括往前突出型的吐舌不良習慣、低位舌、嘴唇閉鎖不全等，門牙狀態爲開咬，OJ爲+3.5mm，OB爲-4.0mm，臼齒關係爲Angle Class I 一級咬合（圖1）。

圖2爲初診時的口腔機能評估結果。舌頭能上抬到某種程度，但控制能力不佳，咀嚼及吞嚥都有問題。具體而言，咀嚼時嘴唇張開並向前咀嚼，吞嚥時舌頭往前方突出。

根據MFT問卷的結果，母親有到本院進行過矯正治療及接受MFT指導，因此具備口腔不良習慣方面的知識，對指導也十分積極。但患者本人並不在意舌頭不良習慣或牙齒的開咬狀態，是被母親說服帶到本院接受診療的。患者的個性容易厭倦，一週有5天要上學習課程，回家時間晚，擔心「能否確保每天都有時間練習」。此外，母親爲家庭主婦，懷孕5個月。

治療目標及指導概要

考量母親的回答內容，建立MFT教學計畫（圖3）。由於患者並不在意舌頭不良習慣，爲引發患者本身的鬥志，請患者觀賞在指導開始前拍下的影片，讓患者客觀地觀賞自己進食、說話時的狀態。利用這個做法讓患者自己了解到這些對齒列會造成何種不良影響。

由於患者容易對事物感到厭煩，因此利用進步紀錄本，從頭到尾都用玩遊戲的感覺進行訓練（參照p.113）。

由於才藝學習課程多，每天 '生活節奏不甚規律，因此將時間計畫寫進紀錄本，訂定一週內每天的練習時間，請母親在練習時間到時提醒孩子。因爲母親懷孕5個月，有考慮是否延遲MFT指導開始的時間，但後來依照母親期望，立即開始進行教學。

⊙**指導開始3個月後**：患者兒童開心地在進步紀錄上貼貼紙並每天進行練習。但訓練3個月後，開始出現偷懶不練習的日子。因此，再次進行機能評估（圖４）與影片拍攝，讓患者本人親眼看到從初診開始後的變化，重新找回動力，終於順利完成後半段的訓練。

⊙**指導開始6個月後**：因母親生產而改變了生活環境，重新檢討教學計畫（圖5）。母親生產後，短時間內由祖父陪伴回診，因此向祖父說明並請他協助，由於患者未與祖父同住，必須獨自進行練習，因此減少了單次課程的內容，比平時更詳細進行練習內容的指示並錄音，儘量減少患者本身的負擔。

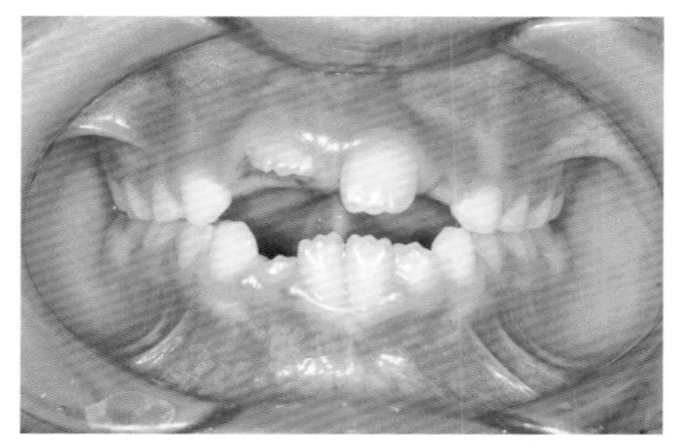

圖❶ 初診時。8歲6個月

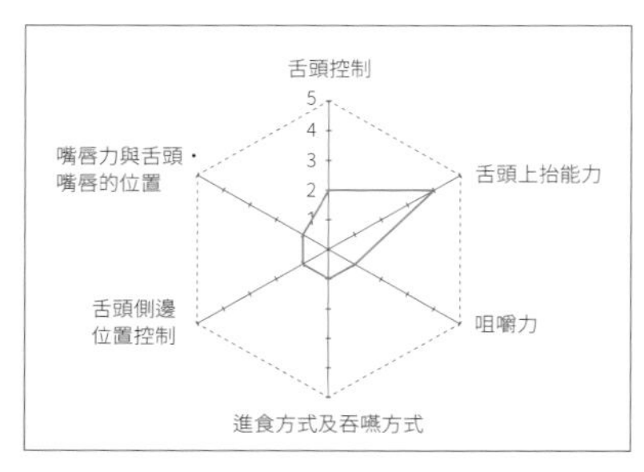

圖❷ 初診時的功能評估表

結果

MFT訓練後半時期，回診間隔變長，課程也常延遲，但仍持續到最後，從指導開始共花了10個月將練習本的內容全部指導完畢（圖6）。

指導期間由於母親生產而改變了生活環境，母親也曾想過繼續訓練相當困難，但我們向其表示「家人與指導者的支持是患者本人的動力」。患者看了指導前拍攝的影片，對自己進食的模樣感到震驚，之後看了改善後的影片，也很滿意自己努力的練習有了成果。

在教學過程中，透過口腔內部形態改善的過程照片，以及機能評估表的雷達圖，可以確認舌頭更有力、咀嚼及吞嚥的功能獲得改善與有所進步（圖7）。

圖8爲指導結束過了1年後的口腔內部照片。舌頭的狀態雖已穩定，但仍請患者持續進行訓練，並定期回診觀察練習過程。

MFT訓練最重要的是本人要有動機，就算患者本人沒有動力，也能利用家長的協助及指導者在指導方式下功夫、加以鼓勵，照樣能完成訓練。本案例可說是激發患者本人的動力，鼓勵其持續下去的最佳案例。

問題點	支援內容
・不在意舌頭不良習慣	・讓患者觀看進食影片
・動機低落	・活用指定繪本
・個性容易厭煩	・進步紀錄本
・才藝課多，時間不足	・確認生活模式 ・母親的提醒
・母親懷孕中	・指導開始時期的討論

圖❸ 基於母親的回答，製作的MFT教學計畫

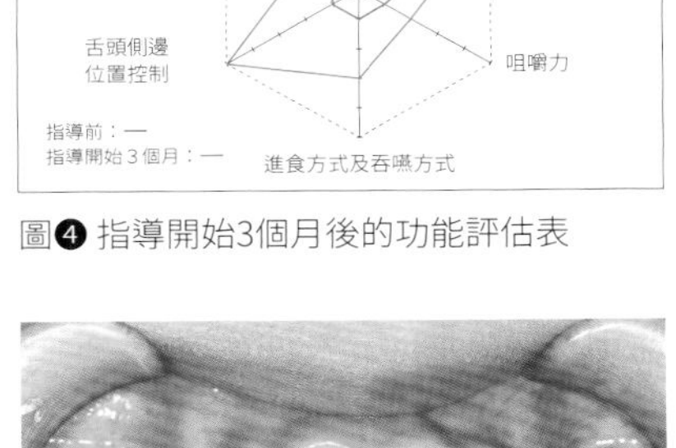

圖❹ 指導開始3個月後的功能評估表

問題點	支援內容
・母親無法陪伴	・請祖父幫忙 ・由牙醫師、口腔衛生師向祖父說明
・在家中要獨自進行訓練	・減少單次課程的內容 ・將訓練內容仔細錄音

圖❺ 母親生產後，重新規劃MFT教學計畫

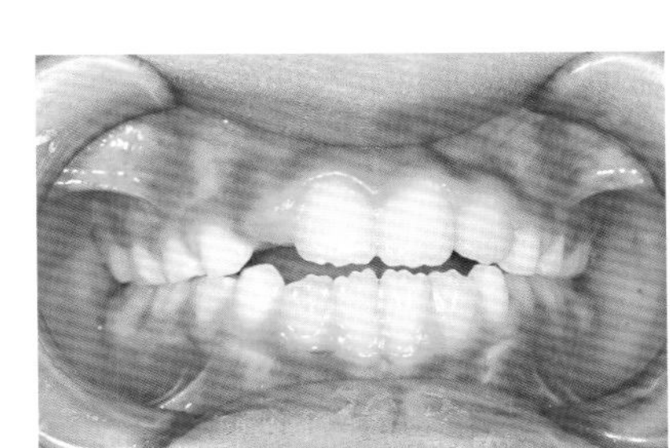

圖❻ MFT指導開始10個月後（訓練結束）

圖❼ 指導開始10個月後的功能評估表

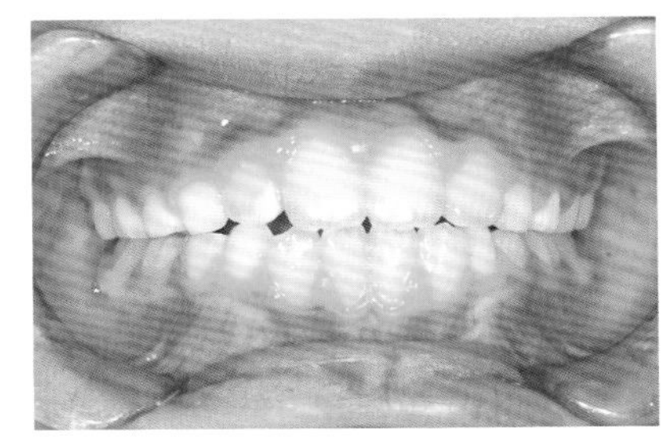

圖❽ 訓練結束1年後

如何學習MFT？

佐藤香織
Kaori SATO

昭和大學牙科醫院
口腔衛生師

本章節將介紹MFT的正確學習途徑。

口腔衛生師培育機構的教育

日本市面上的『咀嚼障礙、咬合異常2 牙科矯正』（醫齒藥出版）[45]、『牙科矯正學』（QUINTESSENCE出版）[46]等書籍，均爲牙科口腔衛生師培育學校專用的教科書。筆者在學生時代雖未於課堂上學習到MFT相關課程，但目前的矯正牙科教科書中，都含有MFT的概述到教學方法介紹，這可能是預計口腔衛生師將參與病患口腔機能的改善，使用現代教科書上課的口腔衛生師，從學生時期就能學到關於MFT的基礎知識，但僅僅因爲被納入教科書與從教科書學到這些知識，並不代表接受到足夠的MFT教育來指導教授患者（圖1）。

從各種媒體收集情報

目前市面上出版了多種與MFT相關的書籍，也包含多種關於例如吸手指等口腔不良習慣的書籍，可依照指導者的程度來選擇基礎知識、指導內容、及指導進行方式。

近年來，適合一般民衆閱讀的健康雜誌、

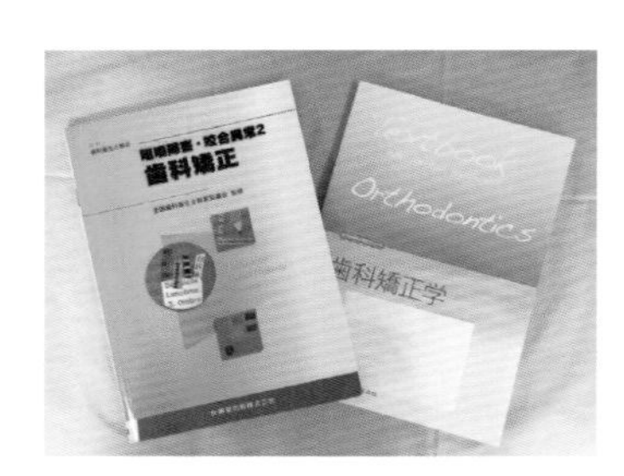

圖❶ 口腔衛生師專門學校所用的教科書（左：醫齒藥出版、右：QUINTESSENCE出版）

女性雜誌、以及口腔衛生師專門雜誌中，也出現了嘴唇訓練、咀嚼訓練、以抗老化爲目的的表情肌訓練、低位舌的舌頭上抬訓練等內容。這象徵隨著健康意識提高及超高齡社會的到來，大衆對於口腔機能的關注也逐漸提高。

再者，許多電視節目也介紹各種用來改善口腔機能的訓練法。就像肥胖導致的生活習慣疾病一樣，吞嚥等口腔機能衰退問題也愈發深植人心，由於MFT的必要性及在一般民衆之間愈來愈普及，我們更須了解患者關心何事及想要了解哪方面的資訊。筆者個人是活用家中藍光光碟錄影機所附的自動錄影功能，登錄關鍵字並使他們從電視節目中收集情報。

從患者的影片中學習

指導患者進行MFT時，會將靜止時、咀嚼與吞嚥時、發音時的狀態錄成影片，作爲初診時收集的資料之一，該影片不僅能做爲指導前後的存檔資料，更能活用於教育新進人員，或是當作院內病例討論會的教學用媒體。透過影片，可學習到口腔顏面肌肉機能障礙的特徵或發揮功能時的動作。MFT教學時必須觀察嘴唇及舌頭發揮功能時的運動，拍成影片十分重要，讓患者及家屬觀看影片，也能增加患者學習的動力。

透過院內課程學習

教學方式大致分爲利用短期的初期研習來進行教學的「新進人員教學型」、當場教學並投入實際操作的「即時教學型」、慢慢培養人才的「計畫教學型」等3種類型。筆者認爲，在醫院內進行的MFT教學，應該使用訂定計畫並慢慢培育人才的「計畫教學型」。以下實例具體介紹日本橫濱市大野矯正診所的醫療人員們所接受的教學系統。

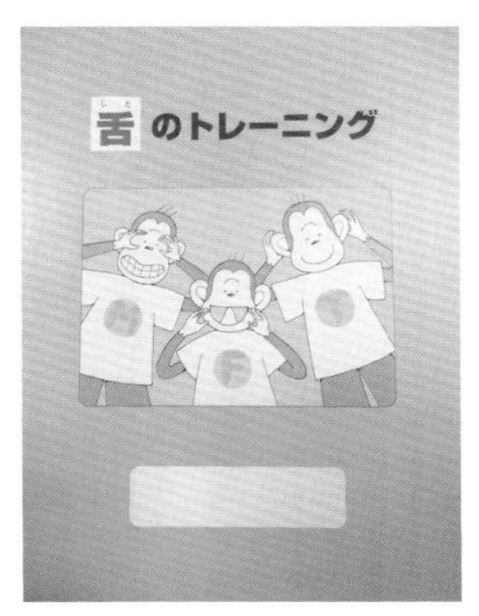

圖❷ 練習本『舌頭訓練』（若葉出版）[48]

⊙教學範例1：大野矯正診所

大野矯正診所裡針對畢業後第一年就職的新人口腔衛生師，實施3個月的初期研習培訓，學習矯正治療的基礎及院內工作的基本作法；經由牙醫師及資深口腔衛生師的評估及確認後，再用1年的時間來學習矯正牙科醫院的業務工作。第1年的MFT，先從旁觀察資深人員的指導情況，學習前輩如何教授和學習MFT的內容。

到了第2年，請新人口腔衛生師扮演患者以學習MFT課程，這也列爲MFT的初期研習。透過自己在家中複習，實際感受患者的辛苦及學習過程。上完練習本（圖2）上的第8課後，在資深口腔衛生師的監督協助下，逐漸自己負責指導一位患者。

之後利用Zickefoose老師的講習會，再次確認正確的知識及技術，成爲一位獨立的MFT

3M　6M　9M　12M

第1年

3個月內的初期研習

矯正牙科醫院內的DH業務學習時期。以Dr、資深DH的指示爲基準上課並實習

評估確認

第1年的研習

再度確認在3個月內學到的知識及技術，同時實際操作。學習1年內的流程。觀摩由資深DH進行的MFT指導

再評估確認

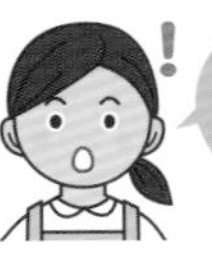

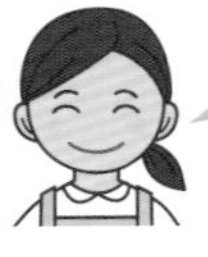

第2年

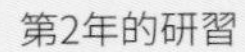

MFT的初期研習

利用課程及實習向資深DH學習MFT的時期。爲了日後能獨立進行，以每週1課的速度學習練習本中1～8課的內容，完成所有課題

評估確認

第2年的研習

依照Dr及資深DH的指示，在一旁協助指導患者進行簡單的鍛鍊 → 由資深DH作陪，獨自負責指導1位患者。

再評估確認

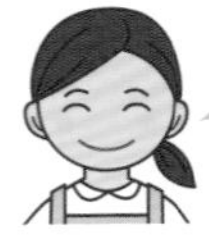

第3年

參加Zickefoose老師的MFT講習會

再度確認MFT的正確知識及技術

獨立

成爲DH負責人後，也要向資深DH及Dr討教指導的重要內容

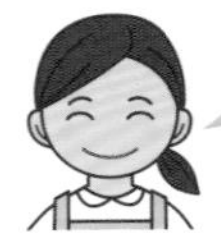

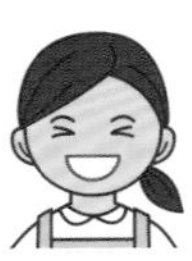

圖❸ 大野矯正診所人員所接受的教育系統。能培育MFT指導者的計畫型教育課程

指導者後，也要請牙醫師或資深口腔衛生師協助確認指導的重要部分，加深自己的經驗。雖然這只是一間診所的例子，但事先學習MFT的初步概念後再參加講習會，更能加深理解程度。

要使MFT成功進行，身爲指導者的口腔衛生師是需要時間慢慢學習的（圖3）。

⦿教學範例2：昭和大學牙科醫院

另一個例子，將介紹筆者工作的大學醫院新進人員教育課程。

第1年除了各科門診的研習，也加入MFT的基礎教育。主要內容爲MFT的目的、吐舌不良習慣的原因、種類、影響、正常吞嚥及異常吞嚥、診察的內容及實際訓練方法等等。雖是以講課爲主，但每次上課都會實際練習訓練方法，體驗MFT，讓配屬到其他各科的口腔衛生師對MFT有大致的了解。

至於新進人員教育的模式，則是採用接

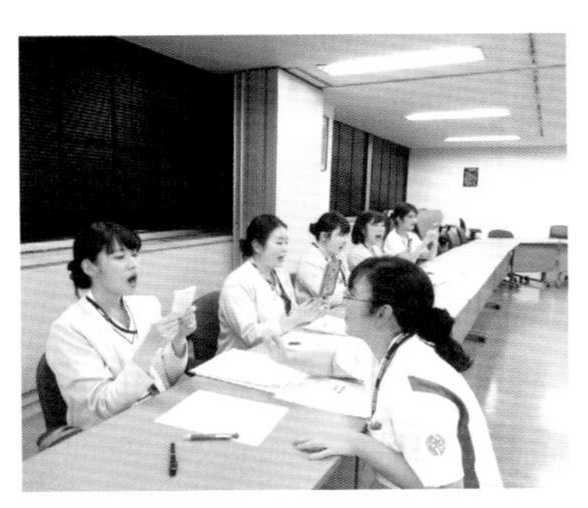

圖❹ 昭和大學牙科醫院進行院內教學的情形

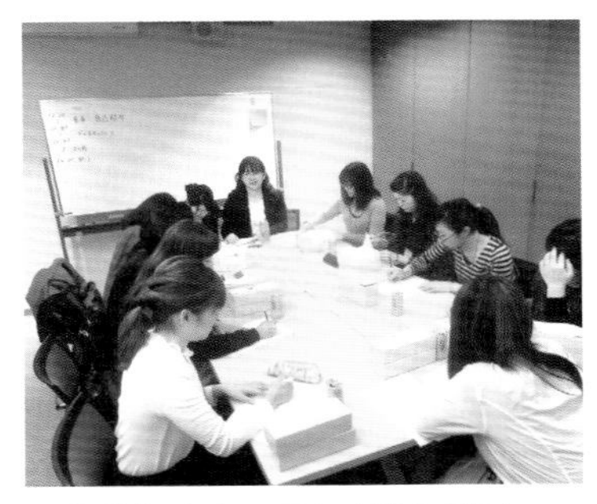

圖❺ 學術大會、圓桌會議的情形

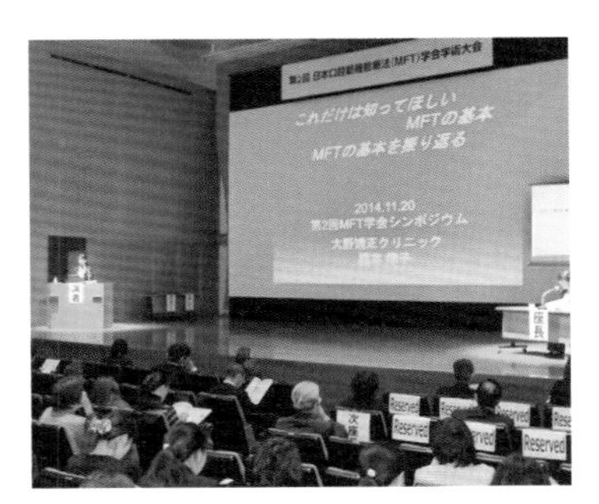

圖❻ 學術大會、學術研討會的情形

受教學的人下一次要擔任教學人員的「互教方式」來進行。反覆進行後，加深學習知識並學會技術。擔任教學的人即使對MFT經驗尚淺，但身爲指導者，就必須要加深自己的理解。實際體驗這種教學法的困難度，也是提升自己程度的好機會，更具有激勵自己的效果。

從第2年開始，招募有意願者後，實際指導這些有意願者必要的診察、指導訓練方法等等爲中心的教學，在臨床場合與資深口腔衛生師一同進行MFT並從中獲取經驗（圖4）。

透過學會及講習會來學習

於2000年成立的日本口腔肌肉機能療法研究會，在2013年升格爲學會。本學會的參加者爲對MFT感興趣的牙醫和口腔衛生師，能藉由這個場合提升知識及技術。每年在東京舉行的學術會議中，有70-80%的參與者爲口腔衛生師，參加人數逐年增加，2015年10月舉行的學術會議約有520人參加，包括牙醫、口腔衛生師和其他職種人員。

學術會議包括教育講座、專題講座、學術研討會、一般口頭報告、海報展示等等。在午餐時間舉行的圓桌討論會上，大家交換於臨床上遇見的問題，並積極交換意見（圖5）。因培訓是10人左右的小團體中進行，可以直接與在其他牙科診所工作的口腔衛生師交換意見，使培訓成爲一個非常刺激而有活力的地方。

此外，在日本矯正牙科學會、日本兒童牙科學會等學術會議上，與MFT有關的口頭發表及海報展示等也愈來愈多。

很推薦各位參加講習會，學習正確的MFT知識與技術。MFT課程，有美國肌肉功能治療師Zickefoose老師主講的MFT講習會，由日本口腔肌肉機能治療學會會長山口秀治老師和前任會長大野肅英老師擔任顧問合作開設的課程。不僅能從中學到基礎知識，更有教學法的實習課程，對於實際操作很有幫助。

藉由參加這些學會及講習會，幫助自己鑽研MFT知識來說意義深遠，也能藉此獲得其他院所的情報（圖6）。

MFT作爲口腔衛生師的業務之一，需求逐漸提高。首先要對MFT抱持興趣，與患者接觸時，請從各種角度觀察患者的口腔機能、口腔周圍肌肉。希望本章節的內容，能成爲各位學習MFT的契機。

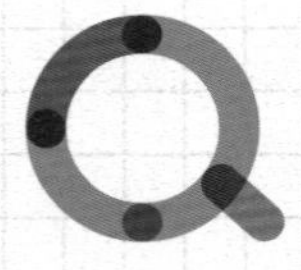

對於學習MFT的各位經常提出的問題，我們會回答的。

大野肅英
Toshihide OHNO
神奈川県．大野矯正診所
牙科醫師

橋本律子
Ritsuko HASHIMOTO
神奈川縣．大野矯正診所
口腔衛生

Q 如何才能得到患者及家長的配合，讓MFT順利成功？

A

由牙科醫師診斷及事前解釋說明、由負責的口腔衛生師來引起患者訓練的動機，可說是MFT成功與否的關鍵。雖說有不少採取MFT指導的牙科診所，牙醫師幾乎不接觸MFT，認爲「MFT交給口腔衛生師就好」，但在指導開始之前由牙醫師進行診斷並向患者及家長說明，卻是非常重要。

指導開始前的輔導時間，最重要的是向患者及家長說明「爲何要進行MFT」、「要訂定什麼樣的目標」，在結果方面「可以期待什麼樣的效果」，取得他們的理解，還須告訴患者及家長，除了患者本身努力，更需要家長於家中進行協助，才能期待好的成果。

指導者最好由同一人負責。與長期進行的口腔衛生指導相同，若能從頭到尾由同一位口腔衛生師擔任指導，則容易在指導中察覺患者在功能、形態方面的變化，建立互信關係，使指導更順利進行。

指導過程中患者可能會喪失動力，但若家長能熱心協助指導，依然能有好的成果。指導者必須考量患者及家長的生活環境及個性並提供支援，想辦法讓重要的指導內容能持續進行下去。（參照p.108）。

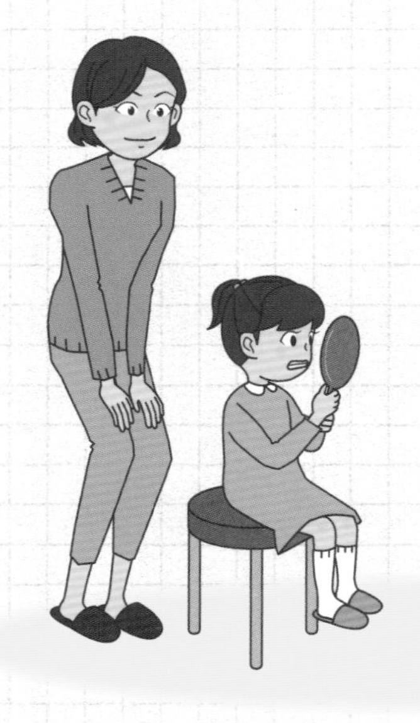

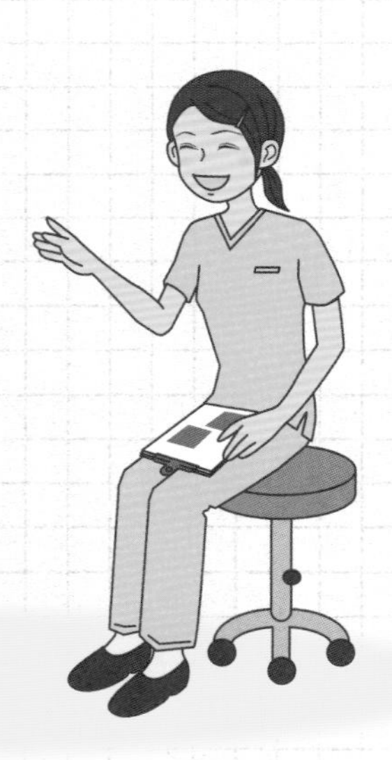

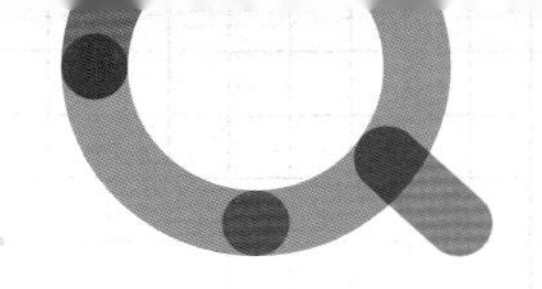

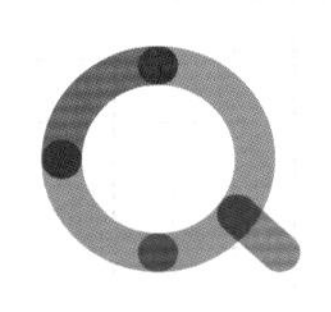

MFT開始時的諮詢該如何進行說明？

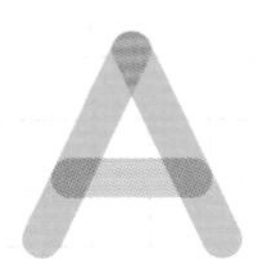

需要進行MFT的患者們有一個共通點，就是都需要進行「機能訓練」以改善機能不佳的舌頭及口腔周圍肌肉，獲得協調的口腔環境。

然而對患者來說，MFT可以「養成與恢復口腔機能」，可以是爲了「改善發音」，或是爲了「讓矯正治療順利進行並防止復發」、「維持補綴物的穩定」，進行輔導時要依據不同的指導目的來轉換說明的方式。

請參考本書後向患者及家長說明，爲了讓舌頭及嘴唇在進行咀嚼、吞嚥、發音、呼吸等功能時能正常發揮功能，解決患者的困擾，就必須進行MFT。想要有效加深患者及家長的理解，可以在進行輔導時展示成功案例的照片及影片，能提高患者或家長的動力，更能提高配合度。

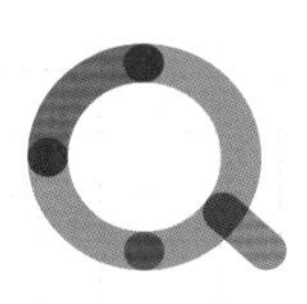

口腔顏面肌肉功能障礙
是如何診斷出來的？

在矯正牙科醫院，是由牙醫師經由資料來診斷口腔顏面肌肉的功能及形態。除了矯正治療資料（口腔內部照片、研究模型、顱部X光片、全景X光片）之外，也會使用問診單來診察口腔肌肉機能的狀態。將咀嚼、吞嚥、發音、呼吸等功能時的「動作」拍成影片，加以觀察與記錄，分析資料後進行綜合的診斷（參照p.84）。

即使取得這些資料有困難，但拍攝影片仍有必要。影片比靜止畫面更具衝擊性，能指出患者不易察覺的舌頭或嘴唇活動方式，能讓患者及家長以客觀的角度來觀看。此外，功能運作時的口腔周圍肌肉影片，在診斷、評估、激勵患者等各方面都有所幫助。

在診間坐著就能有一個簡易檢查法，那就是將患者的下唇往下壓，即可確認吞嚥時的舌頭動作。此外，可活用口腔顏面肌肉機能體徵確認表（參照p.15）與患者一起確認平日的狀態。

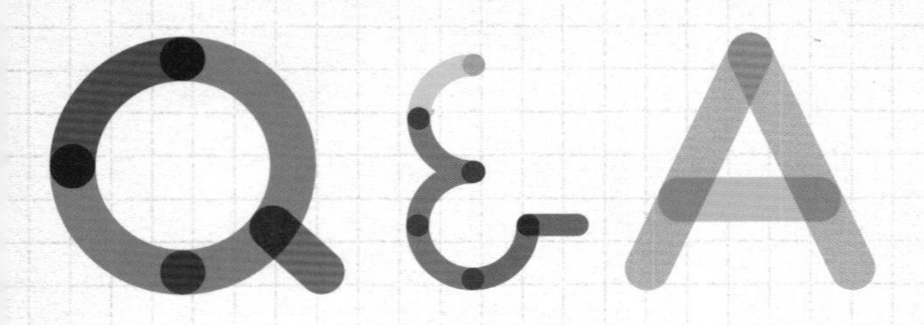

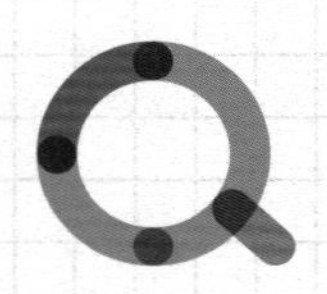

兒童的舌頭不良習慣及低位舌等口腔習慣，若放著不管，會造成什麼影響呢？

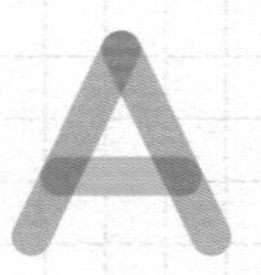

若對口腔不良習慣置之不理，不只會造成咬合不正這類形態上的問題，更會影響包括咀嚼、吞嚥、說話、呼吸等整體口腔機能。

「機能與形態」即爲「原因與結果」，因會互相造成影響。若能在乳牙齒列期或混合齒列期的階段改掉吸手指或吐舌等口腔不良習慣，則有機會將其影響降到最低。早期解決口腔不良習慣，就有機會打破對口腔機能及形態對成長發育帶來不良影響的惡性循環，回復至正常的方向。

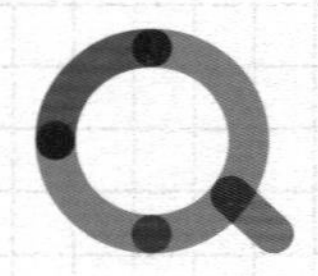

雖然經過好幾個月的訓練，舌頭及口腔周圍肌肉也已增強，但日常的舌頭及嘴唇姿勢位仍未獲改善

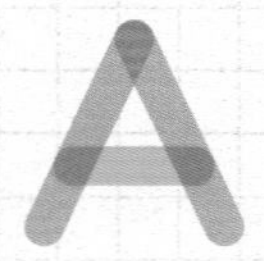

在開始進行MFT前，有沒有先確認患者是否有鼻咽部疾病呢？有的患者可能會有季節性的鼻部疾病，換季時也請再次與患者確認。

若患者無法進行鼻呼吸，則不得不將舌頭壓低，張開嘴巴進行口呼吸（低位舌）。若患者有過敏性鼻炎或扁桃腺肥大等鼻咽部疾病，就需要耳鼻喉科醫師的協助。

此外，若患者有明顯的上顎前突、上下顎前突等門牙前突症狀，形態上就難以閉緊雙唇，可能導致習慣性口呼吸。像這樣因咬合不正造成的嘴唇閉鎖不全患者，必須進行矯正治療，使門牙後退改善形態後，方能使嘴唇易於閉合。

若患者一切正常，沒有上述的問題，但無法在日常生活中養成正確的舌頭及嘴唇姿勢位，則必須在口腔機能評估完成後，以養成良好習慣爲目的持續進行訓練。

患者本人的訓練動力，會大大影響其靜止時的舌頭及嘴唇姿勢位狀況。指導者必須想辦法激勵患者，保持患者持續積極地訓練。

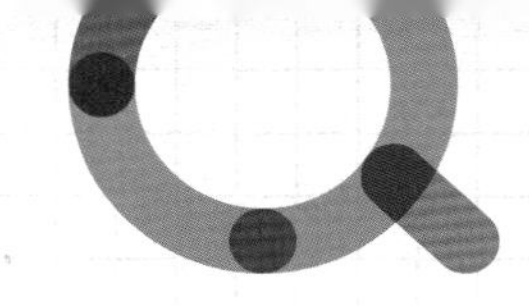

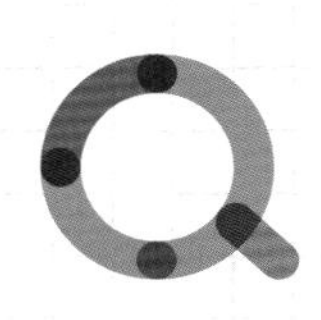

身體姿勢與口腔不良習慣有關連嗎？

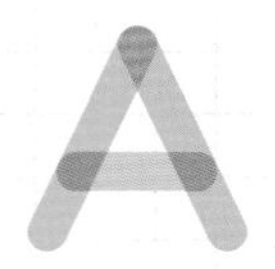

頭部的正確姿勢是靠頸部肌肉來保持前後左右的平衡。口呼吸或低位舌的人士，常有下顎前突、頭部前傾的狀況，無法保持身體的平衡。

穩定的姿勢對於進食、構音功能、學習或獲得鼻呼吸能力來說是相當重要的。應教導患者不只在訓練中，在日常生活裡也要注意保持正確的身體姿勢。

根據Zickefoose老師的說法，在美國是由物理治療師負責調整患者的身體姿勢。身在牙科界的我們在進行指導時，又應該提醒患者哪些事項呢？

以下所列舉的是在日常生活中必須注意的事項。

・使用高度足夠的桌子當餐桌，並準備高度上腳底可著地的椅子	➔	・使用過高的椅子，腳會晃動無法穩定姿勢，無法進行正確的吞嚥及咀嚼
・避免邊看電視邊進食	➔	・若電視非位於正面，則臉會傾向電視的方向進食，容易形成單邊咀嚼，「不專心吃飯」會造成進食時分心，無法仔細咀嚼。
・配合孩子的成長選擇高度合宜的書桌	➔	・書桌太低會使姿勢往前傾
・避免手撐頰或不良睡姿	➔	・造成下顎偏斜或下顎變形
・注意玩電玩或手機時的姿勢	➔	・玩電玩或使用手機時姿勢容易前傾

在日常生活中還有其他需要注意正確姿勢的時刻。

應提醒患者，讓患者自己注意保持正確姿勢。

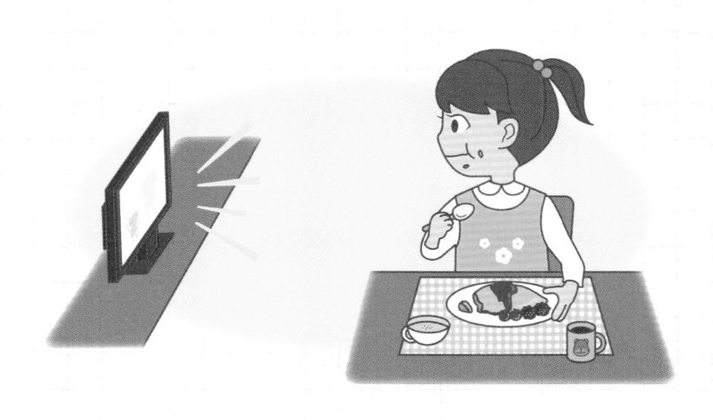

Q&A

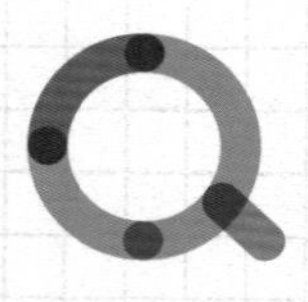

想改善的教學環境，需要考量哪些重點？

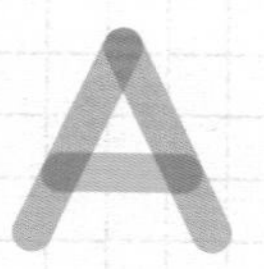

如果沒有牙科用的診療椅，只要在一個小空間內放上桌子及兩把椅子就可以進行教學了。

沒有隔間的診療室等場所，可用屏風來隔間。但在拍影片或錄音時，最好能使用不會錄到雜音的獨立房間，例如諮詢室等。

拍攝影片用的器材由醫院準備。最近，能用可錄影和撥放的平板電腦來進行拍攝，不占空間也方便攜帶。

課程內容的錄音部分，則請患者在家中使用錄音筆，或請患者及家長利用智慧型手機中的錄音功能來進行。

透過院長協助及指導者的技術提升，爲醫院創造適合進行MFT的風氣及環境，也是十分重要的。

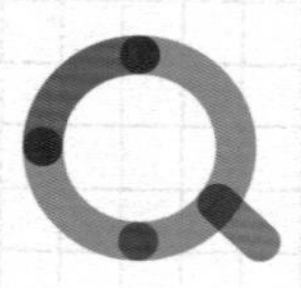

MFT的訓練方式有許多種類，大致來說有哪些呢？

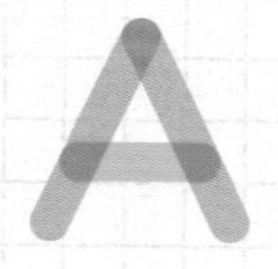

將50種以上的訓練按目的大致分爲：舌頭控制、舌頭上抬能力、舌頭側邊控制、咀嚼・吞嚥技巧、咀嚼肌力、口輪匝肌肌力、養成習慣等。以下介紹其中較具代表性的訓練方式。

- **碰觸點位置**：練習正確記住碰觸點的位置。將壓舌棒置於碰觸點，接著移開壓舌棒，將舌尖抵在碰觸點，此時，舌尖沒有變圓，要維持靜止不動。
- **彈舌**：訓練上抬舌頭的肌肉。將舌尖置於碰觸點，整個舌頭吸附於上顎並張大嘴，儘可能伸展舌繫帶並發出「砰」一聲。
- **咬合**：訓練咀嚼肌。將指尖放在臉頰（咬肌附近）並用力咀嚼，確認咬肌的張力。檢查太陽穴前顳肌的張力與頭部（耳朵上方）後顳肌的張力。
- **吞嚥**：吞嚥訓練。將舌尖置於碰觸點，把吸管放在上顎犬齒後方咬住後再開始進行訓練。用噴瓶在嘴角附近將水噴入口中，一口氣將水吸入。左右交互反覆進行。
- **咿—、嗚—**：嘴唇訓練。儘可能將嘴巴往兩側撐開，先做出「咿ㄧ」的嘴型後換成「嗚—」。

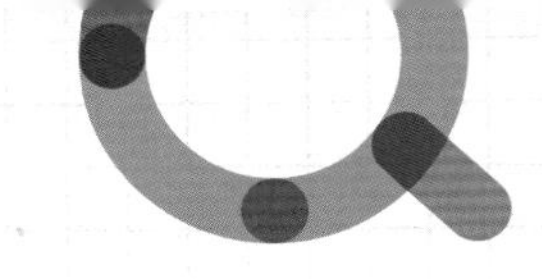

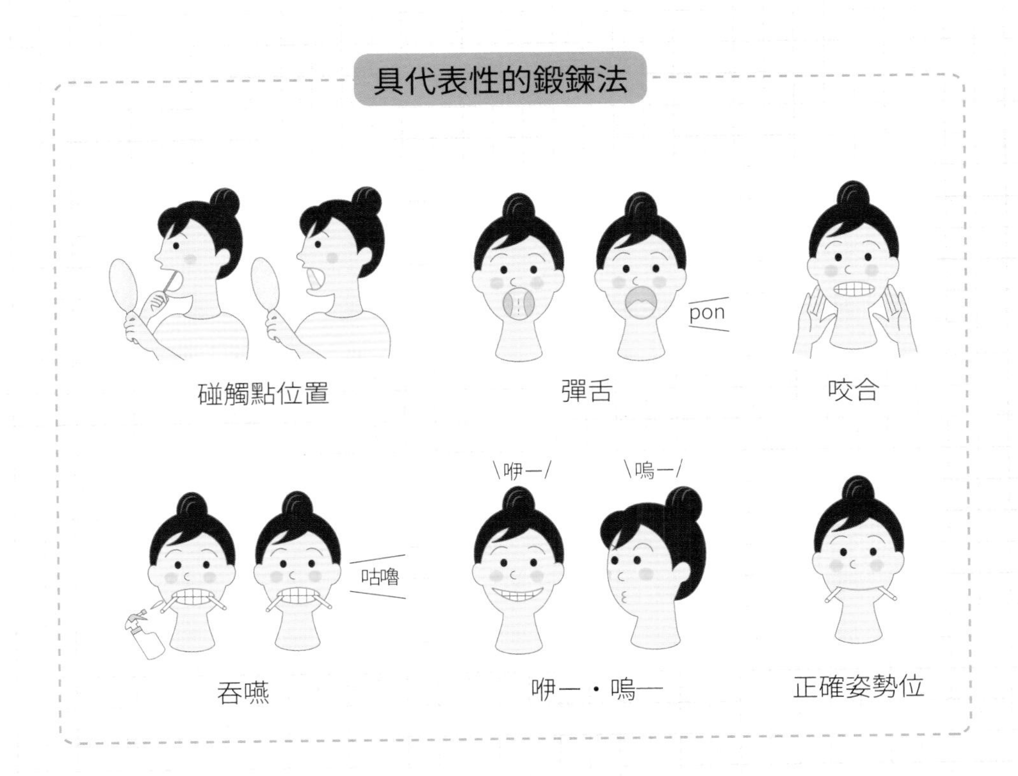

・**姿勢位訓練**：用來記住靜止時舌頭姿勢位的訓練。將舌尖置於碰觸點，把吸管置於上顎犬齒後方並咬住，閉上雙唇。

訓練的方法及次數、課程詳細內容，請參考『MFT入門』、『MFT臨床』（若葉出版）等書籍。

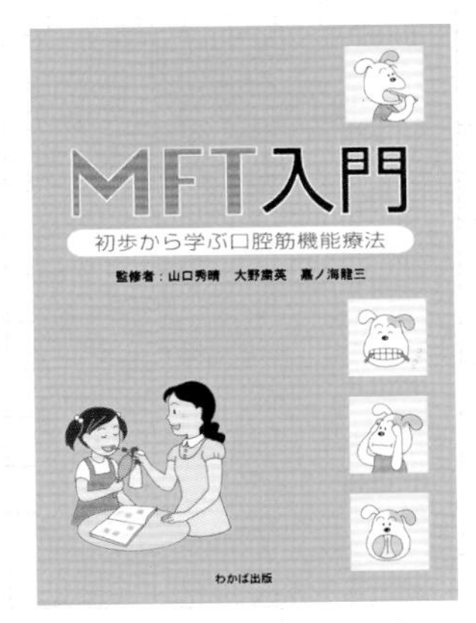

▲ＭＦＴ入門（若葉出版）

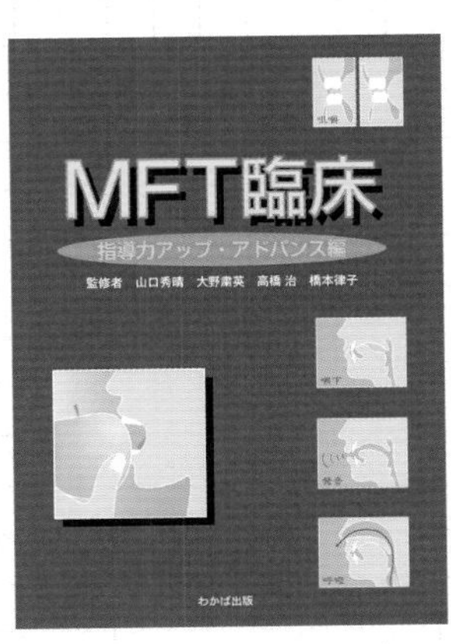

▲ＭＦＴ臨床（若葉出版）

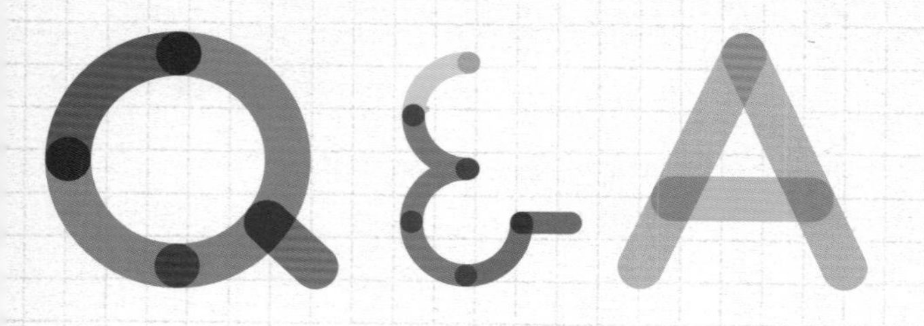

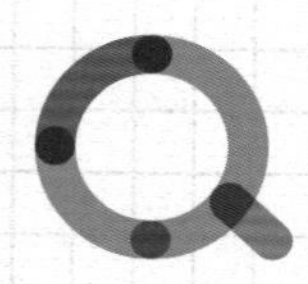

下顎前突患者的低位舌相當難根治

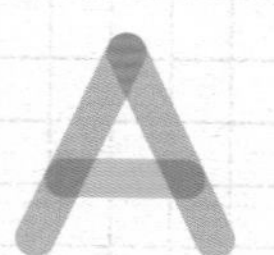

低位舌與下顎前突症狀案例有很大的關連。大多數有下顎前突症狀的患者，下顎下緣傾斜角爲急遽的高開展角，因形態上的影響而使舌頭位於低位。

以成人的下顎前突症狀案例來看，由於低位舌的緣故使下顎齒列無論是寬度或長度都變大。相反的，由於舌頭無法上抬，使上顎齒列變窄，結果就容易產生錯咬症狀。

這樣的口腔環境，光靠MFT很難改善低位舌的問題。

雖然矯正牙科會在改善下顎前突形態問題的同時，一併進行MFT指導來改善低位舌，但要讓患者養成習慣，仍舊相當困難。

此外，口腔外科在爲顯著的下顎前突（下顎變形症）患者進行外科矯正治療時，從術前開始就會活用MFT訓練來讓患者學會正確的舌頭位置，使術後效果更加穩定。接受手術會讓下顎位置產生劇烈形態變化，爲了適應其功能，MFT可說是非常重要的訓練。

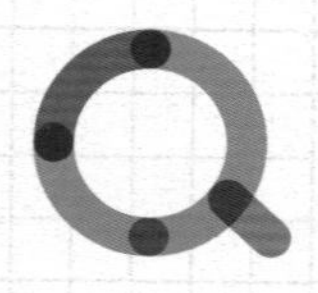

因吸手指習慣延長至小學時期，使上顎齒列明顯狹窄，舌頭無法收納於上顎

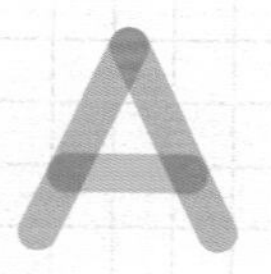

這時必須優先處理造成上顎齒列狹窄的吸手指問題。

一般在戒除吸手指行爲後，會開始進行MFT以改善口腔周圍肌肉不協調的問題。若因齒列狹窄而使鍛鍊無法順利進行，也可以先擴張上顎齒列後再開始進行MFT。

通常會考慮在透過MFT改善功能的同時一併利用矯正治療改善形態問題，若形態異常太過明顯，也可能優先進行矯正治療。

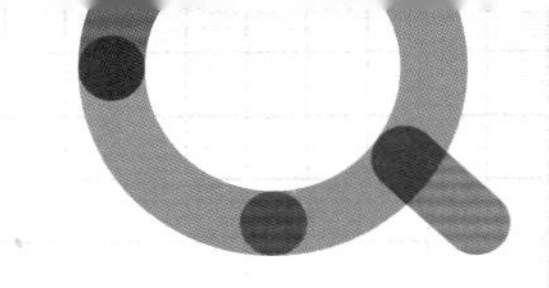

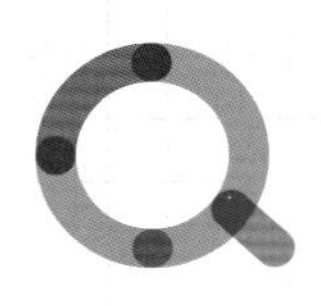

透過嘴唇訓練，能有效改善微笑時嘴角左右高度落差，以及笑起來露出牙齦的問題嗎？

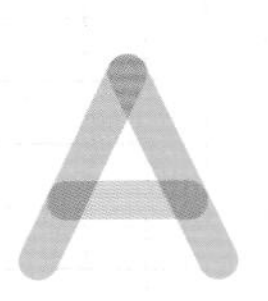

當左右嘴角高度不同，呈現左右非對稱的狀態時，可透過嘴唇訓練法來調整口輪匝肌左右平衡，維持對稱的微笑線（參照p.96參照）。

此外，笑起來時露出大片上顎牙齦的狀態稱爲露齦笑。透過訓練口輪匝肌，學會靠自己控制嘴唇開合方式，就能擁有美麗的微笑線。由於露齦笑是形態問題所造成的，不小心大笑出來時仍可能會露出牙齦，但透過嘴唇訓練，加上患者本人自己注意，則拍照時的笑容會有很大的改善。

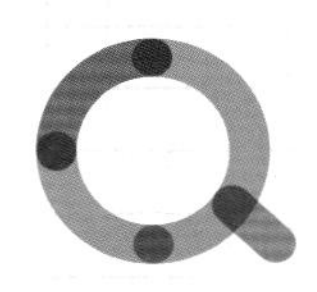

使用練習本完成所有課程後，該如何進行管理呢？

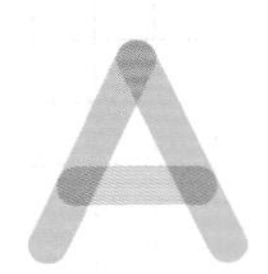

當矯正治療與MFT同時進行時，可以考慮MFT練習期間延長至矯正維持期結束時。在這段期間不須持續進行訓練，而是在所有課程結束後，選擇一些能每天在家輕鬆練習的訓練方式。

比方說，低位舌的患者進行嘴唇開合訓練，嘴唇閉鎖不全的患者則進行嘴唇訓練，像這樣由患者自行選擇訓練方式，並定期觀察口腔功能狀態。依照需求追加讓患者養成習慣的訓練法，之後進行數月一次的定期觀察追蹤。

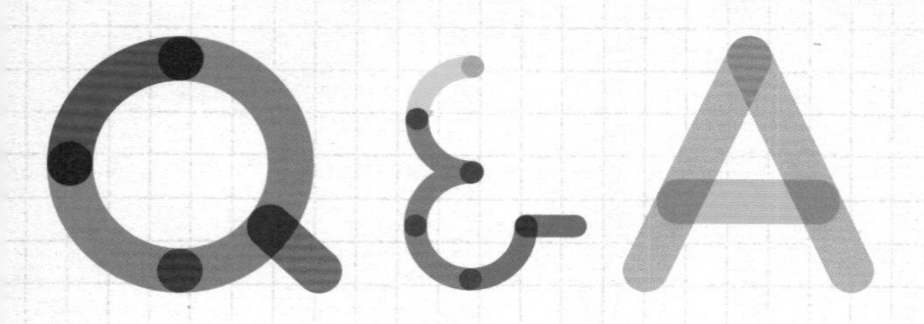

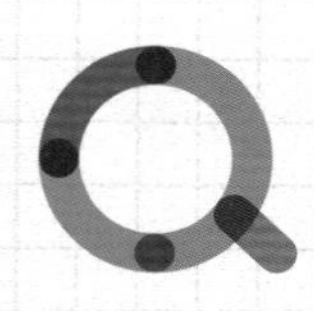

家長很擔心吐舌不良習慣患者口齒不清的發音方式

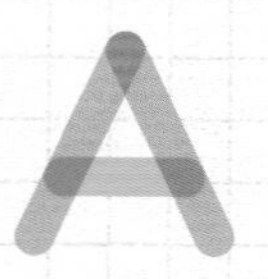

吐舌不良習慣導致門牙位置開咬，造成舌頭往前方突出，容易產生聽起來像是大舌頭的「齒間化構音」。這種發音方式大多是由於低位舌及舌突出、門牙開咬等口腔內環境不良所造成的。因此必須透過MFT改善舌頭姿勢位，讓舌頭在吞嚥及發音時不再從上下門牙之間突出，接著改善混合齒列期的齒性開咬症狀，改善大舌頭的發音現象。

MFT雖非用來改善發音的訓練法，但由於能強化舌頭及嘴唇的肌肉，並讓肌肉更柔軟靈活，對改善發音的確有所助益。

若吐舌不良習慣患者經由牙科MFT改善了口腔周圍肌肉不協調的問題後，卻依然覺得發音不佳，則需要尋求語言治療師的協助（參照p.38）。

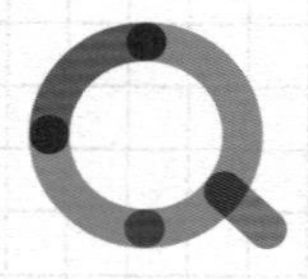

若要使用舌柵，要在什麼時間點使用才好呢？

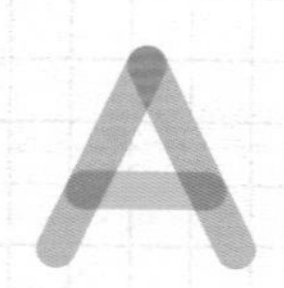

兒童牙科及矯正牙科常讓吐舌不良習慣患者使用活動式或固定式的舌柵（防止吐舌、帶有擋板的口內裝置）。筆者曾有過痛苦的經驗，那就是未先實施MFT指導即裝上舌柵，之後因吐舌癖所造成的舌壓而導致舌柵沒入上顎，又因舌壓而導致齒列被往前推擠、造成前突。

Zickefoose老師建議若要使用舌柵，則在經過MFT訓練改善舌頭姿勢位及吞嚥功能後，再安裝會比較好。舉例來說，舌柵並不是用來「將發狂的馬關在柵欄內」，而是「調教好後教導馬兒待在適當的場所」，希望大家將MFT的目標用在為患者養成舌頭姿勢位及吞嚥功能的正確習慣。

許多孩子因為裝上舌柵就很難說話，因此不想在上學時使用。若安裝的目的是要養成舌位習慣，可選擇在放學後裝上活動式舌柵，並直接裝著睡覺。

吐舌不良習慣患者未接受MFT指導就裝上舌柵，並同時進行矯正治療，即使改善了咬合不正，若未改掉吐舌癖這個根本原因，復發的風險還是很高。

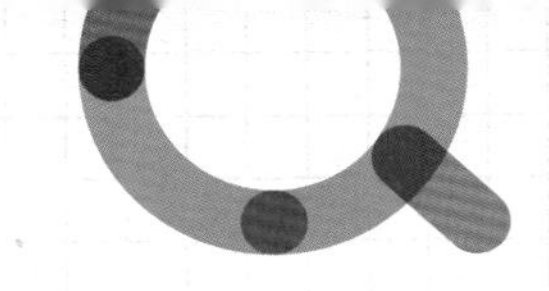

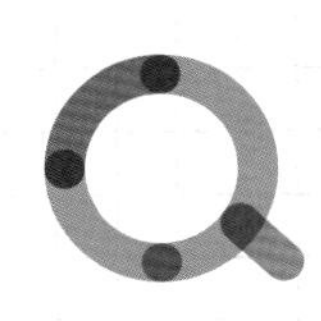

該如何指引上小學仍戒不掉吸手指的孩子

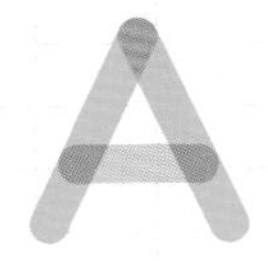

若患者健康狀態良好、精神發展及生活環境也沒問題，且本人及家人都能配合，採取與幼兒期吸手指相同的指導方式即可（參照p.62）。

然而，「平常交友狀況不佳」、「無法融入校園生活」、「家庭環境上有令人擔心的地方」、「有咬指甲或拔頭髮等自傷習慣」等，像這樣在精神面、環境、健康方面有所顧慮的狀況下，指導者在協助進行戒除前必須先與家長面談。

重要的不是告訴患者吸手指不好並強制戒除，而是檢視患者的生活環境後，去除造成吸手指習慣的不安要素。

口腔衛生師在協助患者戒除吸手指習慣時，可先閱讀『吸手指　從基礎開始的實際指導法』（若葉出版）等書籍，學習基礎知識。

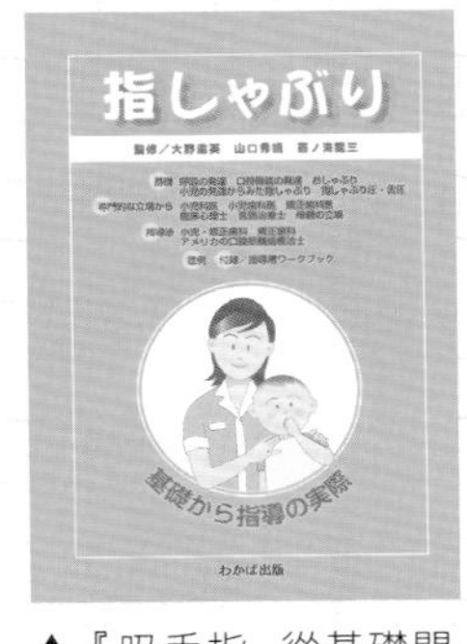

▲『吸手指　從基礎開始的實際指導法』（若葉出版）

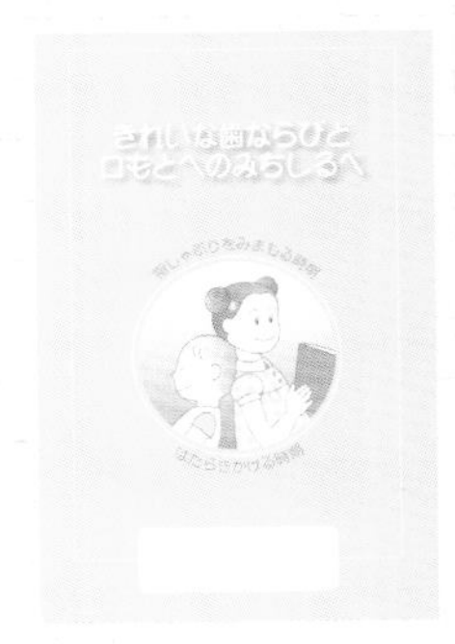

▲練習本『如何擁有美麗的齒列及嘴型』（若葉出版）

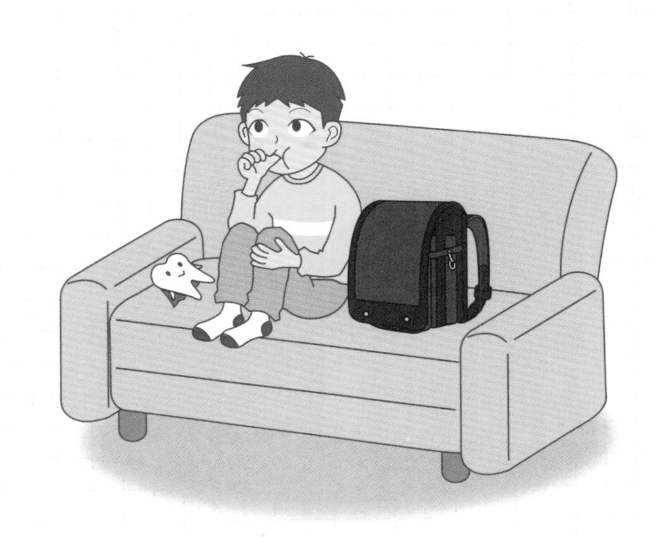

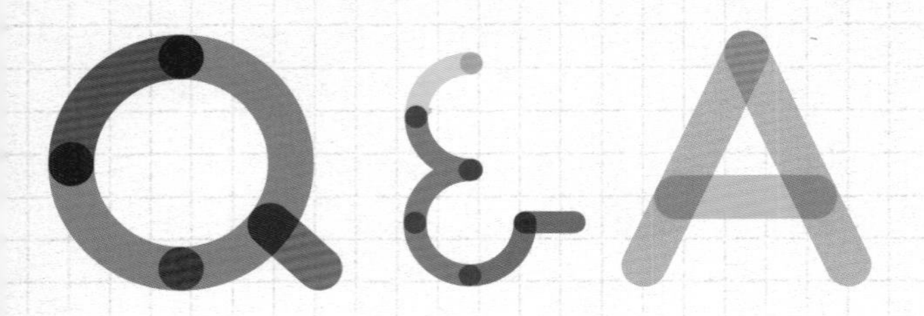

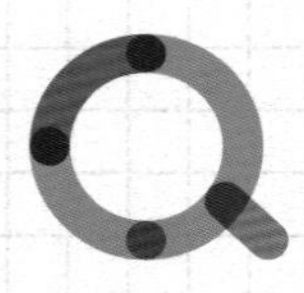

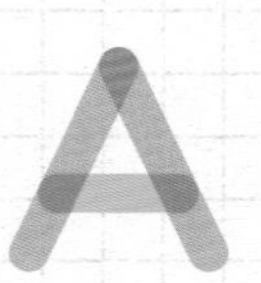

對於在意孩子進食方式的家長該給予什麼樣的建議呢？

許多家長很在意孩子進食時發出喀擦喀擦的聲音、常吃得髒兮兮的，覺得有礙觀瞻。其他「令人頭痛的進食方式」還有囫圇吞棗、秋風掃落葉或吃得慢吞吞、將食物塞滿嘴等等，這些進食方式都代表進食功能沒有正常發揮。

常囫圇吞棗的孩子，大多都無法運用臼齒咀嚼食物。

此外，挑食的孩子可能是不喜歡某一種型態的食物，但根本原因大多都是因爲無法好好咀嚼吞嚥（比方說，無法用臼齒充分磨碎蒟蒻、菇類、海草類，無法利用舌頭運送食物，因此覺得吃這些東西很辛苦）。

這樣的孩子，若能正常發揮以下這些進食功能，就能減少「令人頭痛的進食方式」。

・攝食時能用門牙咬下一口的份量

・咀嚼時閉上雙唇，用臼齒磨碎食物

・吞嚥時臼齒咬合，舌頭上抬，吞下

利用MFT針對舌頭及嘴唇等口腔周圍肌肉進行基礎訓練，並練習咀嚼及吞嚥，就能獲得正確的進食功能（參照p.16）。

不過，有時也會因爲齟齒或換牙、咬合不正等原因造成患者咀嚼不易，因此指導者仍要用心地深入觀察患者的實際狀況。

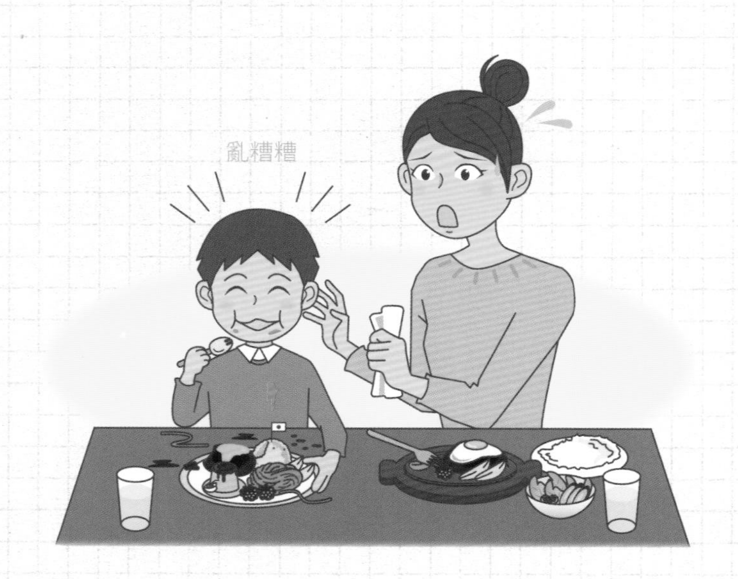

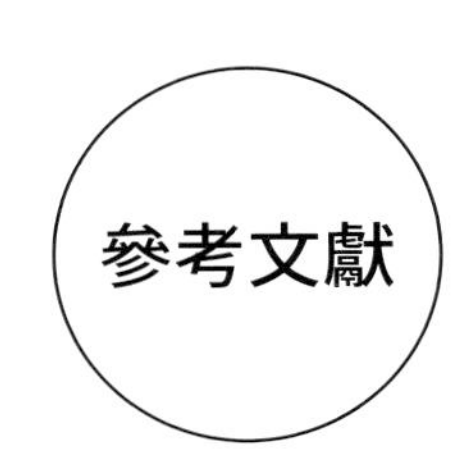

參考文獻

1）向井美恵，他；口腔機能への気づきと支援、ライフステージごとの機能を守り育てる・医歯薬出版，東京，2014.

2）山口秀晴，大野粛英，嘉ノ海龍三（監修）：MFT入門　初歩から学ぶ口腔筋機能療法・わかば出版，東京，2007.

3）大野粛英，大野由希粛：形態から機能へのパラダイムシフト・日本歯科評論，東京，73（9）：2013.

4）大島伸一：転換期での歯科医療　専門職能団体の役割•使命・日本歯科医師会雑誌，65（1）：26-33，2013.

5）柳川忠廣：国民への広報作戦・日本歯科医師会雑誌，65（1）：52-56，2013.

6）Zickefoose, W.E.: Technique of Orofacial MyofunctionalTherapy-Basic Course Manual. OMT Material,2002.

7）大野粛英，山口史絵，橋本律子，他：口腔習癖への対応　口腔筋機能療法を中心に・日本歯科評論，790：84-90，2008・

8）大野粛英，橋本律子，他：MFTの視点と考え方・デンタルハイジーン，30（2）：136-143，2010・

9）橋本律子：MFT（筋機能療法）を取り入れた矯正治療　歯科衛生士によるMFTの実際・東京矯歯誌，20（1）：46-55，2010・

10）山口秀晴，大野粛英，高橋 治，橋本律子，他：MFT 臨床　指導力アップ•アドバンス編，わかば出版，東京，2012・

11）橋本律子，土屋さやか，花田三典：MFTで治療効果アップ MFTを始めるための基礎知識・日本歯科評論，851：41-48，2013.

12）高橋 治，高橋未哉子：口腔筋機能療法MFTの実際 上巻 MFTの基礎と臨床例・クインテッセンス出版，東京，2012.

13）高橋未哉子，高橋 治：口腔筋機能療法 MFTの実際 下巻 口腔機能の診査とレッスンの進め方・クインテッセンス出版，東京，2012.

14）高橋未哉子，高橋 治：したのくせ　MFT（口腔筋機能療法）ワークブック・クインテッセンス出版，東京，2012.

15）T.Kitahara: 姿勢反射の発達・Brain and Nerve，29:10，1029-1044，1977.

16）Y.Ishiwata: Human jaw–tongue reflex as revealed by intraoral surface recording. Journal of Oral Rehabilitation,24(11): 857–862, 1997.

17）Morimoto, T. et al.: Reflex activation of extrinsic tongue muscles by jaw closing muscle proprioceptors.Jpn. J. Physiol. 29: 461-471,1978.

18）石渡靖夫：下顎舌反射誘発に関する側頭筋の固有受容器・口病誌，55: 460-470，1988.

19）William R. Proffit，高田健治：プロフィトの現代歯科矯正学・クインテッセンス出版，東京，2004.

20）S.Takahashi: Effect of changes in the breathing mode and body position on tongue pressure with respiratory-related oscillations. American Journal of Orthodontics and Dentofacial Orthopedics. 115: 239-246,1999.

21）Takahashi, S. et al.: Modulation of masticatory muscle activity by tongue position. Angle Orthod, 75: 35-39,2004.

22）Ogawa, T. et al.: Enhanced stretch reflex excitability of the soleus muscle in experienced swimmers. Eur JAppl. Physiol, 105: 199-205, 2009.

23）宇野 彰（編）：ことばとこころの発達と障害・永井書店，大阪，2007：142-151.

24）阿部雅子：構音障害の臨床—基礎知識と実践マニュアル—改訂第2版・金原出版，東京，2008・

25）能登谷晶子（編）：ことばの障害と相談室・エスコアール，千葉，2012.

26）加藤正子，竹下圭子，大伴 潔（編）：特別支援教育における構音障害のある子どもの理解と支援・学苑社，東京，2012・

27）奥 猛志，他（編）：DHstyle増刊号　子どものお口のスペシャリストになろう・94-97，2012.

28）大久保文雄（編）：こどもの口唇裂•口蓋裂の治療とケア・メディカ出版，大阪，2014：44-58.・

29）日本口腔筋機能療法（編）：やさしくわかるMFT. わかば出版，東京，2014.

30）今井一彰：免疫を高めて病気を治す口の体操「あいうべ」・マキノ出版，東京，2008.

31）大野粛英，吉田康子，他：マイオファンクショナル•セラピーの臨床・日本歯科出版，東京，1986.

32）三輪康子，大野粛英，他：ゆびしゃぶりやめられるかな・わかば出版，東京，1989.

33）大野粛英，山口秀晴，嘉ノ海龍三（監修）：指しゃぶり・わかば出版，東京，2004.

34）上田 実：別冊 医学のあゆみ　知っておきたい口腔からみた全身疾患の知識・医歯薬出版，東京，1999.

35）大野粛英，山口秀晴（監修）：Mr.&Mrs.Zickefoose MFTコース　Q&A 口腔筋機能療法・ミツバオーソサプライ，東京，2000：11-13.

36）森下 格：障がい者の矯正歯科治療　障害別治療目標の設定と治療対応・東京臨床出版，大阪，2009.

37）石野由美子, 山下夕香里: 舌小帯短縮症の重症度と機能障害について　舌の随意運動機能，構音機能，摂食機能についての定量的評価の試み・日本口腔科学会誌，50：26-34, 2001.

38）河井 聡：一般歯科診療におけるMFT の実際①　歯周治療へのMFT の応用・日本歯科評論，73（9）：2013.

39）河井 聡：MFT の重要性を実感した開咬症例・歯界展望，115（3）：507-514，2010.

40）石野由美子：愛され笑顔をつくる口元エクササイズ「若返り！モデルスマイル塾」・小学館，東京，2007.

41）石野由美子：表情筋訓練を取り入れたMFT　モデルスマイルエクササイズ・東北矯正歯科学会誌，18：31-33，2010.

42）石野由美子：歯科臨床におけるMFT の活用　口腔機能と表情の変化・MFT 研究会会誌，1：21-23，2012.

43）石野由美子：口腔リハビリテーションとしてのMFT の活用　表情筋訓練を取り入れた取り組み・第71回日本矯正歯科学会大会「スタッフ＆ドクターシンポジウム」，松本，2013.44）青木仁志：一生続ける技術・アチーブメント出版，東京，2011・

45）全国歯科衛生士教育協議会（監修）：咀嚼障害•咬合異常 2 歯科矯正・医歯薬出版，東京，2011.

46）葛西一貴，新井一仁，須田直人，三浦廣行（編）：矯正歯科学・クインテッセンス出版，東京，2015.

47）高津茂樹，植木清直，大野粛英，橋本佳潤：スタッフが変わる本第2巻・クインテッセンス出版，東京，1999.

48）大野粛英，岡田順子，橋本律子，入江牧子：舌のトレーニング・わかば出版，東京，1998.

國家圖書館出版品預行編目資料

開始·加強MFT口腔肌肉訓練實踐指南／羅秋美, 蔡文司, 蔡昀希, 劉育佳譯. --初版.--臺中市：白象文化事業有限公司，2024.02

面； 公分

ISBN 978-626-364-062-7（平裝）

1.CST: 口腔 2.CST: 物理治療

416.9 112009085

開始·加強MFT口腔肌肉訓練實踐指南

作　　者　山口秀晴、大野粛英、橋本律子
譯　　者　羅秋美、蔡文司、蔡昀希、劉育佳
發 行 人　張輝潭
出版發行　白象文化事業有限公司
　　　　　412台中市大里區科技路1號8樓之2（台中軟體園區）
　　　　　出版專線：（04）2496-5995　傳真：（04）2496-9901
　　　　　401台中市東區和平街228巷44號（經銷部）
　　　　　購書專線：（04）2220-8589　傳真：（04）2220-8505
專案主編　李婕
出版編印　林榮威、陳逸儒、黃麗穎、水邊、陳媁婷、李婕、林金郎
設計創意　張禮南、何佳諠
經紀企劃　張輝潭、徐錦淳、林尉儒
經銷推廣　李莉吟、莊博亞、劉育姍、林政泓
行銷宣傳　黃姿虹、沈若瑜
營運管理　曾千熏、羅禎琳
印　　刷　基盛印刷工場
初版一刷　2024年2月
定　　價　1500元

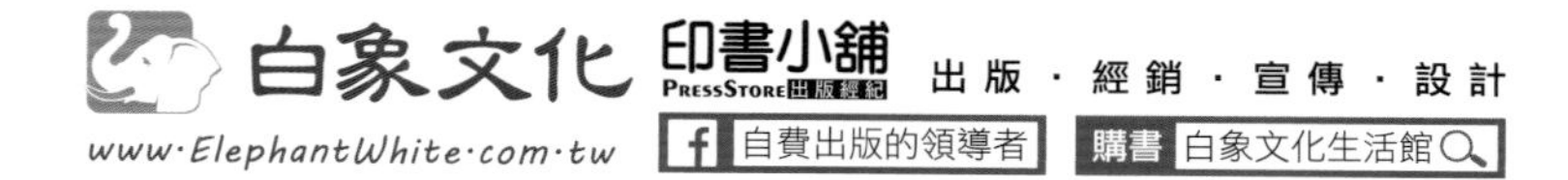